思想觀念的帶動者

文化現象的觀察者

本土經驗的整理者

生命故事的關懷者

Psychotherapy

探訪幽微的心靈，如同潛越曲折逶迤的河流
面對無法預期的彎道或風景，時而煙波浩渺，時而萬壑爭流
留下無數廓清、洗滌或抉擇的痕跡
只為尋獲真實自我的洞天福地

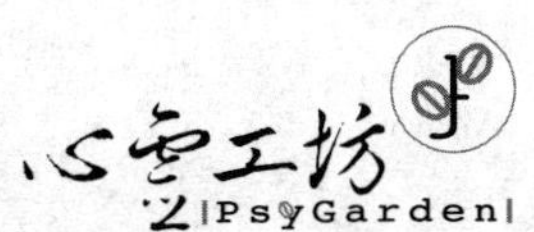

Psychotherapy 053

減害心理治療
務實的成癮治療方法
（第二版）

Practicing Harm Reduction Psychotherapy:
An Alternative Approach to Addictions (2nd Edition)

佩特・德寧博士
Patt Denning, PhD
珍妮・利特
Jeannie Little, LCSW——作者

楊菁薷、傅雅群——譯者

徐森杰博士——審閱

社團法人台灣露德協會——合作出版

社團法人台灣露德協會合作出版

目次

【推薦序一】減少，卻能擁有更多

減害心理諮商與治療自 1980 年在歐洲被提出，很快被許多心理與精神醫學專業人士所採用，作為處理酒癮與藥癮病人的主要原則。我在 21 世紀初開始察覺有靜脈注射藥癮者因為共用針具與不安全性行為感染愛滋病毒，台灣政府則是在 SARS（嚴重急性呼吸道症候群）流行病之後，在矯正系統篩選出大量愛滋病毒感染者，於是有一群學者、醫師與 NGO 工作者共同研擬減少傷害的策略，向政府建言並獲得當時的衛生署疾病管制局採用與積極推廣。第一版的《減害心理治療：務實的成癮治療方法》也在當時翻譯，我自己有幸在第一時間參與減少傷害策略的討論與擬定。

政府推動的減少傷害策略，從 2006 年到 2010 年就有效的控制住藥癮族群的愛滋病毒感染問題，完成了當時減害的目標。我從 2002 年開始在基隆監獄、台北看守所、桃園女子監獄等矯正處所，從事愛滋防治教育的宣導，研究毒品政策、也擔任獄中榮譽觀護人，許多藥癮者出監所後會與我聯繫，進行個別之藥癮減害諮商。阿孿（筆名）是我經常諮商的一個感染愛滋之女性藥癮者，與其他藥癮者一樣，離開監所後面對各種負面的標籤與烙印。她常提起，政府人員跟與給予美沙冬的醫師所關心的是，叫她不要共用針具、不要傳染愛滋給其他人，但對她這個人與她的健康，卻常有不諒解且不關心的語氣。我從其他找我做諮商的（愛滋）藥癮者口中，也聽到同樣的聲音，她們誠摯地希望能透過自己的努力，創造有更好的明天，但醫療專業與助人服務者，似乎沒有聽到她們的心聲！

我瞭解減少傷害的真正內涵，是除了希望能管控愛滋的擴散之外，也是積極處理因施用毒品而造成生理、心理、與社會各面向傷害的諮商思維。因此我在 2010 年承接研考會委託「毒品減害措施之研究」計畫，規畫以「治療即預防」的減少傷害策略，目標是回歸全人治療的理念，以「人」為中心；也就是挑戰對藥物成癮的負向觀點，並且不以戒除毒品施用為治療的唯一目標；規畫願意創造一個支持、接納、不決斷的情境，關注於如何減少因為使用毒品所引起的羞辱、批判，增加理解、跟隨，為當事人如何能夠改善與藥物的關係，帶來一種「減少，卻能擁有更多」的耳目一新之感。

我非常開心看到這本書的第二版上市，引領從事成癮領域的助人專業者重新審視「這到底是誰的人生？」喚起專業對於施用毒品的當事人自由選擇的省思，並鼓勵成癮工作者持續覺察助人關係中可能浮現「為了當事人好」而忽略當事人能動性的治療立場。台灣在減害思維的引領下，過去二十年對於藥癮的專業工作有非常大的進展，專業人員漸漸能夠接受不以完全戒毒為唯一目標，而是要能減少傷害，走在復原與社會復歸的道路上。

李思賢教授
國立臺灣師範大學教授
中國信託成癮防制暨政策研究中心主任
中華心理衛生學刊主編

【推薦序二】像學騎腳踏車一樣，逐步練習從「成癮」走向復元

很榮幸有這個機會為《減害心理治療：務實的成癮治療方法（第二版）》這本書作推薦。台灣每年為了成癮物質耗費的社會成本超過百億，然而就如同本書內容所提到成癮問題的產生，本身是一種生理—心理—社會趨力的結果，而在藥物—背景—環境的交互作用中，形塑了個別化的用藥情形。也因此，成癮行為經常是冰山外顯的一角，許多個案合併創傷經驗或是雙重診斷，需要整合式的治療團隊經過仔細的評估、擬定治療計畫、增加患者動機鼓勵參與、在社區持續性的照護。因此，在這樣特殊的問題架構上，過去以矯正為主的防制模式，或陳義過高的零容忍、零再犯模式往往成效不彰。

以近年來的統計資料而言，台灣每年約有 9000 人因為酒駕導致公共危險罪、上萬人因為吸食毒品入獄服刑，政府投入相當鉅額的資金在司法系統，然則這樣的趨勢難以顯著減緩。過於剛性的刑事政策，也導致了物質使用流行病學上的變化。當我們嚴格打擊愷他命時，市場的價格讓患者轉向使用甲基安非他命；當政府改為針對甲基安非他命時，咖啡包、大麻施用又開始成為新興潮流。其實，患者不是因為付出的代價不夠痛，所以戒不掉；一個人會受到成癮物質的吸引，進而導致問題行為，除了因疾病或長期施用導致大腦產生功能性、結構性的腦病變此類生理因素外，也與心理狀態、家庭功能、社區生活有關係。若只是停留在行為層次的處理，

很難讓個案邁向復元，而將處理成癮問題視為終身的功課。這也是過往監禁式的處遇很難成功的理由。

同理，當我們的治療環境過度強度零再犯時，過高的門檻，不僅會讓有意願求助的患者難以踏入治療門徑，過程中也有可能讓治療者與被治療者備受挫折。我經常形容處理成癮問題這件事情，像是練習騎腳踏車、彈鋼琴一樣，需要在相對穩定的狀態下練習，所以從藥物到社會心理治療是必要的。然則，每一次的跌倒、每一次的彈錯音，都是檢視自己是否在復元之路走得更穩健的好機會，只有願意瞭解、面對、接納，才能處理問題。而在這個過程中，「減害心理治療」之所以能扮演重要的角色，在於從產生動機、瞭解、面對、接納到處理，是一個歷程。在這個歷程中，基於人性，很難遽然達到零使用的目標。此外，治療者與被治療者也必須熟悉使用成癮物質所造成的傷害，在選擇「完全戒除」這個選項之前，先達到減少傷害，才能有更多練習的機會。這麼做，不只是對自己的腦與身體系統減少傷害，也希望能夠減少對自己的內在或是對重要關係、家人造成傷害，並在這個過程中，透過自我理解與接納，找到處理成癮物質的短、中、長期目標。

本書除了介紹減害心理治療的理論架構與背景緣由外，針對如何進行整合性的治療，包括評估、擬定治療計畫、精神動力分析、動力與認知行為、生理學的角色，也包括如何在社區治療中應用，不僅對於臨床工作具有助益，也適合在各場域包括家中有可能接觸到成癮患者的讀者，相信透過本書，對成癮的現象與處遇能夠有更清楚的理解。

李俊宏
衛生福利部嘉南療養院，成癮暨司法精神科主任

【推薦序三】完整的整合性治療架構

藥物成癮所造成的危害不僅傷害自己、傷害家庭、更是社會危安及重要的犯罪禍源。但不論毒癮、酒癮或其他物質成癮行為之治療，並不是一朝一夕在短時間內就可經由醫療專業人員治癒。成癮行為障礙症已被認為是一種大腦的慢性病變，其病因是一連串複雜議題與環境的交互作用下的結果，且其疾病本身又具多樣性，背後牽涉許多家庭動力、環境因素、工作經濟以及伴隨著社會問題。故治療介入的著力點與方式須涵蓋生理藥物層面、心理層面、社會層面等多元處遇。雖其治療無法立竿見影，但減害治療至少是目前大家及社會所期待且廣為接受的基本需求。

本書完整的介紹了作者觀察到當前戒癮治療的困境與迷思；減害治療精神與目標，是融合生物—心理—社會的整合性治療，可將此治療應用於社區和心理團體治療中。本書亦相當看重文化、歷史脈絡等社會因素，因個案所認同的文化價值觀、生命歷程的不相同等皆可能會影響個人的決策歷程。書中從生理機轉的角色、動機與認知行為治療、精神分析模式等三個面向探討藥癮之治療，另外也詳細介紹當前各式認知行為取向的治療學派，例如：正念練習、身體治療等，都能引發我們對各種治療方法的興趣及深入了解的動機。精神分析模式運用於減害治療中，是藥癮治療裡相對少人提及卻相當重要的一環，治療師和個案情緒的融入與交流、探索使用藥物對自我的內在意義、期間帶來的羞愧感、抗拒、自我懷疑，都能為個案帶來深度自我覺察和促進往後改變的動機。

減害治療是一完整的整合性治療架構，相信讀者能從中吸取不同角度的治療觀點，應用於國內藥癮實務工作中。

黃三原
台灣成癮學會理事長

【推薦序四】從尊重與接納開始，與用藥者一起工作

這是一本以個案為中心，期待助人者採取務實立場與用藥者共事的好書。它有別於一般主流高壓式反毒、禁用的防制訴求，也不同於許多專家們強力規範藥癮者應如何生活才較健康的治療策略，減害心理治療是一折衷及綜融取向，接納多元的治療理論，並實踐多種實用的介入方法。

在多年服務藥癮者及其家庭的過程中，我們深刻發覺每位用藥或成癮者背後都有許多值得細細聆聽的生命故事。同理個案的心情，以當事人的需求出發，充分理解此時此刻（Here and Now）所發生的一切，給予尊重與接納，耐心陪伴，這些均是作者在本書所要傳達的理念，也正是露德協會一直以來努力實踐的行動方針。

台灣正式導入減少傷害計畫源於 2004 年藥癮愛滋疫情大爆發。正當各界想方設法積極尋找因應對策時，才將國外早已行之多年的美沙冬替代療法及清潔針具交換計畫等作為大力引進。2006 年經露德協會前秘書長謝菊英修女居間的引薦下，由疾管署力邀本書作者德寧及利特來台帶領減害治療工作坊，為更落實減害治療模式融入實作，2007 年亦將德寧的《挑戰成癮觀點：減害治療模式》中譯出版。當時為更理解過程式減害復元團體的實際操作，我們也受德寧的邀請實際到舊金山參與減害心理治療中心的培訓，也前往田德隆社區實地參與見習。正如書中許多案例的陳述，當置身在實踐減害理念的社區組織中，可以充分感受到大多數的助人者都

懷有感人所感的心，很有人味的提供多元化的服務，處處有著彈性的氛圍、尊重多元文化的差異、性少數被平等對待的經驗等。減害的治療師願意在傳統治療框架外與個案密集的接觸，他們相信用藥者有權利使用藥物，但是也必須承擔用藥後伴隨而來的責任與後果。這本書集結著眾多減害先進們的論述精華，更是作者們每日實際以社區為基礎，將減害理念以多元層面落實於日常陪伴及協助藥酒成癮者易上手操作的工具書。

過去在面對藥（毒）癮議題上，人們普遍以對抗的方式因應。從 1993 年政府當局向毒品宣戰，擬定緝毒、拒毒及戒毒三大施政主軸，至 1998 年制定「毒品危害防制條例」，乃至於 2008 年《刑事訴訟法》第 253-2 條增修「緩起訴附命戒癮治療」，政策已經從單一的「犯罪防制」逐步朝向「疾病治療」觀點，並盼能去除用藥者的社會汙名，以助其戒除並復歸社會。2017 年法務部設置毒品防制基金，其中醫療社福預算於今年增至三億五千萬，似乎是希望能在用藥者進入司法懲罰前後能撐起一些支持空間，以撐住用藥者的生活，透過治療改善藥癮情形。然而相關資源仍以「零容忍」為主，期待用藥者能從決定要戒除時，就能完全不用，因此復發往往被視為當事人意志不堅的結果。

然而，在我們的實務經驗中，當局零容忍的政策處遇策略往往為用藥者樹起一堵高牆，反而讓用藥者在治療中，因為復發而更加受挫，並且自我貶抑，漸漸地用藥者便會失去求助意願，感覺自我無改變可能。同時，零容忍更壓縮了用藥者的社會空間，讓社會越難同理用藥者此時此刻的狀態，甚至對於有藥癮史的人抱有偏見及歧視，在家庭關係裂解、難以謀求工作等情況下，疊高社會復歸的門檻。如同書中所說，傷害是受個人所處的狀態及背景環境所影響，藥物問題是眾多因素複雜的交互作用下所形成的結果，在評估個人的藥癮問題時，須具備雙重診斷、文化敏感度等，同時也須結合醫療、心理、社會不同的專業，以因應個案多面向的需求。而在減少傷害的價值上，應該時時刻刻提醒所有的處遇設計應以個案為中心、不批判、鼓勵說真話，建立在對等互信的夥伴關係中，共同討論出個案所希望的減害目標，並協助個案逐步且務實的調整自身與藥物的關係。建立在這樣的關係中，我們發現，用藥者比較願意誠實揭露自身的用藥情形，在充分了解及溝通下能建立明確的改變目標。同時，由於我們視復發為每次自我再看見的機會，而非戒癮失敗，因此個案復發時，相對願意尋求協助，而不會因感羞愧而更自我封閉。

露德協會這十多年來便是將這些減少傷害的信念深植於各項的服務場域中，不斷地發展在地減害社區處遇建構愛滋暨藥癮的社區照顧。舉凡 2007 年即開啟靜脈注射藥癮愛滋感染者的減害（過程式）團體，為去汙將此團體稱為筆友會（因靜脈注射拿針具在其次文化用語稱為筆），期待透過團體成員間的分享與討論，建立自身的減害行動策略；2013 年亦針對藥愛族群（以娛樂為目的之用藥者）開辦減害復元團體，分別在北部、中部及花東陸續舉辦。另外，2012 年露德成立「朝露農場」，讓想暫離目前生活環境，遠離物質對生活影響的個案，可選擇至農場身心休養、結合大自然的農務療法，並於 2019 年在新世代藥癮防治策略資源的挹注下更大力的落實減害思維為「朝露農場治療性社區」協助更多受藥癮困擾的個案。

長年來露德的工作模式深受德寧及利特的減害著作影響，為更深化我們的工作，於今年與心靈工坊合作出版此書，希望能為給予台灣藥癮助人者實務上的幫助，也促進思考，台灣藥癮政策在零容忍之外，能有更多元且人性化多元處遇的設計。最後在此，感謝此書規畫及付梓前參與各項協助的政隆、伊魯及可書等減害路上的好夥伴。

徐森杰

台灣露德協會秘書長

致伊迪絲·斯普林格[1]（Edith Springer），
她是減害的精神領袖、靈魂和女王，
她才華洋溢、樂於分享，
無限感激她的激勵，以及孜孜不倦地關懷
那些僅僅因使用非法藥物即被定罪的人。

悼念戈登·艾倫·馬列特[2]（G. Alan Marlatt）。
我們全然未曾料想到要書寫兩份獻詞，
因為衷心期望艾倫像第一版一樣親自完成修訂版的序言。
包括我們、亞蘭、他的家人，
或他在國際團體上的所有同仁及友人，
全無料想他的驟然辭逝，而無法繼續完成他一生的冀望與志業。

在本書付梓時刻，雖然少了艾倫的至理箴言，
但書中每一篇章裡洋溢著他的精深經驗、
他的聰穎睿智，還有他的深刻感悟。
衷心期盼我們的一切所做所為恰如其行，
謹以此書獻上我們最高敬意與謝忱。
謝謝艾倫。

---

1 編註：伊廸絲·斯普林格（Edith Springer），美國減害治療權威與推廣者。

2 編註：戈登·艾倫·馬列特（Gordon Alan Marlatt），加拿大／美國臨床心理學家，是成癮行為研究領域中的先驅。

前言

自 2000 年本書發行初版後，減害心理治療[1]（Harm reduction psychotherapy）發展已有長足進步。我們在美國當地（舊金山）創立減害治療中心（HRTC），並於 2003 年獲得加州州政府鑑定核准，成為藥物與酒精治療計畫的第一個減害專案。此後，減害治療中心擴展十一個辦公型及社區型服務據點，並在為期二年培訓計畫中完成培訓三十五位心理、社會工作、婚姻與家族治療的學員與實習生。

一開始，我們是付費型的私人執業，後來擴展私人執業的辦公室和社區型機構、鄰里中心、公衛診所、校園，還有為原本是遊民的人士服務的居住計畫。我們每年大約服務上千位人士，從律師到一般勞動者、從公司執行長到舊金山的長期遊民、從性工作者到銀行家、從音樂家到毒販、有小孩也有年長者，以及各式各樣身份背景的人士。許多我們服務的個案，在過去或目前的生活中，都飽受各式多樣的創傷——肢體凌虐、性侵、輕忽、被家人完全斷絕往來或遭遺棄、社區暴力、戰爭、遷移、種族主義、以及貧窮，我們為

1　減害，是一個日常性預防傷害、同時不消滅該行為的方式，它和人類的存在一樣悠久（或更悠久）。安全帶、保險套和流感疫苗，為我們預防了駕車、性愛和生存在這充滿病毒的世界中各種可能的惡果，而未強制要求我們放棄這些行為。降低用藥造成的傷害、而未要求人們放棄藥物的這項減害運動，大約已推行有三十年之久，而且引起高度爭議。減害心理治療是我們減害運動的一部分，它綜合性諮商及治療，範圍由認知行為和心理動力治療之風險降低諮商，到對成癮藥物的動機性晤談。所有接受減害治療者之所以會齊聚一堂，是我們從未要求以改變做為治療或成員之條件，且我們尊重及支持案主／參與者／委託者選擇對他們的生活最可行的方法之權利。

所有人提供個別治療、團體治療、成癮藥物和精神方面的治療。

過去十年以來，我們發現其他臨床醫師的工作同樣呈現增長。於 2011 年驟然辭世的戈登・艾倫・馬列特，他長期以來推動具前瞻性的工作，在最近期有關正向預防復發的研究和書寫，和研究西雅圖「住屋優先」（Housing First）的減害成效。艾倫一直是我們的精神領袖，也是減害療法運動之父，他的離開讓我們甚感不捨，他總是給予我們支持，並且持續提供資料，在這要求實證的科學領域中，我們努力的成果才得以獲得正當性。我們深深感念他，並衷心期盼他會喜愛此次推出的新版作品。

艾倫・馬列特在 2002 年出版減害療法書籍之後，安德魯・塔塔爾斯基（Andrew Tatarsky）留任紐約地區減害療法社群的領袖，並在中國與東歐地區擔任老師及授教。同年，肯・安德森（Ken Anderson）推動 HAMS（Harm Reduction, Abstinence, and Moderation Support，減害戒除節制支持）聯盟，提供受酒癮苦難的朋友們實體上和網路上支持，並於 2010 年出版一本自助手冊。前美國心理協會成癮心理學會會長（第五十區）湯姆・霍爾瓦特（Tom Horvath），在聖地牙哥設立一間名為實踐復原服務（Practical Recovery Service）的機構，是一個減害取向—認知行為密集式和非密集式的門診計畫，它提供住宅設施，並迅速獲得州政府的證照。於 2002 年，弗萊德・羅格斯[2]（Fred Rotgers）、馬可・柯恩[3]（Marc Kern）和魯迪・赫策爾（Rudy Hoetzel）全都參與了「節制管理」（Moderation Management）這項自助計畫，並寫就助益良多的書籍——《適量飲酒：嗜酒者節制管理方法》（*Responsible Drinking: A*

2　編註：佛德瑞克・羅格斯（Fredrick Rotgers），美國心理醫師、學者與作家。

3　編註：馬克・柯恩（Marc Kern），美國心理學家，物質濫用與成癮治療專家。

Moderation Management Approach for Problem Drinkers）；2003 年，心理學家傑夫・富特（Jeff Foote）和凱莉・威金斯（Carrie Wilkins）在紐約開辦動機與改變中心（Center for Motivation and Change），這是一個基於動機和認知—行為減害方法之門診計畫；在芝加哥的心園保健外展（Heartland Health Outreach）機構創立私立米德韋斯特減害研究院（Midwest Harm Reduction Institute），建立減害的價值及實務的「照護理念」；在華盛頓特區，西馬・史堤林斯（Sima Stillings）開辦減害心理療法協會（Harm Reduction Psychotherapy Institute）。以上僅是在美國參與減害療法發展的其中一部分人士。

我們在全美長期培訓的進展速度非凡，並獲得機會前往海外的台灣、英格蘭、香港授課教導。在過去十年內，我們教導成千上萬的臨床醫師、個案管理師、外展工作者、同儕員、和醫療人員。特別引以為榮的是，我們和許多機構組織建立長期性教育和師徒關係，更促進願意採納減害療法機構數量的增加，包括安置和居家治療計畫。

在 2004 年，佩特・德寧、珍妮・利特和艾迪娜・葛利曼（Adina Glickman）撰寫《挑戰成癮觀點：減害治療模式》（*Over the Influence: The Harm Reduction Guide for Managing Drugs and Alcoho*，張老師文化出版）一書，本書為用藥者及他們的家人、社群而寫，並將減害療法帶進上千個非專業領域的家庭。我們在台灣愛滋協會贊助下前往台灣進行培訓後，該書籍也譯成中文。在 2006、2007 年所舉辦的減害療法論壇會議上，減害療法「前期會議」是當時藥物政策聯盟（Drug Policy Alliance）雙年論壇的一部分，2007 年減害療法同僚團體開始建立減害療法協會，2010 年《臨床心理學雜誌》

（*Journal of clinical Psychology*）特別做了減害療法專輯報導，2011 年艾倫・馬列特（Alan Marlatt）的《減害》（*Harm Reduction*）一書在他離世後發行第二版，當然還包括這本書目前也正值第二版。

最後，我們在 2009 年開始「孵育」（incubate）舊金山用藥者聯盟（San Francisco Drug Users Union, SFDUU），這是北美地區第三個用藥者聯盟，獲得藥物政策聯盟支持，致力於建立影響用藥者生活的政策。溫哥華地區用藥者聯盟（Vancouver Area Network of Drug Users, VANDU）是北美地區第一個用藥者聯盟，它最為人所知的是創設注射場所因賽（InSite），這是溫哥華地區的安全注射設施，提供成千用藥者一個能安心地使用乾淨藥物的場所，無須擔心遭到警察逮捕。

來自反毒戰爭的訊息

美國在近十年以來已經解除聯邦對資助針頭交換的禁令；推動粉末與快克古柯鹼（Crack Cocaine）極不平等的強制性刑期的平等化；著手刪除最低強制性最低刑期；擴大藥物使用罪刑的替代性刑期；有些州進行推動藥用大麻投票；有一州合法化大麻；催生用藥者聯盟參與制訂關乎他們生計的用藥政策，也包括在我們自己所在地的舊金山用藥者聯盟。

以上都是好消息。壞消息則有，2011 年是自美國前總統尼克森（Richard Nixson）宣示向毒品宣戰後四十週年，美國持續用於向毒品宣戰的花費，比用在治療上的金額更為龐大——從 2000 年到 2006 年，單單在國內共計一仟兩百十四億美元，此金額尚未包含國際禁令的支出，當中有在墨西哥投入毀滅毒品戰爭（司法統計局，2011）；對比之下，每年僅投入五億美元在治療上（Substance Abuse and Mental Health Services Administration〔美國藥物濫用與精神健康服務局〕，2010）。每 17 秒就有人因違反禁毒法律被逮捕，因使用藥物入監者佔聯邦監獄人口半數，而在州監獄裡，販毒人數，自 1980 年後已增加十三倍（The Sentencing Project〔判刑計畫〕，2011）；在 2007 年，近一百七十萬成年人（和十九萬五千位青少年）因藥物相關犯罪而遭逮捕（Bureau of Justice Statistics，美國司法統計局，2011）。

比起世界上其他國家，美國持續監禁更多國民，**其中更大佔比是屬於弱勢的人種和族裔**。在所有藥物犯罪中，四分之三是有色人種（判刑計畫，2011）。在這項種族政策中最為驚人的案例之一，發生於 1999 年德州圖利亞（Tulia)，根據一位美國緝毒局派來進行盯梢的惡劣探員所捏造的「證據」，造成該城鎮有 15% 黑人人口被捕（唯一一位被捕白人是嫁給黑人的女性）和入監。事發後，在全國有色人種協進會（National Association for the Advancement of Colored People, NAACP）和美國公民自由聯盟（American Civil Liberties Union, ACLU）努力之下，直到 2003 年才將他們具結釋放。

在 2010 年，一位民權律師和法規學者蜜雪兒．亞歷山大（Michelle Alexander）發表反毒戰爭（War on Drug）對非裔美國人的影響（且或許是有意的圖謀）之突破性分析，她的書《新吉姆．克勞》（*The New Jim Crow*）（Alexander, 2010）提出了一項清楚且留下大量紀錄的指控，控訴大規模監禁（mass incarceration）成為了美國繼奴隸制度《吉姆．克勞法》之後的第三個具代表性的主要種族控制系統，而反毒戰爭被證實是監獄人數暴增的主要肇因。亞歷山大指出反毒戰爭助長了大規模監禁，美國進而創造出一套階級系統，一套隔離與排斥整個族群的正式系統。

是什麼指引我們走向減害？

我們常常受到減害政策聯盟的成果和其執行長伊森．納德曼（Ethan Nadelman）的話語驅策、鼓舞及啟發。他表示：「對於選擇置入無害他人的物質到自己體內的民眾，不應該施予懲戒刑責」（Nadelman, 1992）。不只受到反毒戰爭的激發，還有所有在戒毒治療方案裡用藥者抱怨隔離時遭受暴行或不當對待，讓我們持續開展我們自己的計畫，訓練更多治療師，以及最重要是深度瞭解如何協助用藥者。

新版減害心理治療實務有那些新意？

處處滿是新意！！

這本書代表著，在又一個十一年期間，我們與數千位身處不同境遇的個案進行減害療法的智慧與經驗。我們以相對簡單易懂的企畫更新第一版，讓新版煥然一新，且說明減害療法在理論與科學上的巨大變革，以及這個治療模式超乎想像的成熟發展。

最為重要的是，佩特．德寧邀請珍妮．利特成為第二作者。珍妮．利特也是《挑戰成癮觀點》的共同作者，以及減害治療中心（HRTC）的共同創辦人與執行長。珍妮．利特在減害療法領域最大貢獻在於發展減害團體（於本書第十章呈現），以及督導所有減害治療中心（HRTC）社區型計畫的發展（詳述於本書第九章）。

大體上，本書經過審慎嚴謹的重新編排及重新撰寫，其中納入許多研究、理論與實務，其中有些是在我們發行第一版後才發現的。基於這些發現，本書納入新的章節，包括減害團體治療、社區型治療、成癮藥物、以及親友的治療。

第二版共分成三大部，以及最後一個章節。第一部〈設立階段〉，包括第一章與第二章。在第一章裡我們討論減害心理治療的歷史背景，如酒醉（Intoxication）的歷史，對其態度，還有過去一百年來所產生的成癮模式與管理，及減害心理治療出現的歷史。第二章提供一個模型概觀，如它的原則及主要治療，並說明我們發展減害療法所適用的對象。

第二部是〈減害心理治療是一種整合性治療〉，深入詳述治療模式組成的每個細節。第三章是關於評估過程，且稍微有別於原有內容。第四章呈現了藉由評估資料來建立治療計畫的方法。第五章到第八章，每章呈現我們臨床實務上至關重要面向——文化、創傷和依附；心理動力理論與實務；認知行為處遇；和神經生物學和成癮藥物。

第三部「應用」，包括第九章至第十一章，全為由先前發表的研究報告摘錄及潤飾完成，這些章節呈現此模式在各種情境下的具體實務應用。第九章描述在低門檻社區中心的減害心理治療，第十章描述減害心理治療團體的發展與實務；第十一章聚焦在佩特・德寧過去幾年治療家庭的經驗。

最後，第十二章，陳述我們對實踐減害心理治療成功必要條件的思考。我們強調文化謙遜、倫理原則、事實，以及督導的重要性，確保我們所提供的服務受到歡迎、具啟發性、有效，而且沒有傷害。

本書的目標

我們矢志讓減害成為所有成癮藥物治療的典範。

誌謝

撰寫一本書需要許多人的共同付出，只是在埋首撰書的過程中，沒能陪伴許多喜歡我們的朋友，我們衷心感謝他們的體諒。我們的員工及同仁耐心聆聽及巨細彌遺記錄過去一年以來的過程，在吉爾福德出版社（Guilford Press）編輯群的協助下，我們創造了一本超乎想像的書。感謝吉姆・納若特（Jim Nageotte）不只堅信這本書，更閱讀了四次並建議修改主要架構，更臻妥適及流暢。感謝珍・凱斯勒（Jane Keislar）和吉姆（Jim）共同詳讀文稿，並專注在我們的語法風格和諸多特殊習性與一致性；吉妮・譚（Jeanie Tang）和馬里澤・麥考伊（Marize McCoy）完成令人讚嘆的最終產出及文稿潤飾工作，因為他們的傾心協力，關注每一個細微的差異和繁節，讓我們甚感寬心。

我們要感謝佩瑞・法蘭斯可維亞可（Perri Franskoviak）、金亞・哈達瑞（Kimya Hodari）和安娜・柏格（Anna Berg）的努力付出，他們分別是本書原版第九章和第十章的共同作者及原作。在他們的著作中，展現了與被邊緣化的藥物使用者，齊心合作的專業能力與無可言喻的用心。我們同時也感謝伊迪絲・史普林格（Edith Springer）同意我們自由引述她智慧滿溢的減害督導著作（如附錄B）。

還有更多同樣對減害運動發展做出貢獻的人士。我們的減害治療師團體成員越來越龐大，許多是來自不同國家的同仁們持續地實踐、教導，以及書寫有關減害心理治療，更有許多人無法在此完全備載，幸而在我們的官網（www.harmreductiontherapy.org）資源一欄中均可搜尋得到所有人士，更令人寬慰的是，這個檔案可以不斷地擴充及編修，免除有人被遺漏之虞。

為了創建減害療法中心（Harm Reduction Therapy Center, HRTC），我們於2002年起將我們私人執業捐贈成為全新非營利型態。過去幾年，我的「私人執業」包含許多我們訓練計畫之結業生，包括：安妮・費伊（Anny Fahy）、（Perri Franskoviak）、珍妮佛・柏麥（Jennifer Plummer）、傑米・拉凡德（Jamies Lavender）、（Maria Elena Munoz）、約翰・威斯金夫（John Wiskinf）、卡蘿・卡彭（Carol Carbone）、辛瓦拉・修茲（Simbwala Schultz）、崔西・威廉斯（Traci Williams）、朵卡絲・蓋恩斯（Dorcas Gaines）、希斯・伍德（Heath Wood）、艾咪・溫尼柏格（Amy Winebarger）、塔拉・克萊恩（Tara Kline）和賈斯汀・卡斯特洛（Justin Castello），他們與有失能（但通常隱而未現）、情緒和藥物問題的人合作，並學會與患者平起平坐，真心傾聽患者的傷痛過往故事及給予幫助，而不致不知所措。

減害治療中心（HRTC）的員工對舊金山一些最貧困社區產生深遠的影響，唯若少了來自公衛方面諸多領袖們的遠見，特別是舊金山公衛部門的愛麗絲・克萊格霍（Alice Gleghorn），我們的努力恐將無法成功。愛麗絲・克萊格霍協助制訂舊金山的減害政策，增加多次減害論壇，並推動促成減害治療中心成為在美國第一個辦公室形式鴉片類藥物治療計畫之一，我們誠摯感謝她對減害與減害治療中心堅實的支持後盾。

在許多隸屬社區型的單位——街友臨時救濟之家、街友照護單位與支持性住所機構，我們的治療師運用極具創意的方法，用於嚴重精神失調、身體不適、街友和邊緣化用藥者，他們通常被視為「無法治癒的人」。露西爾（Lucille）和喬治・吉布斯（George Gibbs）是減害治療中心（HRTC）在格萊德（Glide）第一位社區型治療師，隨後佩里・弗法蘭斯科維克（Perri Franskoviak）在田德隆愛滋病資源中心（Tenderloin AIDS Resources Center）發展我們最大的計畫。我們大部分的治療師——潔咪・萊文德（Jamie Lavender）、珍妮佛・柏麥（Jennifer Plummer）、小笠原忍（Shinobu Ogasawara）、黛薇塔・傑克森（Davetta Jackson）、辛瓦拉・修茲（Simbwala Schultz）、（Anibal Mejia）、安娜・柏格（Anna Berg）、納瑟拉・史班斯（Narcella Spence），艾咪・溫尼柏格（Amy Winebarger）、艾倫・卡塔利納（Ellen Catalina）、安德魯・洛（Andrew Law）、賈斯汀・卡斯特洛（Justin Castello）、瑟莉亞・珊帕尤・佩雷茲（Celia Sampayo Perez）、瑪莉可・歐布雷洛（Mariko Obrero）、威瑪・阿古瑞塔（Vilma Agureta）和珍妮佛・費南德茲（Jennifer Fernandez）——都參與過減害療法中心十個社區型計畫至少一項或更多計畫內的工作。有些人已成帶領者，而所有人也將卓越的個人或團體治療技巧帶給一群無法找到治療師的朋友們，在齊心協作之下，能夠融入上千位邊緣化用藥者，透過治療關係的協助，達到改變生活的期望。

讓這一切成為可能的社區型組織帶領者，承諾他們自己和他們單位的資源，提供減害心理治療給那些不曾有機會找到私人治療的低收入用藥者，以及被傳統治療視為無能為力或未能觸及的朋友。麗莎・布萊克利（Lisa Blackley）是減害治療中心的理事，後來成為塞西爾威廉斯住宅—格萊德社區住宅（Cecil Williams House-Glide Community Housing）總監，她是第一位將減害療法納入社區及同儕服務，而後更多其他執行長和計畫主持人跟隨其腳步：崔西．布朗（Tracy Brown）（Tenderloin AIDS Resource Center）、莉莎．布萊爾（Lisa Blair, Principle Ernestine C. Reems Academy）、勞菈．古茲曼（Laura Guzman）（Mission Neightborhood Rources Center）；傑奇．詹克斯（Jackie Jenks, Century City Hospitality House）；瑞秋．瑪蒂拉諾（Rachel Matillano, Asian and Pacific Islander Wellness Center）；麥特．蓋梅克（Matt Geltmaker, San Mateo County HIV service）；瑪莉．豪（Mary Howe, Homeless Youth Alliance / Sanfransico Needle Exchange）；瑪莉凱特．康納（Marykate Connor, Caduceus Outreach Service），以上所有人對減害心理治療的發展都值得高度表彰。

我們現任和前任的醫學和精神小組成員，同時也是我們私人執業和社區型實務的實踐者，他們擔冒極大風險為那些狀況複雜的病患發展創新的藥物治療方法，因此沒有任何一個人被拒絕照護，他們與重度用藥者共同創造成癮藥物和精神失調治療最佳典範（Best practice）。醫療總監，朱莉．利維特（Julie Leavitt）、拉吉．歐尤克（Raj Oewkh）和貝伊．杰文（Beey Zevin），精神科護理工作者傑洛米．佛洛伊德（Jeremy Freund）、艾斯克－D．李根（Esker-D Ligon）、維琪．史密斯（Vicki Smith）、凱莉．馬丁（Carey Martin），以及精神科醫師可莉娜（Corinna）及瑪莎．費雪（Masa Fisher），他們在醫藥的專業令人引以為傲，他們成就了我們書寫本書中關於成癮藥物章節的內容，他們各自具體最佳典範建議可於網站（www.harmreductiontherpy.org）查詢得到。

我們總是從研究工作中獲益良多，因此研究工作很快變成我們重中之中優先要務。麥特．米勒（Matt Miller）和珍妮佛．費南德茲（Jennifer Fernandez）戮力產出資料庫和評量方法，我們的志工基莫・克羅斯曼（Kimo Crossman）和同仁潔咪・萊文德讓馬列特發起及創造的資料庫臻於完善，以紀錄我們未來數年工作的成果，以及對人類生活的深遠影響。

同時，最最重要的是：
向我們所有個案致上敬意——
感謝您們對我們的信任，
感謝分享您們的故事，
感謝您們展現自我能力，
更要感激您們願意讓我們相助。

第一部
設立階段

【第一章】為什麼要進行減害心理治療？

首先，拒絕傷害

人生教會我們許多，我們已經花上好幾年在學校學習、又花了好幾年接受訓練，然而依然是人生教給我們最多。人生——我們的，以及親朋好友的、同事的與個案的——是知識的來源。在成為治療師的訓練中，我們被教導，唯有專家才能進行物質濫用的治療，任何有酒癮或物質濫用的人都會被轉介到某個「方案」中、或是戒酒無名會（Alcoholics Anonymous，簡稱 AA）、戒藥無名會（Narcotics Anonymous，簡稱 NA）。直至今日，一般仍認為標準的物質濫用治療就是那套特定的方案，沒有搭配心理治療的療程。這樣的標準預設治療師必須安排病患進行戒斷、並參加十二步驟方案的療程（12-step meeting），這是治療得以繼續進行的先決條件。面對治療措施如此重重限制，我們自行決定將重度用藥者、酗酒者與其他人一樣看待去進行治療。在頭幾年裡，我們獨自摸索，依循著我們讀到的、想像的或跟隨著個案的引領進行。在發展治療模式的過程中，「首先，拒絕傷害」這句警語成了指引我們的原則。

佩特．德寧的故事——約於 1986 年

瑪麗亞（Maria）是一名二十七歲的女性，她來到社區心理健

康門診尋求治療、想要處理家庭問題。她的先生這十年以來拚命地工作，每晚回家後，他都會藉由喝酒來讓自己放鬆、變得相當頹廢。瑪麗亞越來越難以獨力照顧三個小孩，每當她請先生幫忙洗碗或替小孩洗澡，先生都會生氣，她同時經常得打電話到先生的辦公室去為先生的遲到或請假編造藉口，為此她感到很不舒服。

瑪麗亞的難題似乎主要是起於先生酗酒，就以往我所受過的物質濫用家庭訓練告訴我，她所展現的正是典型的「共依附」行為：一肩攬起所有責任——照顧小孩、並掩護先生遲到或沒去上班。由於心理健康系統並未提供酒精與藥癮的治療，我只能夠提供瑪麗亞一些資訊、並將她轉介到酒精與藥癮治療的方案。在向瑪麗亞說明她先生的酒癮對家庭造成的傷害、以及她的共依附行為後，我將她轉介到當地的酒癮治療方案，就算她先生不願加入，她也可以在那裡接受諮商。我自覺在評估與轉介上做得不錯，也從酒癮治療中心的諮商師那裡得知，他主要也在處理瑪麗亞棘手的共依附關係，不論在個別諮商與團體治療中都曾面質她這點。

身為受過訓練的伴侶與家族治療師，我擔心治療師所採取的方式少了家庭動力的整合性觀點，只聚焦於瑪麗亞如何助長先生的酒癮問題。但我畢竟不是酒癮治療的專家，而他是，所以我並未說出我的疑慮。

六個月過後，瑪麗亞再度打電話來預約治療，那是我將她轉介後第一次再度見到她，她看起來精疲力竭，卻謝謝我當時的轉介，她說那「救了她一命」。然而現在，瑪麗亞的家庭仍陷入困境中，因為她的酒癮治療師與團體成員們都鼓勵她停止掩護她的先生，而她也真的不再打電話到先生公司去為先生的曠職找藉口，只是後來先生被炒魷魚。治療師與團體成員也建議、面質她應該要與先生離婚，不過，她發現自己就是離不開他。在先生丟了工作後，整個家庭的開銷都仰賴社福補助，先生戒酒的「復原狀況」時好時壞，瑪麗亞處在崩潰邊緣，評估報告顯示，瑪麗亞相當焦慮、煩躁、失眠、無望、難以集中注意力、容易對小孩發脾氣。先生的酒癮問題，讓她對自己是否還有能力幫忙先生與小孩，感到既害怕又想放棄。

我突然憂心忡忡，**我究竟做了什麼？我到底幫了什麼忙呢？**比起我第一次見她時，現在的她與家庭問題更大了。助人者不是應該謹守「首先，拒絕傷害」的原則嗎？我為此感到相當困擾。

我逐漸確信，即便我也認為她的行為是一種共依附、助長了她先生的酒癮問題，不過，我終究對這個家庭造成了傷害，我的所作所為究竟幫了誰？有什麼正向效益可言嗎？因為我不敢跳脫既有架構思考，沒有考量到瑪麗亞的共依附行為中，具有其適應性的本質，這些行為保住了她先生的工作、確保這個家不至於陷入貧困。由於治療只聚焦於她個人，忽略她身為這個家庭的重要成員，而低估她「救亡圖存」的這個面向。因為我這樣的失誤，造成他們家庭崩潰。在那之後，我再也不將具有適應性的行為僅視為共依附關係。只是，這不是我最後一次犯錯，因為我尚未在藥物濫用行為之中，看見具有適應性的本質。由於我忙著擔心酒癮問題所造成的傷害，卻對治療本身所造成的傷害視而不見。

珍妮・莉特的故事——約於 1991 年

一大早，我正坐在圍圈的座位上，靜靜等待「焦點團體」的開始。該團體的舉辦地點是在舊金山的退役軍人（Veterans Administration，簡稱 VA）醫院的雙重診斷住院病患病房中，病房可以眺望整個金門大橋與海灣，那是一個天氣晴朗的早晨，想必也是一群戒除成癮的個案們一天完美的開始。有一位個案跟我一起待在教室裡，他正在閱讀雜誌，而我望向窗外。

突然之間，團體的協同帶領者走進教室，打破了這份祥和與安靜，她是該科室的資深工作人員，她走到那位個案的身後，一把抽走他手中的雜誌，並說「你明就知道，在團體中不可以看書」，個案和我一樣被嚇了一跳，幸好他並不是患有嚴重創傷後壓力症候群（PSTD）的退役軍人，否則這樣的舉動可能會有危險，也慶幸教室裡沒有其他人看見這一幕，而沒有損及他的自尊。當下我默不做聲，認為採取任何行動都只會讓事情更糟。直到今天，我依然很後悔，當時沒有站出來捍衛這位個案，因為在團體帶領者安靜的陪伴下，他理應有權利好好享受休息時間。

在我看來，這個意外事件使我對當時主流治療留下了負面的印象：武斷的規則、專制的工作人員、毫不重視個案基本的自主權。在這份工作之前，我未曾接觸過藥癮與酒癮的治療方案，我很詫異工作人員竟可以決定個案現在、或往後要做什麼，而且任何個案的抗議都會被視作「否認」。這完全違反了我社會工作的原則。然而，我們的治療方案整合了雙重診斷，也與精神科醫師、護理師、臨床社工師合作，已經比大多數的治療計畫好上許多了。當我參訪其他治療方案時，我發現他們為了要管控好個案，會執行更具懲罰性、羞辱性的做法。然而，儘管我們的治療方案更為細緻，但就物質濫用諮商而言，與其他的方案所差無幾：將個案解讀為「否認」並面質他、僵化地堅持個案必須積極投入各種「復元」相關的活動，若個案復發便立刻中止療程，這對我們許多無家可歸的街友個案來說更是雪上加霜，一旦他們離開治療後根本無處可去。這讓我清晰地意識到，我們需要打造出某種全然不同的治療方式。

什麼是減害？

減害是一種與藥物使用者工作的方式，主要目標在於減少藥物對個人、其家庭與社群所造成的傷害，然而，**並非一定要減少藥物或酒精的使用量不可**。我們首要關心的，是藥物與酒精的使用、以及藥物禁用所造成的傷害，而非藥物使用本身。戒除迷幻藥物只是減害成功後的許多重大目標與成果之一。

> 減害的首要目標在於減少藥物使用的不良後果，相反地，在北美地區，傳統的藥物政策聚焦於減少藥物使用的盛行率。為了達成零風險的物質使用、或需要戒除，減害建立了不同等級的目標層次，並以當前即刻且實際可行的項目做為優先完成的目標。……減害的架構提供了一種相當實用的方法，其結果可以被客觀地評估。——芝加哥康復聯盟（Chicago Recovery Alliance, 2005）

如同減害聯盟（Harm Reduction Coalition，美國第一個減害心理治療組織）所構思設計的，減害包含了一系列減少藥物使用後遺症的策略，執行減害的助人者會運用一整套策略光譜，從安全地使用藥物（例如使用乾淨的針頭）、到適度調整使用習慣（例如控制飲酒量）、到完全戒除（也許只是戒斷某一種藥物，而不是完全不使用所有迷幻藥物）。不論藥物是好是壞、合法與否，減害都接納藥物是這個世界的一部分，並且試著將它們的傷害影響降到最低，而非僅是漠視或懲罰成癮者。以減害的觀點來與成癮者工作，也包括接納一件事：不論我們怎麼想、或努力要幫些什麼，有些人就是不打算放棄使用藥物。

以全人的角度出發，減害計畫與政策創造了行為改變的環境、也發展了實用的、人本的、有效的策略，我們與成癮者並肩作戰，這些計畫依個案「所處境遇」量身打造，協助他們更加意識到生活中的傷害，並列出可以減少這些傷害的選項。減害強調，在規畫介入方法與策略時應該重視每個個體與社群的特定需要，這樣才能真正服務到藥物使用者，因此減害並沒有什麼通用的定義或公式。介入與策略的設計主要是根據每一位成癮者與其家人的想法、需求與願望，而非專業人員的理論知識、期待或偏見。使用藥物的人口有多種多樣，減害的策略方法也就有多式多樣！

為什麼我們需要減害？

在了解與治療酒癮或其他藥物的問題上，這套模式的來龍去脈是什麼？為什麼需要這樣的方法？如果仔細想想美國對酒醉的態度、以及「戒斷獨尊」的治療思維，便能清楚看見減害為我們帶來了必要的改變。

回顧酒醉、及人們對酒醉的態度

一方面有些人在大庭廣眾下喝得爛醉、老是在酒館外打群架，另一方面有些人則主張執行禁酒；一方面與印第安人交易萊姆酒，另一方面又說他們是美國最高比例患有酒癮與飲酒相關疾病的族群；一方面過量使用嗎啡與注射古柯鹼類藥物，另一方面卻禁絕中國鴉片菸；一方面許多人在婚宴上暢飲香檳、在辛苦了一天後抽點大麻、參加烏羽玉（peyote）迷幻慶典，另一方面政府卻開始發動反毒戰爭（War on Drugs）——自從歐洲來殖民美國這塊新土地開始，美國與藥物、酒精的關係便一直相當矛盾且極端，舉例來說，有些歐洲人帶著他們自己的飲酒習慣而來、並把他們的酒兜售給當地居民；相反地，那些清教徒帶來的則是他們極端的宗教教條，禁止所有的享樂活動，也包括喝酒（Zinn, 2003）。

隨著時間，物質使用的模式已經有所改變，已然成了社交互動、政治、宗教與經濟的產物。從遠古時期到當今社會，啤酒或其他麥製酒飲在許多文化中都相當普遍。在中世紀與文藝復興時期的英國，每個人（包括男人、女人與小孩）每天會分配到一加侖的啤酒（Manchester, 1992），這項政策背後最有可能的原因是酒精能讓人欣悅愉快、可以止痛、以及解決當時水源的不足。

毫無疑問，藥物的使用淵遠流長，包括日常的使用、宗教儀式與傳統信仰，早在歐洲人帶著飲酒習慣來到美國之前，美國當地居民便會使用興奮劑尋求刺激，例如南美洲有古柯鹼葉（其中含有古柯鹼藥物成分）。千年以來，卡瓦胡椒（Kava）、卡特草（qat），如烏羽玉、麥司卡林（Mescaline）、伊博格鹼（ibogaine）這類迷幻劑，以及死藤水（ayahuasca）的成份，都曾經被北美或南美原住民、亞洲人與非洲人用於社群儀式之中，這類藥物的使用與歐洲酒精的使用所差無幾。[1]

藥物控管也同樣有著長遠的歷史，不僅醫療藥物，國際警力與美國內部的種族偏見也在藥物相關法律之中佔有重要的份量

1　原註：關於各類藥物的使用史詳見《挑戰成癮觀點》（Denning, Little & Glickman）的藥物篇。

（Musto, 1987; Gray, 1998）。二十世紀中通過的每一條藥物相關法律，都是因應針對特定族群的種族主義運動而制定的。例如純淨食品法案（Pure Food Act），雖然當時確實將鴉片類藥物控制住了、保護民眾不要發展出成癮依賴的問題，然而，它也全面禁止吸食中國移民為指標使用族群的「鴉片」。美國第一道反毒品的法律是1875年的舊金山條例，禁止了在鴉片菸館中吸食鴉片的行為，一份針對當時文化所做的研究顯示，鴉片菸館在中國文化中所佔的份量，與酒館在白人文化中的意義不相上下，也就是說，大多數的常客會在週末到訪鴉片菸館吸一點鴉片，星期一來到時，他們便若無其事地回到工作崗位上（Brecher, 1972）。

在二十世紀的最初十五年，報章媒體歇斯底里般地報導與使用古柯鹼相關的暴力行為，終而促成1914年的哈里森麻醉品法（Harrison Act）開始對毒品實行管控，一開始古柯鹼還是可口可樂的其中一種成份（直至1901年他們才除去古柯鹼）。在哈里森麻醉品法通過之前，報章新聞與競選海報上，聳動地描繪著嗑藥後的黑人興奮地強暴白人女性、攻擊白人男性，這類關於古柯鹼的新聞佔據大量新聞版面（Musto, 1987; Streatfeild, 2001）。馬斯托（Musto）[2]於1987年指出，這些報導根本是無稽之談，但當時恰巧也是社會對非裔美國人極具攻擊性、與動用私刑的高峰時期。1930年代重現相同的競選手法，當時的大麻稅法（Marihuana Tax Act）有效禁止了大麻，關於墨西哥人嗑了「瘋人草」（loco-weed，大麻的隱晦別稱）後發瘋興奮的報導驚動了立法人士，然而實際上，大麻與暴力毫無關聯（Brecher, 1972; Musto, 1987; Gray, 1998; Zimmer

2　編註：大衛・F・馬斯托（David F. Musto），美國毒品政策和反毒戰爭專家。

& Morgan, 1997），1980與1990年代，一些特定種族一直被認為是惡魔毒品古柯鹼——更精確地說是快克（crack cocaine）——主要的使用族群，他們一直蒙受法律與道德譴責的壓力（Reinarman & Levine, 1997）。直到2010年，安非他命白粉（powder）與快克之間罰則的懸殊差異才開始弭平。

個人在藥物或酒精的使用上，也具有其社會脈絡，受到社會風俗文化的定義與限制，這些風俗文化偶爾才會發生翻轉性的改變。當時之所以禁止酒精，是因為有些美國人相信酒精是邪惡的毒藥，然而，這不僅無法完全消弭酒精的使用，反而讓酒精的買賣地下化、出現黑市交易，也有傳言指出美國的黑手黨就是於此產生。1960年代，酒精的使用與對酒精的社會觀感發生了劇烈的變化，許多少數族群認為透過改變個人的意識狀態、實驗不同類型的迷幻藥物，終能造就社會重建。當年的實驗後來被更嚴格的管控與現代的反毒戰爭（War on Drugs）所取代，反毒戰爭是由尼克森總統於1971年所發起的運動，也是他1972年再度參選的競選口號之一，1979年，美國藥物使用的盛行率創下新高，至今尚未被超越。而1960與1970年代充斥著大量關於迷幻藥物的實驗，隨著那一代年輕人年歲增長，藥物使用率便自然而然地降低了，對此現象的解釋眾說紛紜，如「長大成熟了」、「不治自癒了」（Peele, 1991），或「自然而然就復原或改變了」（DiClemente, 2003），其實很有可能要歸功於國家整體性地減少藥物使用。

在這段歷史背後，法律與物質使用的真相點出了一個最為重要的、我們每個人都需要捫心自問的問題：**人到底能不能來點樂子呢？**我們可以為了享樂、宗教體驗、脫離痛苦或逃避現實的緣由，而去改變意識狀態嗎？如果可以，哪些人可以、在什麼樣的條件下可以、要得到誰的許可？什麼類型的迷幻化學物質是被允許的？如果只是一味地禁止使用，我們便不再像以前那樣有機會真正討論這些問題，而國家前後矛盾的政策規範、法律、以及我們的治療計畫，都需要對此有所深思。

隨態度而來的代價

一部分由於我們對於「是否可以來點樂子」的矛盾態度，引起了一系列對物質使用的後續效應，產生了一大堆迷思、懲罰政策與聳動的新聞標題。

這十多年以來，一系列關於物質濫用治療的原則逐漸建立起來（美國國家藥物濫用研究院，簡稱 NIDA, 1999），包括個別化的治療、替代性的處方藥物、治療其他併發疾病、以及尊重個案本身的動機。儘管如此，我們觀察到治療體系依然只視「戒除癮頭」為唯一宗旨，同時也太常批判接受服務的個案，其治療方法帶有懲罰性，而且大多無法有效地幫忙有酒癮問題的人。流傳著一些說法是「這些成癮者總是說謊」、「他們的人格有缺陷」，這些批評往往讓治療者以治療之名，合理化自己對個案的面質與其他懲罰。儘管雙重診斷的概念已經廣為人知，仍有許多使用物質的重度精神疾病患者，接受到的服務與資源太少、或甚至得不到幫忙，因為對於那些較難合作的病患，不論是政策或治療方法都共謀式地拒絕他們申請、甚至不願意提供服務（Shavelson, 2001）。更不利的是，父母也被反毒戰爭的煽動性說詞、以及青少年治療產業給說服了，認為如果要保住用藥孩子的性命，便需要施壓與脅迫，並將孩子送進昂貴的住院治療（Szalavitz, 2006）。

菸草與酒精是合法的藥物，然而它們對身體與情緒造成的影響最大。諷刺的是，在美國以 2000 年的統計為例，每年有四十三萬五千人死於使用菸草，是最多物質使用相關的死亡人數，而使用酒精導致死亡有八萬五千人，使用酒精同時也導致入獄服刑或被判緩刑等犯罪問題者中，有 40% 的男性與 25% 的女性在遭逮捕時有飲酒。相較之下，所有非法藥物加總起來，直接或間接致死的僅有將近一萬七千人（McVay, 2007）。

我們將藥物濫用稱為一種疾病，卻反而把用藥的人抓進監獄，反毒戰爭最大的後患，就是把那些非暴力的藥物罪犯抓進監獄，尤其是有色人種，還有許多州將他們永久褫奪公權。一份人權觀察組織（Human Rights Watch）的研究分析了 2003 年的入獄資料，報告顯示，同樣是因為藥物相關的罪行而入獄服刑，黑人比白人高出 10.1 倍（Fellner, 2009）。在 2004 年，約五百三十萬名美國成人因為藥物相關的重罪而失去投票權。十二名黑人之中就有一名黑人因為藥物相關的重罪而被褫奪公權，這個比率將近是其他非白人種族的五倍之多。然而，關於投票權與減少再犯相關，金恩（King, 2006）發現不具投票權的人之中有 27% 的再次逮捕率，相比起來，擁有投票權的人則僅有 12%，這個差異仍日漸懸殊，而那些在反毒戰爭之下被犧牲的人們則備受煎熬。美國毒品政策聯盟（Drug Policy Alliance）的執行長伊森．納德曼（Ethan Nadelmann）常講一句話：「禁毒所造成的傷害，更甚於毒品本身對使用者所造成的傷害」。

傳統治療模式的限制

過去這個世紀以來，在禁用藥物與短暫禁酒的同時，對於成癮的本質與其治療出現兩種主要典範：疾病模式與適應模式

（Alexander, 1987）。這兩種典範主要的差別在於如何看待促發與維持酒精與毒品濫用的因素，一方較著重生理因素、另一方則較著重心理因素。亞歷山大指出疾病模式認為成癮者乃陷入習慣性的、執著的行為，然而，適應模式則強調成癮行為本身具有清楚的目標。因此，這兩個模式在原理、處遇策略與預後皆有著極大差異。對成癮的觀念與治療處遇上，減害模式是另一個重要的新觀點，比起疾病模式，它與適應模式的觀點較為相近，不過減害模式與這兩者之間仍有一個根本上的分歧，它與以往對成癮的概念分道揚鑣，轉而關注更廣泛看待物質使用，包括正常化的、不具傷害性的藥物使用。

病態模式

雖然早在十九世紀，拉許[3]（Rush, 1814/1943）便以「疾病」這個詞彙指稱酒癮，他說酒癮乃是自由意志的疾病，不過，卻是到了二十世紀，病態模式才正式取代了原本將成癮視為軟弱而罪孽深重的道德觀點。傑林內克[4]（Jellinek, 1960）在他關於酒癮的研究中，提出了將酒癮視為疾病的概念，他的研究對象為戒酒匿名團體中的成員，他將酒癮更仔細地分類，並認為只有那些無法掌控的類型才稱得上疾病。現代生活中，疾病模式斷言成癮本身就是一種原發性的疾病（也就是說，這並非因任何條件因素而發生的疾病），他們認為成癮是無藥可救的，其特性為否認與失控，同時，如果沒有加

3　編註：班傑明．拉許（Benjamin Rush），美國醫師、作家與教育家，是十九世紀時的精神病醫學先驅，也是在美國獨立運動期間，簽署美國獨立宣言的大陸會議代表之一。

4　編註：E．莫頓．傑林內克（E. Morton Jellinek），美國生物統計學家、生理學家與酗酒研究學者，以提出用來說明酗酒者不同階段上癮狀態的傑林內克曲線（The Jellinek Curve）而聞名。

以抑止，最終必定會步入「監獄、收容機構與死亡」。對他們來說，復元意味著往後餘生都得保持自制，唯有杜絕任何精神刺激性物質才算是復元。到頭來只有特定一群人得到治療，其他人則幾乎沒有受到協助。綜觀來看，美國超過九成的酒精與藥物治療計畫都奠基於戒酒無名會的十二步驟方案（Peele, Bufe, & Brodsky, 2000; Roman & Blum, 1997, 1998; SAMHSA, 2010）。

疾病模式的益處在於它很簡單、也具有整合性，它安撫了那些自認軟弱、道德墮落的人們，其民間智慧與格言比較容易口耳相傳，此外，它適用的範圍很廣、更不用錢，它幾乎可以提供全天候的支持。

疾病模式的批評聲浪

「說不才是上策」、「成功就在前方」、「大事化小，小事化無」、「下次要再回來治療喔」與「放手，交給神吧」，這些是在藥物治療與十二步驟方案會談中經常聽到的口號，聽了令人放鬆，偶爾也有點效果，不過它們過於簡化了個體與藥物的關係中生理、心理、社會、文化與靈性的層面。

疾病模式所使用的語言含有許多陷阱，限制了人們對藥物、用藥與改變的思考，語言為事物蒙上惡名，舉幾個例子：「上癮」、「酒鬼」、「醉茫茫」、「癮君子」、「嗑藥」、「古柯鹼充腦」、「毒蟲」與「癮蟲」等，而像「碰酒一日，酒鬼一世」、「一口下肚、千杯不止」這類的想法限制了行動的可能。談及成癮時我們所使用的語言，受制於我們的刻板印象，認為成癮是容易失控、老是否認問題。而關於復元，我們認為唯有完全戒掉所有精神刺激性物質才算是復元（但咖啡因和菸癮則不在此限），這反映出一組二元對立的典範——這種思考模式將事情、人與其行為分成不同的陣營：潔淨的或骯髒的、有在復元或沒在復元的、酗酒的或保持清醒的、合法的或非法的，這些建構等同於信仰中區分的善與惡、有罪的或得到救贖的，這有其限制，即只允許以這兩種來論述個體與藥物的關係。

二元對立的典範最大的風險，在於會帶給那些有使用酒精與藥物卻未成癮的人更多傷害。過量使用鴉片一般發生在初次使用、或正在戒斷期的人，他們對鴉片的耐受性不佳。從玩喝酒比賽造成飲酒過量致死的大學生身上，並無法提供對這一族群酒精成癮的資訊，它只告訴我們的是，年輕人喜歡玩一些他們不夠了解的危險遊戲。酒後開車並不只是「酒精成癮」的問題，而是關乎有些人在服用違禁物質後還冒險開車。如果我們把心力都放在酒癮問題上，只是一昧的警告年輕人遠離任何精神刺激性物質，而錯失機會去教導他們藥物的複雜現象，不論我們樂不樂見，一部分的年輕人依然會去使用！

疾病模式的第二個風險，在於諮商師為了遵循這個模式，會追求完全戒除的治療目標，如果只專注在這個癥結點上，諮商師勢必會敵視、反對「個案與毒品的關係」。治療要能達到最佳的成果，必須要由個案自己決定治療目標（Ojehagen & Berglund, 1989; Sanchez-Craig & Lei, 1986; Substance Abuse and Mental Health Services Administration [SAMHSA], 1999）。諮商師所主導的目標會激起個案的抗拒，如同法官或父母要求改變行為時會有的結局，像這類權力很大的人也許能夠成功讓某個人暫時性地改變其行為，但不可能促進永久且穩定的轉變。

疾病模式的第三個問題，在於它使得治療與十二步驟方案之間界線模糊。治療設計上會安排一位受過專業訓練的諮商師，他對個案負有法律與道德責任；十二步驟方案則是設計成互相支持的自願性計畫，成員們引導彼此有所改變。這兩者可以同時運用，但無法彼此替換，然而不幸的是，它們往往被認為可以互相取代。皮爾[5]（Peele et al., 2000）等人提出，在戒酒／戒藥無名會中，會強制個案參加**十二步驟方案**的基本治療，他們積極地針對這個現象發表許多文章。根據美國聯邦第九巡迴上訴法院（Ninth Circuit Court of Appeals）現行的法條釋義，由於美國憲法中的政教分離條款（Establishment Clause，意指國家與教會分離），法院要求人們參加十二步驟方案是違憲的（Egelko, 2007）。十二步驟方案的概念對具有雙重診斷的病患也有缺點：它要求開誠布公地戒除；其中包含強烈的宗教靈性傾向；具有雙重診斷的個案可能較難去討論典型的失落經驗，因為他們可能從來不曾有份工作、或有過一段感情；有些十二步驟方案的會談依然對使用精神刺激性藥物的個案頗懷敵意，即便他們的上級組織（即戒酒／戒藥無名會）公開否認這種態度，然而，有精神或情緒疾患的人在團體中往往會感到強烈的焦慮，因為缺乏社交技能，可能會讓他們感覺不受歡迎、也不容易融入團體（Noordsy, Schwab, Fox, & Drake, 1996）。

最終，很常見的是，物質濫用的諮商師自己便曾有物質使用的議題、且正在「復元中」，事實上，許多計畫都要求諮商師必須不碰藥、不沾酒，否則不予錄用，這些「專家」往往是藥物或酒精治療計畫中最粉飾太平的人。其他的人員——精神科醫師、臨床心理師、社工與護理師——都被期待接受過專門的訓練，因為他們的專

5　編註：史丹頓·皮爾（Stanton Peele），是心理醫師、律師、心理治療師，著有許多酗酒與成癮治療相關的書籍和文章。

長是在健康、心理健康與社會服務的領域，所以他們沒有選擇，只能把病患轉介出去、或是送病患至戒酒／戒藥無名會。直到今天，一旦知道某位個案正在使用藥物，大多數的治療師便不會、或說不敢與他們共事。有鑑於大多數有精神疾患的人都會在其人生中的某些時間點染上成癮問題，這樣的事態令人慘不忍睹。

適應模式

適應模式結合了幾個經常合併使用的心理學取向，包括心理動力、動機、認知與行為的治療，這些心理學思想對於成癮與健康的本質、治療方法有其各自的基本信念。適應模式普遍相信童年所經歷過的問題——不論是天生的、由家庭或社會所造成的——可能會導致青少年時期的適應困難（例如極度害羞、很難去完成任務、因注意力難以集中而導致學習困難、憂鬱），對個人與其家庭造成劇烈的痛苦。這些人可能會尋求補償機制（人或事物，包括藥物或酒精）以彌補他自己、家人或社群想要粉飾太平的缺陷，如果藥物與酒精能有效減緩痛苦，便可能會與當事人的因應機制交織在一起，最終，也會影響他們的人格。根據適應模式的理論學者與實務工作者所言，我們必須去了解個案早年在學習與因應上的困難。對於那些已經發展出明顯成癮問題的人來說，回顧性地分析其因應的優勢與劣勢是治療中不可或缺的一個步驟。

許多採信適應模式的臨床工作者，同時不斷地運用其工作經驗來研究、發展認知行為與動機式的介入，這樣的介入策略會積極努力鼓勵個案進行自我探索，不會先入為主地替個案定義他的問題為何。此外，諸如米勒[6]（Miller）與羅尼克[7]（Rollnick）（2002）、羅格斯（Rotgers, 2006）、海斯特[8]（Hester）與米勒（Miller）

（1989）這些實務工作者暨研究者，即便仍以戒斷為治療最終的目標，但他們發展出一些不同的方法，讓病患不需要立刻戒除精神刺激性藥物也能進行治療。

適應模式的批評聲浪

適應模式的問題不是來自於他們對物質使用的理解，而是來自於許多精神分析的治療師相信，只要剖析物質使用背後的「潛藏議題」便能夠有效促發改變。若只關注心理層面，而不去考量行為、生理或社會條件的層面，這樣的治療往往對真正嚴重的酒癮或藥癮問題沒有效果。治療師可能會將物質使用的病理行為擺在一邊，甚至有時候完全忽略這點，或在一開始便未能對此做充分的評估。這使得心理治療師在期待復元的使用者與醫界當中風評不佳，也導致其他心理健康工作者照慣例會將有物質使用問題的個案轉介到專業化的方案——合格的物質濫用治療方案與十二步驟方案的團體。因此，在心理健康與物質濫用治療系統之間產生分裂，影響治療文化與治療工作，國家的、各州的與地區的基金會也同樣如此。這個狀況也讓物質使用者和濫用者接觸不到有經驗的心理治療師。在我們看來，情緒議題與物質使用行為互依共存，在不同的時間點，對兩者著重的程度會有所不同。每個治療都必須將這些因素彼此複雜的交互作用納入考量。

在近二十年間，正值疾病模式與適應模式兩者的緊繃之時，減

6　編註：威廉．理查．米勒（William Richard Miller），美國臨床心理醫師。

7　編註：史蒂芬．羅尼克（Stephen Rollnick），美國臨床心理醫師，米勒與羅尼克兩人曾合著《動機式晤談》（*Motivational interviewing*）一書。

8　編註：雷德．K．海斯特（Reid K. Hester），美國心理醫師，酒精與藥物成癮治療權威。

害心理治療開始發展起來，然而，起初卻是愛滋病的蔓延推動了減害運動。

減少傷害

伊廸絲．斯普林格（Edith Springer）是位在紐約一所美沙冬診所工作的社工師（本書即是獻給她的），她原本的工作常駐於紐約，在 1980 年她到歐洲旅遊，英國當時為了因應愛滋病的蔓延而成立了減害診所，她到了利物浦後眼界大開，對於用藥與藥癮治療有了全新的觀點。回國後，她寫了美國第一篇關於減害的文章（Springer, 1991），將它命名為「減害心理治療」，斯普林格打造了第一座橋梁，將愛滋病防治的公共衛生方法運用到藥物使用者身上，並大大影響我們在防治上的工作態度與取向。自此之後，她成為許多人的精神領袖與導師。

減害是站在現實的基礎上，即所有的行為改變（離開一段關係、改變性習慣、改變飲食習慣、服用抗憂鬱藥物、服用愛滋病藥物、減少或停止使用物質、戒酒等）都需要一段下定決心的歷程，才能成功地付諸實行。矛盾與抗拒都是自然會有的，乃是改變的必經之路。與其等待改變的發生，減害聚焦眼下更為迫切的事：不論個案是否已經下定決心要改變用藥的行為、接受愛滋病的醫療照護，或者做好其他各種決定，都會即刻提供實際的介入，以援救個案的生命、保護個案的健康。

早在減害出現之前，許多公共衛生方案——針對重度用藥者提供清潔針具、照護傷口（因注射藥物所造成的膿瘡）、預防過量用藥、以及其他健康照護服務——已在許多國家開始實施。1980 年代減害策略發展的同時，許多認知行為心理學家也在研究並發展預防復發、動機與控制飲酒的模型，並務實地尋找人們如何改變、什麼會幫助人們改變的想法。起初，多數學者與實務工作者的理念立基在一個假設上：一旦行為有所改變，便能戒除。戈登・艾倫・馬列特[9]（G. Alan Marlatt, 1996, 1998）跟隨斯普林格投入於減害，並將許多成癮行為改變的方法調整到減害心理治療的架構之下。他寫道「減害……實事求是、不帶評價、人本關懷」（1998），馬列特的影響觸動了成千上萬個生命。

當今，處理與物質使用或飲酒的健康問題時，減害無疑是大有作為且不可或缺的一部分，澳洲的醫師、研究者與毒品政策專家艾列克斯・沃達克[10]（Alex Wodak, 2007）肯定地說，「對於減害的科學爭辯終於可以結束了，現在減害已被公認能有效處理新型愛滋病的感染，而沒有任何嚴重的副作用（尤其是違禁或注射藥物使用越來越多）、也相當划算。清潔針具計畫（needle syringe programmes）與美沙冬或丁基原非因（Buprenorphine）治療是最好的明證。」

減害心理治療

藥物與酒精問題的最新治療方法叫做「減害心理治療」（Denning, 2000; Denning & Little, 2001; Marlatt, Blume & Parks, 2001;

---

9 編註：G・艾倫・馬列特（G. Alan Marlatt），加拿大／美國臨床心理學家，是成癮行為研究領域中的先驅。

10 編註：艾利克斯・沃達克（Alex Wodak），澳洲醫師，曾協助設立澳洲國立藥物與酒精研究中心等重要醫學機構，並曾為國際減害協會會長。

Tatarsky, 1998 & 2002）或「減害心理諮商」（Springer, 1991）。體認到傳統治療藥物與酒精問題的方法並不是非常有效，心理健康專業工作人員早已投入於研究更好的治療策略（See Marlatt, 1996; Marlatt & Tapert, 1993）。這些努力有幾項引導原則：首先，臨床工作者們應該合力協助個案達成目標；再者，獲准接受治療的門檻應該降低，也就是說，我們減少層層限制，讓成癮者更容易獲得治療（酒癮治療方案常見的規定是個案在治療之前必須戒酒，但對許多酒精使用者來說，這卻是相當大的阻力）；第三，「減少」任何物質使用所造成的傷害都是治療的成功。

我們究竟是為了誰而發展減害心理治療？

喬安

以下個案接受了佩特．德寧兩年的治療，這個案例代表著減害心理治療確實有效，以下記錄了喬安接受減害心理治療模式的歷程。

喬安（Joan）是一名二十七歲的女同志，原是一位同仁因為喬安對止痛藥物「成癮」而不願意服務他，而將她轉介過來。只是，喬安之所以尋求治療是為了解決感情上的難題，而非藥物使用的問題。在初談時，喬安坦率地說出這六年來，她每天都會服用六到八顆維可汀（Vicodin），這些藥丸是由她的骨科醫師所開立的處方，原本是為了緩解她髖部的疼痛。儘管髖部疼痛已大有改善，她仍繼續服用維可汀，且經常服用超過醫囑的劑量，回診時再請求醫生開更多藥，而醫生也順從她意。喬安主要想處理的是自己無法維持一段穩定的親密關係，她當下正處於一段非常波動不平的關係之中。她描述了她和許多女性間激烈而混亂的關係，因為她反覆無度地要求保證與頻繁聯絡，常常讓對方無法消受。喬安的嫉妒簡直走火入魔，當她努力想要控制對方的需求落空，便會口出惡言。她曾遭受家人遺棄，繼而在孤兒院中又遭受性虐待，她費盡千辛萬苦才順利念完大學與研究所，她在自己的專業領域中勤奮工作，並在同一間公司任職達四年。喬安毫不介意自己使用藥物，但有兩位治療師因為她的「重度藥物成癮」而結束治療，受到這樣的拒絕讓她深感困惑與受傷。

在前兩、三次會談時，喬安主要談的是感情問題，她坦承自己經常會一口氣喝掉 500cc 的威士忌、也認為這樣也許「有點喝太多了」，她也提到自己會使用古柯鹼，但只當消遣而用，我問她「只是當消遣而已嗎？」，對此問題在經過幾次治療後才得到解答，喬安向我解釋，以前她在治療中只要一提到她有藥癮，治療師便聞之色變，從此話題就一直圍繞在藥癮。當我發覺自己正默默忖度著「現在我應該怎麼做？」時，我不禁有些佩服這些治療師居然是這樣面對難題。當下我第一個念頭是把注意力放在喬安相當可觀的藥物使用量、以及她沒有將它視為主要問題的探究。然而，我意識到如果這麼做，只是重複她之前幾次的治療經驗（而很重要的是，這很可能是她童年經驗的重演）。因此，我選擇「不造成傷害」，一開始我先不動聲色。

喬安呈現明顯的邊緣型人格障礙症特徵，她的感情關係相當混亂、行事衝動、情緒不穩、習慣將問題外化，這些都是邊緣型人格障礙症的典型樣貌。在我最初的評估與對她的印象，她經常會在飲酒之後出現許多具破壞性的行為，但服用維可汀似乎對她的心理或行為問題沒有太大的影響，這並不令人意外，畢竟藥物一般是不會讓人變得肆無忌憚、或喜怒無常的。另一方面，古柯鹼有著強烈的刺激效果，很容易強化喬安的症狀，而據她所述，情緒化事件經常發生在使用古柯鹼之前，由此可見，使用古柯鹼讓她脆弱的情緒得到庇護，只是古柯鹼似乎也擾亂了她的內在平靜。

實行減害心理治療需要些什麼？

除了紮實的臨床訓練，實行減害心理治療仍需要對藥物與藥物使用、文化素養、以個案為中心的倫理觀、以及具體實證，保持開放的態度。本書第十二章主要說明如何實行減害心理治療，並整理在倫理觀與其相關的支持證據。在其他章節中，將會闡述這個治療藥癮的臨床方法究竟為何。根本來說，如果要實行減害心理治療，我們必須建立彼此尊重的關係，以便我們探究與包容差異、不去控制個案、並使用那些已被證實有效的策略。我們所發展的這個特別減害取向，結合了公共衛生的減害原理，以及心理動力與認知模式的心理治療，到目前為止已經成功服務成千上萬個藥物使用與濫用者，我們也希望對讀者有助益。這個以實證與臨床經驗為基礎所建構的整合性心理治療，提供臨床工作者秉持以「這是一個有困擾的人」的角度來與個案工作，而不是將個案視為問題人物。透過實務技能與概念原則的相輔相成，讓這個模式更加有效，我們的個案開啟了我們的視野，並提供了一些以前不曾想過的解決方案。對個案的信任與尊重是減害心理治療最核心的原則。

【第二章】什麼是減害心理治療，它又適用於哪些人？

減害是人類與生俱來的智慧，卻也是一次非常嶄新的社會運動。克萊尼格[1]（Kleinig, 2008）在他關於減害倫理觀的文章中指出，許多的減害措施被引用在合法規範的行為已超過百年、甚至更久。舉例來說，拳擊中的昆斯伯里規則[2]（Queensberry rules）、酒駕法、禁止在室內公共場所抽菸、必須繫安全帶與戴安全帽的法律。久遠的例子可以回溯至古羅馬時期下水道系統的建置，或現代英國規定酒瓶要改用強化玻璃製造，也大幅降低送急診的人數（起於急診室人員找到為何每到酒館打烊時間就有許多被送進急診室的人左臉受傷的原因：因為大多數人都是右撇子，而酒館鬥毆通常都是以破掉的酒瓶當做武器），此外，酒吧的座椅改成固定在地上的高腳椅之後，有效避免醉客拿椅子來揮擊。我們大致上都同意這些介入措施行之有理。然而，換個情境，若是考慮到要分配乾淨的藥物注射器具給藥癮者，來降低感染透過血液傳播的病毒（如愛滋病或肝炎）；或者在夜店提供藥物測試的工具，以便讓人們知道自己服用的是什麼、並避免致命的毒素；或者分配納洛冬（Naloxone）給鴉片類藥物的使用者，避免過量用藥而致死，上述這些措施卻反

1　編註：約翰・克萊尼格（John Klennig），著名美國哲學家，紐約市立大學哲學系榮譽教授。

2　編註：由蘇格蘭貴族昆斯伯里侯爵（Marquess of Queensberry）在十九世紀時所制定的拳擊規則，普遍被用於現今的拳擊比賽當中。

而讓一般大眾難以接受。在藥物議題上推動減害的策略極具爭議性，因為用藥這個議題本身在美國與其他國家的認知裡都是必須要被「禁止」的。

減害的歷史

「減害」這個詞彙乃在 1980 年代開始使用，用以形容旨在減少藥物使用相關傷害的公共衛生方法，多數是針對經由血液傳播的疾病。減害源自歐洲，最早起源於挪威，當時主要為了因應藥物使用者共用針具而引發肝炎與愛滋病疫情擴散（Springer, 1991; Marlatt & Tapert, 1993; Marlatt, 1998）。在當時，減害措施的目標是減少 B 型肝炎與愛滋病的傳播，第一個針具交換計畫始於 1984 年的阿姆斯特丹，由靜脈注射式藥物使用者所組成的團體——癮君子聯盟（Junkie Bond）運作。荷蘭的衛生中心體認到藥物濫用其實屬於公共衛生的議題，而非道德或法律議題，因而成立專門服務藥物使用者的醫療機構。

在 1989 年，BBC 製作了英國第一支減害方案的影片《嚴肅看待藥物議題》（Taking Drugs Seriously）（Laryea, 1990），內容描述這套創新方案的源由與成功原因。1985 年為了因應愛滋病疫情而成立的默西藥物訓練與資訊中心（The Mersey Drug Taining and Information Center），讓英國國內所有靜脈注射藥物者可以選擇去到診所與醫療及外展服務人員尋求服務。工作人員將會開立藥用鎮定劑、提供乾淨注射用具、傳授正確注射與妥善消毒的知識、以及提供針對其他生活問題的社會服務。不同於美國的替代藥物方案直到最近才提供美沙冬，而當丁基原非因納入替代藥物的處方中，利物浦的診所提供了純淨的海洛因、嗎啡或美沙冬，可用於注射、煙吸的或口服。當地的警政單位與家庭都涵括在治療方案中，當警察逮捕持有藥物的人後便會將他們轉介到診所，若適逢診所休診（晚上或假日）時，則由家庭接手保管並配給相關的醫療用品。這個方案的成效令人眼睛為之一亮，1989 年時，紐約與倫敦因靜脈注射而導致感染愛滋病的比例分別為 70% 與 60%，而利物浦則只有 0.01%。更令人意想不到的是，默西賽德郡的海洛因黑市銷聲匿跡了，市場需求大幅減少，黑市便因此絕跡，利物浦與鄰近地區的街道上再也買不到海洛因了。

默西診所的服務並非英國第一個減害方案，在英國，減害可以追溯舊「英國體系」時期，出現在 1920 年在由洛雷斯頓委員會（the Rolleston Committee）所做的建議，這個英國醫師斷定，對某些特定個案來說，為了要能夠維持生活，持續使用藥物有其必要性。在這個體系底下，「成癮者」可以向衛生署登錄、取得海洛因的替代療法。這幾年來，瑞士與其他一些國家的研究顯示海洛因替代療法是有效的，最近，加拿大有一篇發表在《新英格蘭醫學雜誌》（The New England Journal of Medicine）上的研究說明，比起美沙冬療法，接受海洛因治療的患者在持續治療或減少其他鎮定劑使用的結果更佳。最近，一些國家——如瑞士、挪威、德國、丹麥與英國——採用了海洛因維持方案，另外在溫哥華與英屬哥倫比亞也計畫進行一個實驗性計畫。

早在 1960 年代，美國便已開始創建美沙冬治療方案，只是當時並未稱作減害。1970 年代在舊金山州立大學便提倡提供乾淨針具給注射藥物者，因顧及那些「罹患黃疸」的藥癮者而起（Lane & Stryker, 1993）。1986 年，美國康涅狄格州的紐海文市推展第一個公開的針具交換計畫，另外，1988 年，在華盛頓州的塔科馬市（Tacoma）則首次在社區支持下進行針具交換計畫，然而在同一年，聯邦政府卻禁止針具交換計畫，此一禁令持續超過二十年之久，直到 2009 年十二月才再度被國會推翻。醫療用大麻的使用在 1996 年由加州率先合法化，如今已在另外十二個州合法化。科羅拉多州的布雷肯里奇市將大麻合法化，而加州則有一份議案主張對大麻的生產與使用進行課稅與管理，在 2010 年十一月的公投中以相當些微的票數差距被否決了：有 46% 的選民支持這項議案！

什麼是「傷害」？

在進一步說明減害之前，我們先來思考：「什麼是『傷害』？減害方案究竟在處理什麼樣的傷害？」

使用藥物的傷害可用多種方式來評量，而通常可分類成對個人、對家庭、對社群或對社會的傷害。使用藥物對個人造成的傷害包括身體與心理健康的損害、染上傳染病（例如愛滋病與肝炎）的風險、壽命減短、破壞關係、被解雇、失去收入、入監服刑；對家庭造成的傷害包括身體或情緒上的暴力、家庭失和破碎、虐待或忽視小孩、讓小孩未能穩定就學、失去收入、藥物相關的疾病與創傷也將傳遞給下一代；對社群造成的傷害包括形成藥物相關的犯罪議題、傷人與致死事件、用藥駕車、藥物相關的群體暴力、在貧窮社區中的街頭販毒問題；而對社會造成的傷害一般認為包括降低生產率、消耗醫療資源、增加藥癮治療與社會福利的花費、需要動用警政資源處理藥物相關的犯罪問題、需要額外去照顧相關的受害者、增加監獄與禁藥的成本，不論是國內或全球皆是如此。然而，反毒戰爭也造成了許多傷害，1980 年代中葉，美國監獄受刑人數之所以翻倍上升，基本上可全歸因於反毒戰爭。

藥癮治療也會造成傷害，因為治療堅持必須要完全戒除藥物，這點既是治療目標、亦是治療得以進行的條件，而這導致那些目標不同的人被排除在治療之外，此外，心理健康與藥物治療兩者之間一直缺乏整合、大多數藥物治療方案也都經常使用面質，這些對治療都有不利之處。以下這則故事，來自於佩特·德寧早期擔任社區心理健康診所主任的經驗，清楚呈現出上述這些傷害：

> 蒂娜是一名二十四歲的女性，因為罹患分裂情感性疾患而住院，她長期進出急診室，之後因為住院才接受治療，最近她無家可歸，也不配合門診的轉介，所以我決定在她住院期間去看她。這個策略奏效了，蒂娜就在門診那裡，我也在那裡獲得比較完整的資訊，她已經使用安非他命與大麻多年了，但並非每天使用，只在其他人給她藥物或她有錢的時候才使用。考量到有些蒂娜的症狀是由藥物所致，我詢問當地一個藥物治療方案，他們說使用安非他命會導致精神病，而且除非她完全戒除用藥，否則治療只是白費功夫，他們認為包括門診開立給她的抗精神病藥物耐悶片（Navane）都必須停用至少三十天。雖然我不認為該停用耐悶片，但藥物治療方案所給的另一項建議似乎有理，我猜想她對停藥也不會有異議。因為那時候我們已經談過四、五次了，蒂娜似乎感覺跟我有所連結，暫時中止治療也許會有點困難，只是沒預料到，當我告訴她除非參加完三十天的藥癮治療方案，否則在那之前我不會繼續在門診見她，她竟然對我叫罵，便起身離開、再也沒有回來，也沒參加藥癮治療方案，三周後，她

因為幻聽而出現強烈的自殺傾向，最後被送進醫院。我再一次問自己，**我造成了什麼傷害？**也許對蒂娜來說比較好的狀況是讓她持續進行心理治療處理藥癮問題，我有信心如果我繼續與她保持連結、提供支持，她就不致於企圖自殺。

傷害是相對的

「一個人的饗宴可能是另一個人的毒藥」（One man's meat is another man's poison.，意指人各有愛憎好惡），這句諺語不知道起源於何處，但這句話類似於提出毒理學最基本原理的十六世紀瑞士化學家帕拉塞爾蘇斯（Paracelsus）所說的：「只要劑量足，萬物皆有毒」（The dose makes the poison）。地球上幾乎所有物質（包括水與維他命 C）只要在胃或血管裡達到足夠的量，皆有致命性。傷害的定義也是因人而異，對一個人而言難受難耐的，對另一個人而言可能相當興奮而必要，酒精就是一個典型的例子，酒精會讓一些人放鬆，有些人酒後卻容易動怒，大麻也是，有些人服用後會放鬆，有些人則會變得偏執多疑。

傷害會受到個人狀態與背景環境（包括用藥者本身的心理與生理狀態、使用藥物的環境）有很大的影響，而藥物問題就是這些因素彼此複雜交互作用下的結果（Zinberg, 1984）。為了說明清楚，我們準備了許多臨床案例，這些案例選擇使用藥物，而不是去自殺、或持續沉浸在無法忍受的憂鬱之中，我們聽過許多故事，很多人會使用藥物來克服社交焦慮，因為在他們心中，孤單寂寞與尷尬窘迫才是最悲慘的命運。大多數的個案都有過心理創傷、許多人患有創傷後壓力症候群，藥物有助減緩驚駭恐懼或麻木不仁的創傷症狀，我們也遇過一些個案會用藥物來抑制思覺失調症的幻聽症狀。

換句話說，用藥雖然要承受傷害，但對某些人來說，如果少了藥物，生活可能更糟。

減害運動

在美國，減害主要在三個領域實踐：公共衛生、倡議運動、以及治療，公共衛生的做法包括針具交換、預防用藥過量、在夜店進行藥物檢驗，以減少生理傷害（例如愛滋病或 C 型肝炎的感染、吸毒過量致死、有毒的藥物所造成的傷害）。在公共衛生的架構之下，減害服務同時也包括提供無歧視的健康照護體系、低門檻的住宅供給，且不需要以完全戒除為先決條件。這與「住屋優先」（Housing First）模式相仿，住屋優先模式最後證明如果街友有家可歸，對他們的健康有益（Lairmer et al., 2009）。

在倡議運動的領域，許多藥物政策專家致力於發展明智且更為人本的藥物相關法律，他們相信藥物與酒精濫用是衛生方面的議題，不應該由司法體系介入處理。這十年以來已有許多藥物政策相關的作為有所進展，包括：美國許多州已完成大麻合法化；快克與粉狀古柯鹼的法定判決比例大幅減少（從 100 比 1 降至 18 比 1）；主張「要治療，不要坐牢」（Treatment, Not Jail）的加州 36 法案與其他州類似的法案；反對讓用藥孕婦入監服刑的倡議（同時國家孕婦倡議組織也反對讓她們戴著鐐銬生產）。

最後，減害心理治療就在 1990 年代開始發展，由我們與其他許多美國心理健康工作者所推動（例如 Springer, 1991; Marlatt, 1996, 1998; Denning, 1998, 2000; Tatarsky, 1998, 2002; Marlatt & Parks, 2001; Little, 2001; Denning, Little & Glickman, 2004）。

減害心理治療服務的對象是誰？

減害心理治療適用於任何人、任何地方，適用於任何用藥嚴重程度的人，從偶爾使用、定期使用到混亂失控使用的個案，適用於某些只在特定情境下冒險的人，例如有些大學生為了好玩而冒著過量飲酒或死亡的危險比賽灌酒；它適用於戒除海洛因的人，他們可能才剛出監或剛離開戒藥中心，再一次用藥可能會過量致死，因為他們的身體對鴉片類藥物的耐受性已經消退、身體也無法代謝過往習慣的劑量；適用於罹患肝病的失控飲酒者；適用於使用甲基安非他命與搖頭丸狂歡、整個週末都沉溺性愛、接著連翹兩天班的派對愛好者；適用於經常昏沉不清的大麻使用者；適用於依然共用針具施打海洛因的人；最重要的是，它適用於喝悶酒的人、因焦慮而使用大麻的人、因思覺失調而使用快克的人、因躁鬱症而使用甲基安非他命的人、或使用多種藥物的創傷後壓力症候群患者。因為減害心理治療適用對象為有多重問題的人，且不需要將完全戒除當為前提或治療目標，任何人都可以接受減害心理治療，不論他們使用的狀況、以及對物質使用的未來目標為何。

美國因應藥物的政策與態度大都是源自於社會事實的錯誤資訊與偏見，因而變得相當宗教化、法律化、與政治化，而脫離了實際接觸的經驗。對於使用藥物的接納，危害和道德的看法經常出現在究竟誰在用藥，又有多少人有在用藥的錯誤資訊與誤解。貧民區的街友喝著廉價紅酒、城市裡年輕的黑人吸食快克、鄉村地區的白人吸食甲基安非他命，這些印象廣為流傳，讓我們易高估實際的使用狀況。這些印象的堆疊，形成對用藥的迷思，不只影響公共政策、也影響我們與用藥者共事時的反移情反應。

事實上，使用藥物的人往往與一般人無異，一般大眾總是認為（來自許多專業人士所宣揚的觀念）用藥者通常是一些前科累累的罪犯、被社會唾棄的人、無法融入人群的人，然而這些認知其實與事實相反，流行病學的數據呈現，如果先撇除藥物本身的違法議題不論，許多用藥者都循規蹈矩，並沒有增加社會或醫療資源的負擔，需要資源協助的用藥者與其他需要社福資源（例如醫療照護、住處、教育與重返社會）的人並無差別。然而，當前「零容忍」與毒品戰爭的社會風氣造成許多誤解，當用藥者尋求社會服務時，公共衛生體系對他們的需求依然相當猶疑。

減害心理治療適用於任何與藥物使用相關的目標，有些尋求減害心理治療的人依然愛喝酒、享受抽大麻、或喜歡吸食安非他命來得到快感，不過希望降低使用量；一些陷入混亂的人，已經搞砸了家庭關係、友誼與工作，並為此所苦，他們會希望戒除藥物；還有一些人因為持有非法藥物而遭到逮捕，他們並沒有物質濫用與物質依賴的診斷，但依然被雇主、伴侶或法官強制要求參加治療；也有許多參加減害心理治療的人依然想繼續使用，但希望能更加自制。本書此章節的重點在於，我們如何與抱持不同目標、動機與問題的人共事。不過，首先，我們需要了解在美國究竟是哪些人在用藥。

藥物使用與藥物濫用的流行病學

美國藥物使用與健康調查（National Survey on Drug Use and Health）是一份由美國藥物濫用暨心理健康服務署（SAMHSA）所贊助每年針對六萬七千人使用酒精、藥物與精神疾患的調查報告，調查對象為十二歲以上的美國公民，本調查以電話訪問方式進行。本段即是由這份研究擷取出部分資料，說明物質使用與物質使用疾患的盛行率。

藥物使用、藥物濫用與依賴

在美國每一天有多少人在使用藥物或酒精？他們使用的特有模式為何？首先，我們需要先分辨使用、濫用與依賴，一般人往往無法區別這三者，只要遇到某人有在使用非法藥物，便自動將它歸為濫用。然而，我們知道藥物使用狀況是一道光譜，不論是使用習慣或使用量都有著很大的差異。**實驗**是指初次因為好奇或同儕壓力而接觸藥物的動機；**娛樂性**使用則是發生於一個人清楚知道使用的物質對自己有何影響，且正因為這個原因而使用；**習慣性**意指一個人因為特定的目的（例如想要找點樂子）而使用藥物，並有持續使用的習慣（例如每天下班後都喝兩杯啤酒、每個周五都來點搖頭丸）；物質**濫用**（或誤用）的意思是不論使用量多寡，使用者都因為物質的負面效應受苦，並難以改變使用習慣來減少或停止負面的效應；**依賴**（《精神疾病診斷準則手冊》〔DSM-5〕已不再使用這個詞）發生在使用者已形成生理耐受性，並經歷戒斷，同時持續失控用藥。進行以上區分是很重要的，如此才能減少對非法藥物使用的過度反應。

酒精與藥物使用在總人口中的盛行率

2008 年，也就是這份報告最新的完整調查結果，在美國十二歲以上的人之中，有超過一半自陳在調查前一個月有喝酒，他們之中超過一半自陳在這個月中至少有一次狂飲（一次喝了五杯以上的酒），喝酒人口之中，男性多於女性（分別為 60% 與 45%），白人多於拉丁裔或黑人族群（分別為 56%、43% 與 42%），十二歲以上的美國人之中，有 8% 自陳有在使用非法藥物，其中 57% 只使用大麻。使用非法藥物在不同個案身上會形成不同的習慣，使用藥物的男性比使用藥物的女性高出兩倍，因為男性比較喜歡使用興奮劑與海洛因，而女性則比較喜歡抗焦慮劑（例如有煩寧）與鎮定劑。在不同種族之間則呈現出些微顯著的差異，自陳有使用藥物的人之中有 8% 是黑人，而有 6% 是白人、5% 是拉丁裔，然而，這個結果只在成人族群中成立，在青少年族群中，這三個種族使用藥物的比例相近（依照不同的數據來源，約有 3-11%），這樣的結果顯示，若非有新的情境產生、要不就是不同種族使用藥物的模式會隨著年紀有所改變。

不意外地，工作階級與用藥之間有著強烈的關聯性，無業者可能使用藥物的機率比全職工作者高出三倍（分別為 15% 與 5%），然而，必須要特別說明的是，用藥的主要族群是積極工作的上班族（71%），且大多是從事正職工作。年紀似乎是用藥或喝酒的限制要因，一份長期性研究顯示，沒有人在超過二十九歲之後才開始喝酒或抽菸，也鮮少有人在二十九歲過後才第一次使用藥物。事實上，大多數人都在二十九歲這個關頭停止使用非法藥物，在二十九歲以上的族群中，每天喝酒或每天抽大麻的人也開始減少，唯有吸菸的人繼續抽菸，且他們每天抽菸量還隨著年紀增加（Chen & Kandel, 1995）。可預期的是，近年來吸食安非他命的人越來越多，尤其是男同志這個族群。從臨床經驗上可以看見，許多男性在三十歲或四十歲時會開始使用安非他命。

酒精與藥物使用疾患的盛行率

雖然目前藥物使用的模式可以明白我們的生活文化，不過這些資料並沒有呈現所有與酒精或藥物使用相關的問題，如同先前討論的，使用酒精與藥物的不良後果並不只發生在被診斷為物質濫用或物質依賴的患者身上而已，表 2.1 列出「使用」與「濫用」的差異。

表 2.1　近期（進行調查前的一個月）酒精與藥物使用的盛行率，以及過去一年在總人口母群中，十二歲以上人口的濫用盛行率（SAMHSA, 2008）。		
藥物	近期使用人口 （過去三十天）	近期濫用與依賴 （過去一年）
酒精	一億兩千九百萬（51.6%）	五千兩百二十萬
菸草	七千零九十萬（28.6%）	無人提及有抽菸
非法藥物	兩千零一十萬（8%）；其中有一千一百四十萬只使用大麻	七百萬：三百一十萬使用酒精與藥物；三百九十萬只使用藥物
大麻	一千五百萬（是非法藥物使用者的 75.7%）	四百二十萬

藥物問題的潛在脆弱因子

我們認為誰是所謂的「典型藥癮者」？我們的態度又是從何而來？對每個人來說，生理、心理（有些也包含靈性層面）、環境的因素都不同，而這些因素對每個人與藥物的關係皆會造成不同程度的影響。

研究指出，藥癮並沒有單一的成因，甚至本質上也不是生理疾病（Degler, 1991; Miller, 1985; Thombs, 1994; Miller & Carroll, 2006）。有些研究者和理論家採信了多種「成因」——脆弱的基因、社會學習或環境創傷——但一般來說，藥癮是多重因素所致，這點則毋庸置疑。許多人（包括藥物使用者本身）都會被「成癮人格」的概念所吸引，然而，並沒有任何資料證實這個概念（Miller, 1976; Skinner & Allen, 1983; Miller & Carroll, 2006）。比起沒有藥物問題的人，成癮疾患的患者其實並沒有更被動、有口欲、或是人格異常，與其他臨床或非臨床的族群相比，成癮者並未較慣常使用否認或合理化來自我防衛。

當觀察人格特質與成癮問題的相關性，而非將之視為成癮問題的成因，我們比較不會輕易認為人格特質可以預測成癮問題。與其想方設法地證明特定的人格特質會步上成癮，也許更好的做法是去理解成癮問題中會呈現哪些特質，這麼一來，我們看待人格特質的角度就變成「一個人的內在世界如何展現於他的外顯行為上」。舉例來說，大麻吸食者經常在體驗快被（內在）世界壓垮，便去吸食大麻（其行為）來緩解一切艱難，臨床工作者可能認為這個習慣化的行為代表這個人有逃避性格，但很有可能，這個人只是偶然發現使用大麻的效果，減緩他格格不入的感受，因而深化這樣的習慣。

還有哪些因素提高從「使用」轉變為「成癮」的風險？美國國家共病症研究（National Comorbidity Study）的學者們總結手上的資料，他們認為「綜合考量，從藥物使用轉變成藥物依賴，羅列各種看似合理的決定因素，範圍小至微觀層次（例如多巴胺接受器）大至鉅觀層次（關於如何使用藥物、與禁藥的社會規範；藥物控制的國際政策）」（Anthony, Warner & Kessler, 1997, p32）。顯然地，藥物使用與藥物依賴是一種生理—心理—社會的複雜行為，這些因素的影響或可預測、或不可預測，並彼此交互作用著。

雙重診斷的重要性

研究顯示，在總人口中有許多人具有共病（也稱雙重診斷），而在診所與療養院中共病的病患也是大宗。1990 年美國精神疾病的流行病學轄區研究（Epidemiologic Catchment Area Study）的調查（Regier, Farmer & Rae, 1990）至今仍是共病領域中最傑出的研究，其結果顯示總人口中具有精神疾患的人，其中有 29% 也會出現酒精或藥物問題。單單酒精成癮患者，有 37% 患有精神疾患，此外，藥癮患者也有高出七倍的機率同時有酒癮問題，不僅如此，其中有 53% 也患有精神疾患。上述的共病率在病患的族群中急劇上升，正在接受藥癮或酒癮治療的人當中，有 78% 同時也患有精神疾患。其他複製性研究也證實了這個結果（Kessler et al., 2004）。表 2.2 顯示顯示共病的狀況。

共病患者往往擁有較長、也較嚴重的病程，對其個人、家庭與社會造成顯著的生理—心理—社會影響。街友更容易得到共病（Drake et al., 2003; Goldfinger, 1999），共病也容易遭致受害犧牲（Goodman et al., 2001），絕大多數的街友患有物質使用疾患

表 2.2　嚴重精神疾患的共病率與雙重診斷、以及與不具嚴重精神疾患的人之比較

	思覺失調症	焦慮症	恐慌症	強迫症	反社會人格疾患	第一型雙極性疾患	重度憂鬱症	創傷後壓力症候群
任何物質的濫用或依賴	47%	23.7%	35.8%	32.8%	83.6%	60.7%	27.2%	55-79%

（North, Eyrich, Pollio & Spitznagel, 2004）。不同疾患同時併發的病患治療成效最差（Haywood et al., 1995）、住院治療比例較高、自發性復原的比例較低（Bartels, Drake & Wallach, 1995）。根據考菲[3]（Coffey）與其同事們的研究（2001），比起單純物質誤用的人，同時具有精神疾患與物質使用疾患的病患接受住院治療比例高出二十倍之多，也比單純患有精神疾患的人高出五倍之多。

創傷與物質誤用

童年遭受身體虐待、性虐待與忽略，會大大影響了成年時的物質濫用，綜觀來看，有兩千萬人、也就是總人口的 8%（其中 12% 的女性、5% 的男性更容易遭受心理創傷）在一生當中會發展成創傷後壓力症候群，詳見表 2.3 的數據。在許多與治療人口的研究中（see, e.g., Johnston, O'Malley, Bachman & Schulenberg, 2007），研究者發現有創傷經歷的人日後受困成癮問題的比例相當驚人。

創傷對兒童與成人所造成的影響，儘管數據相當震撼人心，也只說明了其冰山的一小角。不論是哪一份研究，遭受忽略、身體或情緒的虐待、性虐待的經驗都會打亂受害者的生命，而當他們轉向

表 2.3　創傷與物質濫用

創傷的類型	物質濫用的風險比較值	接受治療的男性	接受治療的女性
虐待／疏忽	2x	66%	40%
性虐待	15x	56%	75-90%
暴露於暴力之中	4-12x		

3　編註：史考特．F．考菲（Scott F. Coffey），美國精神病學家。

尋求物質的慰藉，則可能波及他們的親友。從這些研究中並無法窺見，許多創傷後壓力症候群的人為了處理難以承受的情緒轉而尋求藥物：大麻可以舒緩焦慮或增加自我保護性的解離，酒精與鴉片類藥物可以提供安撫、緩解的感受，這些都是不曾從照顧者身上得到的。而興奮劑可以振奮憂鬱的人，或讓曾有性受創者感受到性的親密感。

減害心理治療

減害心理治療既是一種哲學觀點，也包含一系列實作策略，主要目的在於減害、增進心理健康，是一種對物質使用與使用者的思維或態度，可以融合於各種理論取向或治療模式。減害心理治療的立場，是接納物質與物質使用已經伴隨人類長達上千年之久，同時，將物質使用者一視同仁、並全心擁抱他們，看見他們正盡己所能地以手邊可及的資源來因應一切。減害心理治療的諮商師更感興趣的是，每個人與物質之間的關係、使用物質的緣由，對成癮問題不抱持預設立場。因為減害心理治療相當開放、有彈性、以個案為中心，因而能夠適用於問題千奇百怪、目標形形色色的民眾。目標的範圍包括預防愛滋病的傳染、擁有愉悅的物質使用經驗、保住工作、乃至加強對物質使用的掌控能力，不論是控制物質使用、抑或完全戒除皆屬之。為了要能將這個模式應用在不同需求與目標的族群身上，減害心理治療諮商師必須了解每個個案所處境遇、文化經驗與認同、獨特的心理狀態、以及來自環境的壓力。首先，我們需要建立起合作的態度，讓個案與諮商師彼此相互學習。

減害心理治療的特色

首先，減害心理治療是一種心理治療模式

凡是受過良好訓練的諮商師，不論其原本的理論取向為何，都可以實行減害心理治療，只要諮商師遵循以個案為中心的原則：理解每位藥物使用者都從藥物中得到益處，對沒有打算完全戒藥的使用者也抱持接受態度。在與同時擁有多重問題、包括有藥癮問題的個案工作時，它提供心理健康臨床工作者在運用傳統心理學原則與技術，同時也能搭配特定的物質使用策略。這個治療取向以個別諮商為基礎，因為大多數個案都選擇個別諮商而非團體治療。減害心理治療可以動機式晤談為基礎，也可以教育性的行為模式（例如物質使用管理），或以人際的、支持性表達心理動力的模式為基礎。在任何理治療中，應該讓個案感到安全、受到鼓勵，可以談論任何關於自己（過去、現在或未來）的感情與藥物的事，因而，減害心理治療師應該提供個案「個人中心治療」（Rogerian Therapy，又名 Person-centered Therapy）中所談到的「無條件正向關注」。

疾病模式與十二步驟方案認為，酒癮者和成癮者只有在維持一年「遠離成癮物質」才能參加心理治療，這擔憂起於「一旦乾柴遇上烈火，可能會激發個案重回酗酒或使用物質」的恐懼。那些與減害心理治療原則相左的觀點，認為若個案已經改變用藥、或正開始改變用藥之前未提供心理治療，則不太可能有長遠的改變。不過，會刺激個案的事物依然存在著，它們並非「潛藏」著，除了酒精與藥物使用之外，臨床場域中，酒癮者與藥癮者最常見的特徵是擁有創傷經驗，他們首先需要的是有人幫忙釐清過往人生、心智狀態和情緒經驗與用藥之間有何關聯，而後在治療歷程中要求他們改變、

或要他們決定要做哪些改變。我們應該打消將成癮者轉介到外面所謂的「物質濫用治療」、戒酒／戒藥無名會的念頭，減害心理治療本身即是處理物質濫用的治療方法。

減害心理治療立基於公共衛生之上

公共衛生模式努力為最廣大的人群、做最好的事情，他們以總人口、或社群的角度著手，而非以個人角度控制或預防疾病。這個取向認為，健康程度是一道光譜，生病的風險也是如此。因為一個人的問題往往也是社群的問題，任何努力的目標都指向減少社群的健康問題。治療是否成功端視社區中的患病率是否降低，而非每個人身上的疾病是否根除。

公共衛生的基本原則是很容易達成的（Marlatt & Tapert, 1993），民眾僅需合乎最低限度的要求或限制，便能得到服務，盡可能讓最多人從中受益、得到幫忙。像這樣的觀念試圖讓很多人得以接受治療，不只可以減少病患個人的傷害，也減少對家庭或社群的傷害。個案只需要跨過小小的門檻便能通過，往往不需要在固定的時間前來、或出示身分證明。有些病患本身並不想接受服務，他們依然能運用公共衛生資源（例如有用藥的媽媽依然可以帶她的小孩來打疫苗；有酗酒問題的病患依然可以來治療牙齦發炎）。愛滋病的流行推動了公共衛生診所的發展，不只提供病患醫療照護，同時也提供安全性行為的宣導教育、免費發送保險套、指導注射藥物者清理工具，主要的目標在於減少用藥行為所造成的傷害，特別是減少愛滋病的傳播，這些努力的成果都被完整記錄下來了。

減害心理治療不只重視使用者物質方面的問題，也同樣重視其他的需求，包括教育、親職教養、職業、醫療照護等方面的需求，而這些都是健康人生不可或缺的一部分。不像其他戒藥康復方案所提供的服務，減害心理治療並不要求個案完全戒除藥物，才能參與治療活動。服務回應了藥癮者所認同的需求：針具交換、預防過量施打、美沙冬或丁基原非因替代處方、家庭計畫或心理治療，許多減害心理治療的外展工作者、個案管理師、臨床工作者同樣施行其他臨床介入，例如教導控制飲酒的策略、說明如何適度使用安非他命、訓練使用者從注射改為口服的方式、教導注射藥物者如何保養靜脈、以及提供藥癮者預防過量用藥的納洛冬。儘管這些方法頗具爭議，卻讓我們有各式各樣的方法與用藥者互動、並提供協助。

減害心理治療以個案爲中心

減害心理治療立基於自我決定與動機式晤談的動機模式之上，並不強加任何期待或目標在個案身上。頂多，減害心理諮商師或治療師重視個案身心健康，希望促進有益於個案健康的選擇。治療師抱持這些價值觀是很重要的，因為即便雙方對健康的價值看來一致，但也許那並不是個案一開始所看重或最優先考慮到的。自我決定理論（Self-determination theory, SDT）是由基礎研究發展出來，轉變為減害心理治療的動機減害，而且支持了動機式晤談的執行。

自我決定理論

自我決定理論是關於動機的理論，有助於我們了解人們心理如何運作、什麼樣的條件最能幫助人們把事情做好。萊恩、德西（Ryan, Deci, 2000）與他們許多同事們的研究，精進了自我決定理論背後的動機原理，對於了解減害心理治療中治療師的角色，更是至關重要的。

一個人的活力、定向感、以及完成事情的毅力皆與動機有關，動機是一個人積極而願意投入的狀態，並非被動而疏離的，動機也意味著一個人受到某種督促而去從事某件事情，有些動機是內在天生的，換句話說，我們天生便傾向對事物感到好奇、去探索、去學習，因為我們享受它帶來的美好感受，做這些事情的本身就會有很大的回饋感（就像吃了一頓美味大餐、或玩新玩具）。內在動機引領我們增加信心、創造力、活力、自尊、心理的健全富足感、以及更好的表現。有些動機則來自外在：一些由外在世界帶給我們的動機，包含從事文化上重視的、但未必對當事人有益、或也未必有想去做的事情（例如運動、做作業、工作）。我們每個人都基於不同原因起心動念去行動，例如有些人熱愛閱讀，總是迫不及待要拿本好書、找一張舒服的椅子，其他人則只因為不想被學校當掉才被迫去看書。用藥者也許因為用藥後心情愉悅，而有內在動機繼續用藥，而因為受到外在強制才有動機戒藥，這意味著繼續用藥的動機遠大於要戒藥的動機。

動機式晤談

最近二十年以來，臨床研究大大幫助我們了解動機，也開啟了藥物依賴治療改革的可能性（Miller & Rollnick, 1991, 2002），這個革命就叫做動機式晤談（motivational interviewing，簡稱 MI），既是特定的治療模式，在與個案討論藥癮問題時也會以個人為中心的方法。「晤談」這個詞的概念與蘇利文[4]（Sullivan, 1954）「精神病學晤談」（the psychiatric interview）類似，是一種同時蒐集資訊並

4　編註：哈利・史塔克・蘇利文（Harry Stack Sullivan），美國著名精神病醫師。

建立治療關係的長期問診，資訊的蒐集只是晤談的一小部分，治療關係的建立才是最重要的要素。在本書的第七章中將深入討論動機式晤談。

當評估個案接受傳統藥物依賴治療的動機或準備狀態時，我們通常以「跌到谷底」（hitting bottom）的概念為依據，這個概念假設一個人必須要經驗到重大的負面後果，才會做好接受治療的心理準備，若是抗拒治療時代表這個人沒有足夠的動機想要改變，在心理健康的領域中，未能持之以恆地出席、遲到、或在治療中只談無關緊要的瑣事，同樣被視作沒有改變動機。不論在心理健康、或藥物依賴的領域中，「動機」這個重擔都落在個案身上。許多藥物依賴相關的文獻都立基於否認與缺乏動機的概念上，並用此觀點來解釋與物質使用疾患工作的困難。然而，如同米勒與卡爾羅[5]（Carroll, 2006）所說的，「沒有人是毫無動機的，真正的問題在於，這個人的動機為何？什麼是他所重視的？什麼樣的深化刺激對他有效？」

米勒與羅林尼克指出，動機並不是穩定的存在於個人，而是一種在人際互動中變動的狀態。如果以這種角度來看，治療師有著絕佳的**能力**與**責任**去提升個案改變的動機。這是一種堅定懷抱希望的態度，需要臨床工作者發展策略來增進動機。在臨床工作實務上，運用動機式晤談能建立起真誠、傳遞資訊與治療上的連結。個案感覺受到尊重、被賦能，而治療師感到有希望，與個案同心協力面對問題，而不是站在個案對立面。再一次強調，我們應該將成癮者看成是遭遇成癮問題的人，而非將他們視為問題人物，這是很重要的

5　編註：珍妮佛・J・卡爾羅（Jennifer j. Carroll），美國醫療人類學家。

一點。

減害心理治療是整合性的

減害心理治療是整合性的模式或治療，這有兩層意義，首先，這是設計用於治療具有共病、目前仍在使用物質的成癮者；再者，它從各種治療傳統中整合了不同模式與介入的方法。

究竟應該用接續性治療或平行性治療這個大哉問，但早就有一些研究顯示同時提供整合性的治療方法最終會得到最好的治療結果而平息爭議（Minkoff & Cline, 2005; Mueser, Noordsy, Drake & Fox, 2003），然而，仍有許多治療系統未被整合。好幾年以來，為了治療共病患者，心理健康專業與藥物依賴專家花了許多寶貴的心力與時間來回穿梭於兩個不同的照護體系，使得治療變得斷斷續續。心理健康工作者似乎尚未準備好、或不太願意著重在酒精或藥物使用的問題上，而藥物依賴的工作者則不太知道要如何因應思覺思調症的患者、或重度焦慮的個案。物質濫用與心理健康治療系統依然各據一方，兩者在行政上大多是分開的。在現今零容忍的風氣與毒品戰爭之下，公共與私人的健康照護系統仍然糾結著：是否要去照顧用藥者這個族群的需求？

更不利的是，十二步驟方案拒絕讓病患參加治療、或會懲罰服用精神藥物的參與者，因而嚇跑許多個案，不讓他們加入藥物依賴治療或十二步驟方案。那些未接受藥物治療加入的個案，經常遭受精神疾患或藥物問題復發之苦，臨床工作者將這些個案稱為「麻煩精」，這個貶抑的詞反映出這個領域長久以來的態度，認為具有共病的個案太難治療。儘管治療共病個案非常困難，如果能抱持這樣的觀點：所有嚴重的成癮都伴隨著顯著的情緒困難，那麼，我們比較能理解為什麼大多數個案都會呈現共病，因此我們必須接納他們、找到對他們有效的治療。

即便那些方案採取了漸進式的策略，結合動機式晤談與認知行為元素，例如建立技能、預防復發，「復元」這個詞依然佔有很重要的地位，治療的終極目標依然是讓患者完全戒除酒精或藥物，此外，即便大多數的治療模式運用了比較新穎的、實證的元素，依然沒有脫離傳統物質濫用治療的假設：治療的焦點總是環繞在完全戒除上，彷彿這是所有改善的關鍵條件，也將參與十二步驟的復元支持方案視為基本要務。

減害心理治療是一種治療共病的模式

減害心理治療是一種整合性模式，而不是分離性、序列性或階段性的治療，減害心理治療會在持續性的治療計畫中運用漸進式的改變與動機式晤談，整合藥物、其他個案管理與支持性服務。十二步驟方案的原理並不是治療的要素，個案並不會因為處於不同狀態或階段而刻意被分置到不同治療中，每個治療團體的組成各不相同，而治療中階段性的目標是由個案自己設立，不論他用藥的狀態為何。在減害心理治療中，個案可以帶著自己的問題、在任何時間點加入，治療師首先會慎重看待他／她的問題。舉例來說，有一名個案對快克成癮、且仍持續使用，她來參加治療時思緒偏執且躁動，且說自己需要協助的是解決愛滋病的藥物，透過照料她主訴的需求、積極提供協助，我們建立起友好的關係，為的是能夠讓她持續接受治療，隨著時間，她所有的需求都會在治療中浮現。

減害心理治療整合了各種理論與實務方法

減害心理治療是充分彈性的，在任何情境脈絡與介入層級都可以派上用場，我們與個案進行長期治療，工作場域包括私人執業、街友能隨時來訪的社區機構、或學校環境。在開放式的治療方案中，我們可以在一週裡多次與個案短暫會面（每次約五分鐘），在緊湊的個別心理治療中，一週可以與個案會談兩到三次，在許多的團體治療，每天都進行治療，也許有搭配精神科藥物，或結合上述任何一種治療方式。如同我們經常說的，「個案如果不滿意，便會離開」，他們會選擇適合自己的治療方式。如同共病用藥者的心理治療模式，減害心理治療整合了許多治療理論與方法，處理各式各樣的問題。這些治療模式——創傷、情感與依附、心理動力、動機式晤談、認知行為、精神醫學與成癮藥物使用——這些皆於本書第二部分詳述。

減害心理治療是個別化的

世界上找不到兩個一模一樣的人，每個人與藥物的關係也是獨一無二的，就像其他人，用藥者也是一個異質多元的族群，包括只好奇嘗試一次的人、青少年（大約佔了一半）、頻繁藉藥物逃避生活壓力的人、擁有穩定工作而在下班後會用迷幻藥物來放鬆或增進社會互動的人，這些不同類型都有著很不一樣的生活樣貌。許多用藥或喝酒的年輕人（即便可能有使用過量的狀況），隨著年紀增長便會停止或調整物質使用的習慣，他們發現沉迷於這些物質會干擾他們後來擁有的價值觀與生活計畫，在成年早期的階段，許多人會轉而經營家庭或發展事業，而不再用藥。針對一些希望能繼續使用藥物的個案，治療必須尊重個別差異，特別為他量身打造他們專屬的治療風格、強度與目標。狄克禮門堤[6]（DiClemente）著有一書，有關人們其實有許多改變用藥的方法，書中他討論了「自然復元」的現象，也就是皮爾（Peele）所稱之「長大成熟了」與「不治自癒了」。許多有過藥物問題的人中，有三分之一是在沒有任何外界協助下自行復元（Vaillant, 1995）。

減害心理治療由多重模式與介入方法所組成，因此，治療師可以依個案狀況，以最適合個人（並且符合治療師的風格和理論背景）的方式回應。我們試著創造適配與契合，並不只是為了要擬定共同的目標，例如比較安全的藥物使用、調整使用方法或完全戒除、或回應每位個案**自己所做排序**的需求階層，主要是要針對每一位個案的認知與關係型態打造適合他的治療。治療有著很多不同樣貌，諸如治療的結構、強度、學習、詮釋、解釋說明、支持、面質、治療師是沉默或活躍，人們對此的反應有著很大的差異，而每一種理論模式和介入方法都是很有用的。我們不會對每位個案都採用一樣的方法，也不會在同一個時間點使用上述所有治療方法，這些也不是治療的全貌，這只是我們所知道、也是同樣實行減害心理治療的同事所發展或發現有效的方法。如同治療，這本書也一樣，我們在書中提供了許多選擇，讓讀者可以自行挑選。

在實務工作上，我們特別關注不同族群間的多元文化，我們不只考量到「文化能力（cultural competence），「文化尊重」（cultural humility）的概念更符合我們的理念。在本書第五章，我們將針對這個議題加以著墨。一般來說，真正的文化尊重需要我們終其一生不斷地反思、自我檢視，而不只是知道其他文化有

6　編註：卡羅・C・狄克禮門堤（Carlo C. DiClemente），美國著名成癮與健康行為改變學者。

哪些不同之處或特定的信念，便用既定的想像來與特定族群工作（Tervalon & Murray-Garcia, 1998）。提供醫療照護的工作者如果未能對多元觀點發展出自我覺察與尊重的態度，那麼不僅可能疏遠個案，最終所提供的醫療照護也可能徒勞無功（Hunt, 2009）。種族、文化認同與性別皆需要文化尊重，但一個人如何談論藥物議題、如何對使用者的經驗展現興趣，是減害心理治療的關鍵環節。

減害心理治療的原則

減害心理治療的原則來自於公共衛生、藥物使用與改變的實證模式、動力式心理治療、也來自於我們的臨床經驗。用藥者的個體性是我們最為看重的價值。在我們之中，有些人曾歷經 1960 年代，他們很清楚人們會因為各式各樣的原因用藥，且會邁向各式各樣的結果。在美國 1980 年代，人們往往擁有「用藥者最終鹹魚翻身」的刻板印象，如當時嗑藥嗑得搖頭晃腦的嬉皮，現在可能搖身一變成為股票經紀人；在 1970 年代時，正襟危坐、只著迷於數字的工程系學生，到了 1980 年代卻染上古柯鹼，而在 1990 年代戒掉癮頭，現在是成功的商人。在這些例子之外，當然同時也有一些人自從開始注射海洛因後便流落街頭、染上愛滋病、變得瘦骨如柴，而直到現在仍依然在注射海洛因。是什麼讓這些人有著不一樣的命運呢？用藥者的人格類型與結局怎麼會有此天壤之別？我們的模式看重每位用藥者與藥物都有著不同的關係，有其獨特的需求與目標、不同的型態與改變的機會，因此對治療也有著不一樣的需求。接下來將說明一些原則，涵括了我們所會運用的工作模式，也呈現出我們與用藥者共事時與態度。

藥物使用的本質

並不是所有藥物使用都是濫用；藥物使用的狀況呈現一個連續的光譜

在多數情況下，用藥讓自己享受飄飄然的欣快感，這並不是病態，在美國，大部分的人都有使用某些類型的藥物，且大多數並沒有導致什麼麻煩，相反的，物質使用發生在一個連續的光譜上，從沒有任何問題、良性試探、規律地娛樂性使用，到自己刻意調藥導致不適切或混亂的用藥，最後這個狀況通常就被認定為成癮。物質濫用是一種生理—心理—社會現象，在每個人身上都有其獨特的表現。就像其他行為一樣，用藥光譜並不意味著用藥者一定會朝哪個方向發展，用藥的狀態是流動變化的，用藥者可能會在各種使用程度下開始接受治療與離開。

一般認為，一旦使用有高度成癮性的藥（海洛因、古柯鹼、菸草）就註定會產生依賴性，而只要有使用任何藥物幾乎都會導致不可忽視的問題。終生盛行率（lifetime prevalence）的資料不足以說明在所有用藥者中，哪些人會滋生問題。然而，美國國家共病症研究（Anthony et al., 1997）的調查數據卻可以觀察在一些使用特定藥物的使用者中，有多少人最終對該藥物產生依賴性，後續另有一份針對 3,199 名說英文、年紀介於 18 歲至 44 歲成人的研究（Kessler et al, 2004），也證實了上述的數據。這份數據顯示將近 91% 的美國人會飲酒，而其中 16.4% 有酒精依賴；51% 曾使用過非法藥物，而其中 18% 有非法藥物依賴；46% 曾使用過大麻，而其中有 9% 對大麻依賴；1.5% 的美國人曾試過海洛因，其中有 23% 有海洛因依賴；最引人注目的是，75% 會抽菸，其中有 32% 對菸產生依賴性。

這些數據與大眾的認知相衝突，即便是那些具有成癮風險的藥物，但會產生依賴性的人少於四分之一，但菸草成癮比率則意外引人注目，我們應該如何解釋這樣的數據？首先，許多類似的研究結果往往來自於治療的案例，那些案例往往已經發展出藥物相關的問題，如果以這些案例的結果來評估藥物相關疾患的發展顯然有所偏誤。再者，一定有一些特定的未知因素會增加或減少使用藥物的風險，而與最終的依賴性有關也許是其他因素。換句話說，每位用藥者身上可能都有些特定的脆弱因子可以預測他／她的藥物依賴性。

人們不是成癮，而是與藥物發展出關係

我們發現如果以「**人們與藥物發展出關係**」、而非成癮的角度來談，藥物使用的多元樣貌會變得更值得深思。減害心理治療便是立基於這個信念之上，我們認為成癮是複雜的、綜合性的生理—心理—社會的驅力，在用藥者與他們所選擇的藥物之間具有某種關係。其中，藥物承擔主要依附人物許多的要素，使用者可能會理想化藥物，在使用後的不適感或戒斷反應過程中對藥物心懷怨懟，那些永遠不再碰藥的誓言，總讓人聯想到一些人發誓再也不理會待己極差的愛人，要不，人們可能會在需要逃避焦慮或無聊沉悶時使用藥物，好讓自己放鬆。所有這些人際關係的模式都會發生在用藥者與藥物的關係之中。若嚴謹地探討用藥者心理社會史，往往能深刻了解其情緒性或社會性的難處，起初當事人會主動地尋求解決方法，接著便在探尋的過程中遇上了藥物。治療師能夠理解藥物**是有助益**，這是很重要的，即便只是一點助益、或只能暫時緩解。就常識而言，顯然人們並不傻，會找到有效的方法緊抓不放。他們最主

要的動機往往是要安撫、照顧自己，而不是自我毀滅。

人們用藥其來有自

在一般商店販售的一張明信片上寫著「十萬名海洛因成癮者其來必有自」，正如神經生物學所說，人們能藉由市售藥物放鬆壓力，特別是那些有身體、心理或情緒疾患的人。不幸的是，物質濫用的定義——不顧負面後果而繼續使用——往往被套在非法藥物使用者身上，因為他們無視於用藥的危害，涉入違法行為！我們傾向迴避這個問題，因而過度簡化某些人使用藥物的傷害，但多數人使用藥物並不危險。大多數人之所以會用藥，都有其特定的原因，不論是為了娛樂、同儕間的團體效應、脫離沉悶無聊或不舒服、刺激情緒、或轉換心情，最初開始用藥往往都是為了調適，因此，在某種層面上會為當事人帶來益處。有些人內在總是難耐不適，有些人藉由用藥來因應環境壓力、或未符社會要求的挫敗感，另有一些人，包括有組織的宗教或靈性團體，則尋求特定方式、或為了特定目的而轉換意識狀態。唯有當人們真的惹上酒精或藥物的麻煩，我們才需要考量物質濫用的議題。

減害心理治療在處理最為嚴重的用藥疾患時，強調心理問題的重要性。約莫近三十年以來，臨床工作者和研究者開始關注有共病、同時有明顯精神與物質使用相關問題的個案身上，令我們感到相當欣慰讚賞！不過，這些個案在過去五十年來苦受煎熬，即便共病的現象最終被學界認可，但應該由誰來負責照顧，心理健康領域與藥物依賴領域至今仍爭論中。最常發生的狀況是，這些個案得不到任何照顧，像燙手山芋一樣被轉介來轉介去。由於減害心理治療視用藥具有適應性，而視藥物濫用為生理—心理—社會驅力下的結果，因此不需要去區分心理或藥物使用疾患。我們可以肯定地說，所有人會使用藥物都有自己的緣由，不僅如此，那些發展出皮爾[7]（Peele, 1991）所稱之嚴重**持續性成癮**的人，嚴格來說全都有共病。

「藥物—狀態—背景環境」（Drug-Set-Setting）：每個人用藥都有其獨特性

2010 年二月，在《紐約客》（*The New Yorker*）所刊登的一篇戲劇化的故事中，葛拉威爾[8]（Gladwell）重新探究文化在飲酒習慣中的角色，根據早在 1958 年人類學家德懷特．希斯（Dwight Heath）所做震驚世界的研究。在玻利維亞進行一年的田野調查後，希斯發表了他對當地原住民族群飲酒模式的觀察，他獨到創新的報告解釋了至今為止飲酒行為仍被忽略的一個面向：文化的因素，希斯寫道，儘管勞動階級在週末時經常大量酗酒、喝到爛醉如泥，玻利維亞人對於重度飲酒並不以為意。耶魯大學研究飲酒的研究者們，同樣也注意到在紐黑文的義大利人，對照飲酒量相當的盎格魯人，鮮少因為飲酒而滋生問題，他們之所以沒有惹上麻煩，是因為他們的文化普遍並不認為飲酒是病態的行為。不像美國大多數地方，酗酒總是與暴力與其他問題牽扯在一起，玻利維亞人在酒後沒做些什麼，只不過瘋狂大笑後倒頭就睡。整個文化與酒精的關係直接影響了飲酒經驗。

每一種藥物都有各自的藥理特性，使用其原因也不同，因此

7　編註：斯坦頓．皮爾（Stanton Peele），美國著名心理醫師、心理治療師與律師。

8　編註：麥爾康．葛拉威爾（Malcom Gladwell），美國雜誌《紐約客》撰稿作者與知名暢銷作家。

我們對藥物發展出不同使用方式。其實很多酒精濫用的人偶爾會抽點大麻，並無傷大雅；也有一些混亂服用安非他命的人，可能也同時對煩寧（Valium）有生理上的依賴，為的是要緩解服用安非他命之後出現的肌肉筋攣；另外也有一些人，平時習慣喝點小酒，但當心情鬱悶時則會爆量酗酒。「藥物—狀態—背景環境」（Zinberg, 1984）這個研究領域著重於這三個面向因素的複雜影響，包括在初期與持續「控制使用」（controlled intoxication）之間的交互作用。**藥物**指的是行為、藥物本身的藥理特性，也考量藥物的效力、服用方式、是否摻雜其他物質、以及合法性；**狀態**則描述的是用藥者的狀態，包括他冒著什麼樣的風險、心情狀態、動機（為什麼當事人在這個時間點使用藥物）、期待（當事人希望從藥物上得到什麼）、以及情緒困難；最終，**背景環境**指的是用藥的情境脈絡，包含地點、獨自用藥或與其他人一起、一起用藥的是可信任的朋友或陌生人、文化上對用藥普遍的看法，同樣也包括使用藥物是否合法。這三個面向因素在用藥者身上交互作用，並且蘊含了許多資訊。藥物—背景—環境是減害心理治療的核心模式，我們用以進行評估與治療計畫，本書之後的章節也將進一步討論。

改變的本質

成癮行為的改變通常是漸進式的，且因人而異

改變模式的階段（Prochaska, DiClemente & Norcross, 1992）闡述了人們如何走過改變成癮行為的歷程，往往既不是跌到谷底後又回彈翻身，也不是「啊哈」的瞬間頓悟，正當人們快要投降、想放棄繼續控制藥物使用時，都會歷經一段可預期的階段。普洛查斯卡[9]

（Prochaska）等學者聲稱，當我們專心協助個案一次一階段地循序漸進，這樣的改變會最有效。每個人與藥物之間獨特的關係性會影響其改變的路徑，除此之外，動機、矛盾衝突、抗拒這些心理狀態都與改變歷程的核心有關，減害心理治療的首要目標是發展改變有害用藥行為的動機，這個階段要花多少時間呢？該花多少時間就花多少時間，因人而異，每個人都會因內外在的情境而有個自的步調，在減害心理治療中，我們從個案的立足點出發，建立關係與發展改變的動機，並和個案同在一起，而不超前個案當下的狀態。

不一定非得戒斷，才能創造正向的改變

人們可以持續使用藥物或酒精，而仍讓生活有所改變，如果讓用藥者決定，他們通常會好好投入治療。如同其他行為改變的領域，個案相信自己擁有推動改變的力量，是解決藥物相關問題的成功之道。如果治療師或諮商師關心個案需求的先後順序，那麼個案便有機會能在治療中改變對他來說最重要的部分，一旦成功有所改變，便會一舉增進個案的自我效能，其他改變也隨之露出希望的曙光。

重新定義成功

減害心理治療讓臨床工作者用絕然不同的角度感受、定義「成功」，我們的個案明顯地有所好轉，並非每位在藥物使用上都有很大的改善，但許多個案都在長期試著學習調整使用習慣後終而能戒除使用。有些個案找到了安身之所、也財務穩定了，但依然持續用

9　編註：詹姆斯．O．普洛查斯卡（James O. Prochaska），美國心理學家，也是行為改變跨理論模型的主要開發者。

藥，並無戒藥念頭。

另有許多個案改變了藥物或酒精的使用方式，因而解決了當初他們之所以開始治療的問題。幾乎所有個案在心理層面都獲得改善，且當初前來治療的危機不復存在。每位個案剛進入治療時，不知道要花多久時間才能有所改變，有些人參加治療的幾週後便戒酒了，有些人則在三、四年後才成功戒酒，有些人在五年後快克的吸食量降低到每週 10 元美金，另有一些人停止注射海洛因、而改成服用鴉片藥丸，同時也開始服用必要的身心科藥物。我們看到所謂「成功」的定義已經改變了，我們認同所有正向的轉變、能減少藥物所造成的傷害之任何改變都是成功，身為臨床工作者，我們必須謹記的是，當得到協助、受到鼓勵、並擁有犯錯的自由時，我們才能真正學到生命的一課。

凡是減少藥物所造成的傷害，便是朝向正確方向邁進一步

當在擬定目標與治療計畫時，我們需要謹記在心的是，如同其他「規律的」心理治療，減害心理治療邀請個案投入於漸進式的改變。除了某些行為取向的介入策略，評估成功與否往往是相當獨斷的過程，要評估治療是否有效，最好的方法是說明用藥造成了哪些特定的傷害、細數有哪些傷害減少了，這就可以視為成功、「朝著正確的方向邁出一步」（Marlatt & Tapert, 1993）。羅傑斯[10]（Rogers）與魯夫利[11]（Ruefli）（2004）發展出一種方法，依循個案所設立的目標，這個目標與個案自己的生命息息相關，也是比較實際可行的改變。

10　編註：蘇珊・J・羅傑斯（Susan J. Rogers）：美國行為學家。

11　編註：泰瑞・魯夫利（Terry Ruefli），美國減害教育家。

成功與自我效能感有關

自我效能（Self-efficacy）或一個人對自己能掌控生活與未來的信念，是行為或改變的強大動力。根據班杜拉（Bandura, 1982）[12]的研究，

> 人們對自效能的自我知覺會影響其思維模式、行動與情緒喚起，在因果研究的測試中，如果產生較高的自我效能感，最後完成任務的表現會較好，也較不易喚起情緒……知覺到自我效能幫助我們理解以下各種現象：因應不同影響所產生的行為改變、生理壓力的反應程度、自我調節難以控制的行為、對失敗經驗感到沮喪氣餒、把掌控權交到別人手上與自覺無用所形成的自我打擊效應、對成就的追求、內在興趣的增長、以及對事業的追求。（p.122）

以上這麼多「影響」的例子，意味著人們需要去察覺自我抉擇的力量，而不只是結果。在動機式晤談中（Miller & Rollnick, 1991, 2002），自我抉擇的力量與支持自我效能的原則有關。減害的處遇透過重新建構「藥物使用是具有適應性的」的觀念、指出許多用藥者具有效能的行為與選擇，來支持自我效能。

戒斷是減害的結果之一；但並非唯一

關於減害，最大的爭議與最常見的迷思就是減害如何看待戒斷，我們經常從一些願意採納減害的臨床工作者或方案那裡聽到，

12　編註：亞伯特・班杜拉（Albert Bandura），加拿大／美國著名心理醫師，以提出「社會認知論」（Social cognitive theory）聞名於世。

「這位個案比較適合減害、還是完全戒除？」，這種二分的觀點是不正確的，如同我們在本章節前面所提到的，減害是一種哲學觀點、一種可以促進個案健康選擇的方法、以及一系列減害的實務策略。作為一種哲學觀點，它是以個人為中心的取向，對人懷抱根本性的尊重，並尊重每個人的選擇。作為一種工作方法，它促進個案作出決定、以便能支持個案更接近自己想達成的目標。作為一種實務策略，它協助個案選擇傷害最小的用藥方式。完全戒除也是減害的其中一個策略，有許多人會選擇戒除，但對某些人與某些藥物來說，完全戒除最能有效減害！

非戒除不可、或是**以戒斷為目標**的治療，與減少治療方案最大的差別在於，前者，戒斷是預先設定好的治療目標，通常也是進入治療的先決條件；後者，諮商師或治療師可以站在一個「不知」（not-knowing）的位置上去理解個案的目標為何、個案最重視什麼、對他的健康與福祉來說是最好的是什麼，治療目標與結果是由個案自己選擇，不論是遠大或微小，同時，治療師是去**促進**、而非**主導**這一切。

治療的本質

仍在使用藥物的個案也可以加入治療

從我們的臨床經驗中得知，如果沒有這樣的信念，我們不可能與用藥者共事。即便重度酒精與藥物問題往往是具強迫性且重複的，如果有一位積極且能同理個案的治療師，多數個案依然能夠開始步入改變之途。我們相信之所以沒辦法成功治療個案，是因為對完全戒除有著不切實際的期待，以及臨床工作者不相信那些在求助之時仍繼續使用物質的個案擁有改變的動機，我們認為這樣的期待與懷疑是一種對用藥與個案的反移情反應，這種反應源自於我們戒除的文化、也許也源自我們過往與酗酒者和用藥者交手的不愉快經驗。這些反移情的立場有待被重新檢視與破除，而後我們才得以建立起合作式的治療關係。

減害心理治療是一個合作式歷程模式；而非結果模式

減害需要用藥者與治療者一起合力找出問題、並規畫解決方案。在這段合作關係中，治療師與個案都是專家，而整體上個案比治療師更了解自己的狀況。在這段合作關係中治療師所帶來的是藥物相關的資訊、有效的諮商與治療技術、以及個案所無法直接取得的資源。而個案則帶來自己用藥的特定資訊，以及自己用藥的脈絡，包括：（1）身體與精神狀態；（2）用藥史；（3）需求；（4）什麼對自己有效用；（5）內在與外在資源。唯有個案能為自己選擇治療目標，我們的經驗顯示，當個案有機會選擇治療目標與治療的方向，能減緩在傳統治療架構中常見的抗拒，且視它為正常矛盾情緒的指標。

從個案的立足點出發（並與個案同在！）

這個原則是減害心理治療的關鍵，這對減害來說並不新穎，是社會工作的首要原則，這出現在個案導向或個人中心治療的哲學觀點中，也出現在動機式晤談的原則中。有一點比較少被討論，卻是經常聽到的抱怨「到底要花多久時間這樣周旋，我才能真的為個案做點什麼？」或「我覺得我一直允許個案持續做他在做的事，造成的害處多於益處。」

對於這些抱怨，我們會說：首先，個案需要花多久時間，你就得耐心等候，身為治療師或諮商師，雖然可以技巧性地運用動機式晤談與心理治療來影響個案，但我們不能決定任何個案的步調或改變的歷程。再者，臨床工作者沒有權力去要求任何人做什麼、或不做什麼，我們也許可以決定三歲小孩要做些什麼，但對個案則無法。身為治療師或諮商師，我們唯一真正的權力是把某個人踢出治療之外，但我們並不認為這是有用的介入策略，除非你已經決定你的治療工作再也不想處理用藥問題！

人們有權力決定自己的人生，我們在所有個案身上看見從健康到危險的各種生活方式抉擇，儘管個案有物質使用疾患，我們尊重他的選擇，這對治療工作同樣有幫助。個案在治療中或人生的選擇上，也許會做出一些與我們專業或個人信念相衝突的決定，但這件事實並不會讓我們免除提供他們協助之責。

結論

儘管病態模式提供了一種條理清晰、易於應用的治療方法，它卻缺乏個別性與彈性，因而減低許多有藥物或酒精問題者求助意願，其適切性也不高。此外，它的成效並不高——如果以戒斷為指標的話，成功率大約為 35%——這對大眾並不是一個強而有力的介入方式，它可能只對特定的族群具有確切效用（Ferri、Amato & Davoli, 2006; Peele, 1998a; Anderson, 2009）。諷刺的是，儘管大多數治療方案的目標與成功判準是完全戒除物質使用，許多物質濫用治療的結果都陳述藥物或酒精使用「有所減少」、以及其他與使用相關的行為有所改善（例如犯罪行為、就業狀態、醫療與精神危機、入監服刑的比率、以及其他減害結果）。我們一開始是從美國藥物濫用暨心理健康服務署於 1998 年發表的服務成果研究（the Services Research Outcome Study）上注意到這類報告，從那時開始，我們便注意到許多成果報告所陳述的治療改變，令人大惑不解的是，幾乎所有方案都繼續要求參與治療的條件與治療結果必須要是戒斷，這是治療師（與十二步驟方案團體）唯一樂見的結果，卻反而不是治療上最常發生的。

另一方面，採用適應模式的治療師往往不了解藥物的影響，並傾向將藥物視為其他一些（更重大的）問題或歷程所呈現的症狀。因此，適應模式本身並未提供一套內在連貫、且可以支持治療性介入的理論。減害心理治療的模式針對藥物或酒精問題，提供了一套整合性的、多元向度且涵括多樣領域的方法。減害心理治療師以尊重藥物使用與用藥者的態度開始，理解個案與其環境、藥物間彼此複雜的交互作用，並提供一系列可能的改變藍圖，而戒斷只是其中一個例子。

第二部
減害心理治療是一種整合性治療

【第三章】評估即治療

再明顯不過的是，唯有個案來到現場並願意合作，否則我們無法進行評估！不論個案是自己願意來到私人診療室、並準備好談談藥物問題，或者是被家人、朋友或執法人員強行帶來診所，又或者他們只是剛好在服務中心附近休息、看到中心裡擺放的食物而被吸引進來，第一次的見面都是最重要的。這是個敏感的時刻，個案會觀察我們如何對待他們，他們會帶著過往受到協助與治療的經驗前來，檢視我們是否會印證他心中最擔心的事——我們會批評他們、拒絕他們或要求他們戒斷——並在心裡暗自期望，他不用非得做點什麼，仍然有人能好好傾聽他說話。

在這個醫病相遇的關鍵時刻，我們如何應對將會決定治療關係的樣貌——個案與我們談論重要感受的意願——並會為整個治療歷程立下基礎。對於那些有重度精神疾患或嚴重創傷經歷的個案，每次會面的重點皆在建立與重建信任感，這也許會花上幾個月、甚至好幾年。臨床工作者需要保持警惕，在鄙視用藥並將用藥行為犯罪化的家庭、社群、或是的社會當中，用藥者飽受欺凌，治療關係本質是相當脆弱的。

雖然心理相關的臨床訓練總是強調，在建立治療計畫前做好完整評估很重要，但心理健康專業人士與物質濫用專家往往並沒有真的做好評估。如果治療師只關心治療結果，便模糊了個別差異與個別目標的重要性。有些提供服務單位（尤其是公家機構）一定會進行某些評估項目，舉例來說，個案管理師、諮商師和居家照護人員大概都需要知道個案的狀態、他們的需求、以及他們進入助人關係時可能帶來什麼樣的難題。本章節即是專門為了第一線臨床工作者所編寫的，但其中提到的要點也對其他與臨床工作者共事的人員有幫助。

減害心理治療的中心信念是，我們一般所謂的評估，在實際治療上，乃是被整合在整體治療中的過程之一。了解一個人的過程也許要花上幾個星期、也或許要花上一生的時間才能完成，而在臨床治療的架構下，為了維持治療運作，從評估風險、到做出診斷到開出處方，各個環節都很重要，不斷持續認識個案更是不可或缺。然而這急不來，如果少了基礎，這一切便不會發生。減害心理治療需要建立穩固的治療關係，才能增進探索的深度與治療歷程。在這個模式中，建立治療關係的首要方法即是運用動機式晤談，以奠定治療關係的基調、以及治療師的積極度。如同在第七章中所描述的，動機式晤談是一套發展完善、也有眾多研究實證的臨床方法，用以創造出讓個案與治療師得以共事的環境，一起確認並推動個案達成目標。

我們對於評估的觀點受到辛堡[1]（Zinberg, 1984）之「藥物—狀態—背景環境」工作概念所影響（在第二章中有詳細介紹）。起初，辛堡注意到許多醫師因為擔心可能會導致藥物成癮，所以不太願意開立鴉片類處方給重度疼痛的病患（甚至是病危的病患亦然），他因此開始對藥物使用的模式感興趣。他在美國與英國做了一些關於大麻的研究，接著是海洛因。他主要的研究發現之一為，使用藥物的經驗、以及從控制良好的娛樂性使用發展至失控的使

1　編註：諾曼・厄爾・辛堡（Norman Earl Zinberg），美國知名心理醫師與精神科醫師，對於成癮治療的發展有著深遠影響。

用，皆與用藥者的心智狀態、以及他所身處的環境（包括普遍對用藥的社會風氣）息息相關。舉例來說，比起英國，在美國使用鴉片的人有較高的比例最終會走向失控、在心理與社會層面上受盡折磨。辛堡發現，對藥物的社政風氣越是開放，用藥者心理的自由度便越大，更可以發展有助於自己控制用藥的習慣與規則，這些習慣與規則又將帶入其社交團體中，回頭減低藥物的濫用。他的模式讓我們在看待個人藥物使用的同時，也納入生理學、心理學與社會文化的因素。這個涵括了生理、心理與社會層面的觀點對減害取向來說是至關重要的。以多元系統的觀點思考個人的狀態，各方資訊集結起來、成為評估歷程的一部分，可以系統化地幫忙我們理解個案，同時也引導我們制定出合作性的治療計畫。

表 3.1 說明了這個模式是如何運作，**藥物**指的是與藥物本身相關的一些因素：藥物特有的藥理特性與組成、是否摻雜其他物質、使用頻率與使用量、服用方式（藥物如何進入體內），我們傾向認為致癮的關鍵在於藥物本身的化學特性，但其實使用藥物具有維繫關係的作用，事實上，當事人使用藥物的背景與環境，決定了他／她是如何受藥物影響。**狀態**指的是用藥者本身，包括使用的動機、期待從藥物上得到什麼效果、獨特的人格特質與心理動力、身體與精神健康、因應能力的優勢與劣勢。**背景環境**則指的是一些因素：當事人用藥時身處的環境（與壓力源）、獨自用藥或與他人一起用藥（當事人用藥時感覺愜意或匆促程度如何，比如說，他／她是否謹慎控制劑量）、使用的物質是否合法、社會對藥物的態度，而文化在其中也扮演很重要的角色，因而理解個案成長環境的文化價值和風俗是很重要的，我們需去探究個案當下所處環境的文化，是否與原生生長的文化相呼應、有所不同的、抑或相互衝突，而當事人

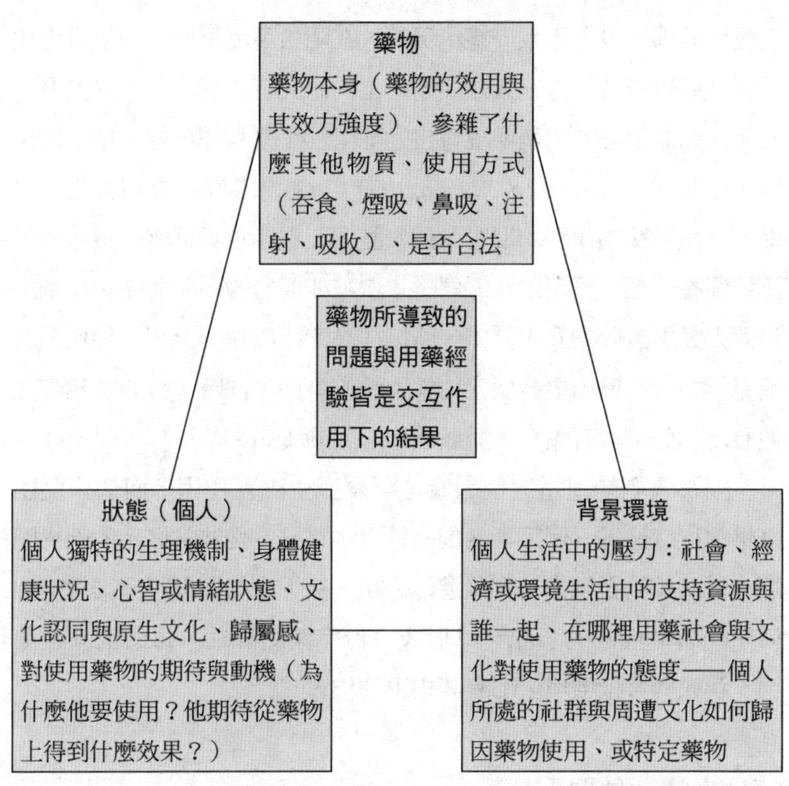

圖 3.1　藥物、狀態與背景環境。辛堡於 1984 年發表。

可能是特定藥物文化中的其中一員，也許自有一套獨特的價值觀與標準。

即便使用同樣的藥物、使用量也相同，藥物、狀態、背景環境這三個彼此關聯的因素也將共創出每個人獨特的經驗。大麻、LSD 與海洛因這三種藥物特別與狀態和背景環境息息相關，服用大麻或 LSD 後的體驗深受用藥者的情緒與期待感、以及用藥時所處環境的安全性與接受度所影響。有些人自陳雖然使用同樣的藥物，但每次服用的體驗也會不太一樣。另外，在陌生環境下使用海洛因也比較容易導致過量，這在人類與動物上的研究皆證實如此，據推測，可能是因為熟悉的用藥環境會自動地暗示用藥者要做好生理上的準備（Kuhn, Swartzwedly & Wilson, 1989）。如果少了這個自動化的準備，身體對藥物作用的反應會比較脆弱，包括呼吸抑制。這些例子比較極端一點，呈現出狀態與背景環境如何影響用藥體驗。特別針對個人動力設計的介入計畫，將能提高治療成功的機率。治療師必須有能力去引導出更多個案用藥經驗的細節，同時，也要能夠安然地聆聽這些可能有點令人震撼或不舒服的資訊。

因為我們知道這三個因素之間會產生交互作用，而個人受困擾嚴重程度是這三個因素共創的結果，這是一個非常好用的架構圖解，幫助我們對個案的資訊進行分類。接下來的篇幅將仔細說明如何探問各個面向的資訊，以形成一份完整的評估，每個面向在藥物、狀態與背景環境上都有著相應的位置。

綜合專業評估概況

當我們綜合運用藥物、狀態與背景環境，綜合專業評估概況（Multidisciplinary Assessment Profile, MAP）成為一種評估方法，擁有三種彼此不同卻相互整合的功能：（1）在初次晤談時蒐集一般臨床相關的資訊與普遍人口統計資料；（2）運用技巧，讓個案盡可能如實提供這些資訊；以及（3）建立彼此真誠與信任的工作關係，奠定個案與治療師後續互動的基礎。

經過多年的臨床經驗，我們發展出十三元素 MAP（詳見表3.1），讓臨床工作者得以廣泛地蒐集個案資料，當要評估帶有複

<table>
<tr><th>表 3.1　綜合專業評估概況（MAP）的內容</th></tr>
<tr><td>藥物</td></tr>
<tr><td>藥物使用的樣態：包括頻率、使用量、使用方法與使用的模式。
濫用或依賴的程度：包括使用的連續性、濫用（包括副作用）、依賴、用藥者本身能自制的程度。
處方藥物：當前與過去服用的處方藥物，包括服藥的遵囑性。</td></tr>
<tr><td>狀態</td></tr>
<tr><td>動機與期待：個案希望與期待戒除藥物之後能得到些什麼。
個案設立的目標：包括個案希望什麼樣的治療、不要什麼樣的治療，目標也許並不完全只與物質使用有關。
改變階段：個案處於動機模式上的什麼位置。
自我效能感：個案對於自己可以掌控生活（包括藥物使用）或做出改變有多少信心。
治療歷史：個案曾試著停止或減少物質使用的歷史（包括向外尋求協助或靠自己嘗試）。
精神疾病診斷與醫療問題：心理社會上的過往經歷、醫療歷史、精神疾患的診斷、觀察、個案主觀描述藥物如何影響他的情緒問題、身體或精神疾患。
發展網格：重大經歷與人格特質概述，這些將有助於引導治療的進行。</td></tr>
<tr><td>背景環境</td></tr>
<tr><td>使用的環境：在哪裡、跟誰一起使用藥物。
支持系統：包括周遭環境與文化的品質、親朋好友是否待在身旁。
治療師的考量：也許是治療師希望個案能多做表達的目標、或個案所不知道的危險。</td></tr>
</table>

說明：每項內容都與藥物、狀態或背景環境有關。

雜問題、特別是具有共病或多重共病的個案時（同時有精神疾患與／或藥物使用疾患與物質濫用問題），這個方式相當重要。當然，如果是那些比較單純的酒精或藥物問題（沒有其他醫學或精神科相關症狀）——例如年輕人、或因為處於特定的非常時期而增加藥物或酒精使用的人——也許就不需要完全按照本章節所提的方式進行完整評估。

如同針對其他疾患所做的心理治療，在與用藥者共事時，要謹記著治療關係所處的狀態來提出疑問與介入。即使一開始動機強、相當合作的個案，也可能在治療性訪談的過程中逐漸豎起防衛。在這個模式中，個案與治療師共同肩負著降低抗拒的責任。其他類型的個案，特別是非自願的個案，會比較有戒心也是在所難免的，他們可能在一開始便顯得不配合或反抗。患有精神疾患的個案（可能相當偏執而混亂失序）更需要治療師的敏感與尊重，否則他們不會再持續治療。第七章提到的動機式晤談準則，對這個族群來說是不可或缺的，因為他們還沒有想要進入治療，治療要能繼續，主要仰賴快速建立起治療關係，建立關係遠比取得資訊更為重要。

我們以特定順序列出綜合專業評估的內容，作為進行晤談過程的引導，不過，實際上要在什麼時間點搜集哪些重要資訊則以治療師的臨床判斷為主。舉例來說，如果在治療早期（第二或三次療程）便詢問特定藥物的使用模式，往往不是明智的決定，個案很顯然會豎起防衛、或對自己用藥感到非常羞恥。在這樣的狀況下，發展良好關係、讓個案感到治療師對他／她整個人是有興趣的（而不只聚焦於他／她的用藥狀況），這幾點更為重要。

藥物

藥物使用的類型，包括使用量、頻率和使用方式

我們應該要去了解藥物的類型與使用量，並了解有些酒精與藥物使用可以被區分為純娛樂、非病態性使用的範疇中，不論當前社

會風氣與成見如何，事實上，只要不會對用藥者本身造成傷害，許多人用藥（合法的或非法的）的方式並不算是濫用。有些人主張，凡是使用非法藥物就是濫用，因為用藥者必須承擔被逮捕的風險，雖然這樣的說法並沒有錯，但是當臨床上遇到只有少量使用的個案（例如只會在去夜店時使用古柯鹼的人），我們便很難說服個案他有濫用藥物的問題（更不用說成癮），同時不破壞合作的治療關係。對於減害治療師而言，了解藥物是很重要的事（在我們前一本書《挑戰成癮觀點》已有很好的介紹），更重要的是，治療師要願意去詢問個案他們使用的藥物、以及用藥的細節。將耳熟能詳的諺語「魔鬼藏在細節裡」應用在我們的治療概念上，就得說成「故事藏在細節裡」。

我們想要強調，精準掌握個案酒精與藥物的使用量是很重要的，這攸關他們戒除或減少使用的速度、以及是否需要醫療介入。此外，真正確切的使用量往往對他們自己而言也是個謎，特別是喝酒的人。治療師可以透過給予建議來提升個案對此的自我覺察。舉例來說，建議他們估計自己喝了多少酒，往往會增加他們改變的動力。如果個案使用的是藥錠型的藥物，可以建議他們去找藥師諮詢、或推薦他們參閱像是《醫師用藥參考書》（*Physicians'Desk Reference*, Medical Economics, 2010）之類書籍，也許有幫助。而如果個案在用藥時，參雜其他物質一起使用的話（不論是煙吸、注射或鼻吸的方式），便會比較難去探究藥物本身的使用量，針對這樣的情況，或許更重要的是去了解關於標準劑量的圈內術語，並以此為制高點去判斷確切總量。舉例來說，對使用海洛因或安非他命的個案來說，計算使用量最簡單的方法是詢問公克數或一般使用量所需的費用。我們只能精準測量酒精或藥丸的使用量，臨床工作者詳細評估純酒精的飲用量是很重要的。例如，如果個案用比較大的高腳杯，那麼他紅／白酒的飲酒量可能比他所陳述的「杯數」還要多兩到三倍。稻葉[2]（Inaba）、科恩[3]（Cohen）與霍爾斯丹[4]（Holstein, 1997）統整了這些資訊，如下：

「一標準杯」（1 盎司的純酒精）等於：

12 盎司的一般啤酒

7 盎司的麥芽酒

5 盎司的紅／白酒

10 盎司的葡萄酒調酒

1.5 盎司的 80 酒精純度（採美制酒度 proof）蒸餾酒，包括白蘭地

同樣的，了解使用頻率也是很重要的。舉例來說，當事人是成天喝酒、或只在週五晚上喝酒？每天下班後的晚上會抽大麻、或一整天都在抽？在工作前服用一點安非他命、或每個週末都用、或偶爾參加派對時才用？每四到六小時就要注射一次海洛因，或只有偶爾會以煙吸的方式服用一點海洛因？使用的頻率和習慣比使用量更為重要，因為那對依賴性的影響更大，不論是心理上或生理上的。了解藥物的使用方式也是很重要的，吞食方式會讓藥物最晚傳遞到

2 編註：達洛・S・稻葉（Darryl S. Inaba），美國知名醫師、學者與作家，是舊金山的 UCSF 醫學中心的藥理學副教授，也是位於俄勒岡州梅德福德的成癮復原中心的臨床和行為健康服務主任。

3 編註：威廉・艾德嘉・柯恩（William Edgar Cohen），迷幻藥物與成癮相關教育 DVD 的製作與發行者。

4 編註：麥克・E・霍爾斯丹（Michael E. Holstein），美國作家。

腦部，第二慢的則是吸食的方式；煙吸的方式讓藥物穿透血腦屏障的速度最快，其次則是注射的方式。注射藥物是效果最強、經濟成本也最低的方式，因為全部的藥劑會直衝腦部，然而，注射的方式有更高的風險會導致危險後果。舉例來說，假設用藥者從不同的藥頭那裡買來相同克數的藥物，若實際上藥物本身的成分也許比之前更高，則導致過量服用的風險上升。

濫用或依賴的程度

重要的是，我們要謹記著，對某些人來說物質使用的習慣也許只是暫時性問題，源自於當下在發展階段或正經歷非常時期的心理壓力，這類型的藥物誤用，與放假回來時一口氣胖了 2 到 4 公斤是差不多的。同樣地，人並不會因為偶爾喝個爛醉而成為酒精成癮者，儘管當事人可能需要有簡單的介入來改變他的物質使用，但並不代表這最終會演變成慢性問題。尤其是對青少年與成年早期的人來說，教育和支持性諮詢往往便足以重新建立非病態性的物質使用習慣。研究指出，如果進入成年期後依然持續濫用物質，才會發生物質誤用最嚴重的後果（Brunswick, Messeri & Titus, 1992），因此，當提供年輕人早期介入時，不需要過早斷定他們一定會從此每況愈下。

《精神疾病診斷與統計手冊》第四修訂版（DSM-IV-TR, 2000）概要地描寫了物質使用疾患的特點，其中列出了物質使用疾患診斷準則，包括顯著的心理與行為症狀，也包括實際使用物質的習慣。**物質濫用**的定義為因藥物或酒精「不良適應的使用習慣」而導致了「顯著負面後果」。儘管承受著藥物或酒精所帶來的傷害，物質濫用疾患的患者依然繼續使用。另外，**物質依賴**的診斷是不只要在負面後果之下仍持續使用，也包括患者要出現其他症狀（強迫性行為、認知與生理上的模式）。例如對藥物效果的耐受性、突然停止使用所出現的戒斷症狀。然而，耐受性與戒斷反應並不足以構成診斷，必須要有一系列清楚的症狀，顯示當事人無法全然掌控自己的物質使用、有意戒除或減量使用、過度渴求藥物或酒精而導致影響其他活動、全然卸下工作或社會角色、或出現與藥物與酒精使用相關的生理問題（p.181）。不過需留意的是，《精神疾病診斷與統計手冊》第四修訂版所使用的術語讓許多臨床工作者或一般民眾一頭霧水，其中並沒有清楚描寫哪些族群比較適合以「成癮」來指稱其強迫性的藥物使用模式，而「依賴」大多專門指稱生理性的依賴。

用藥光譜

《精神疾病診斷與統計手冊》第四修訂版為臨床工作者提供了具有心理生理學基礎的診斷準則，但它並沒有清楚說明其實藥物使用是連續性的光譜。了解這個連續性的概念對於評估治療進展與目標而言相當重要，物質使用是連續性的、而並不是線性的，也就是說，使用者也許會在不同程度間移動、或終其一生就維持在同一程度上。一般來說，並非處在前三級程度的使用者就一定會發展成濫用問題。那些有濫用或依賴狀況的使用者，往往有較高的風險會發展成長期慢性的狀態，然而，再次強調，這並不如大眾所認為的那麼常見。此外，藥物、背景與環境之間的交互作用會影響成癮的程度。已出版的第五版《精神疾病診斷與統計手冊》中，特別強調這三個要素，而不在僅以「依賴」來定義濫用。

- **好奇試探**：當可以取得某種較少接觸得到的藥物時，有些人會出於好奇而想去嘗試。
- **為了社交／娛樂**：為了特定目的而用藥，但並沒有養成習慣。
- **習慣**：已經養成了使用習慣，例如週五狂歡派對、週末與朋友去跳舞時吸一點古柯鹼、每天喝兩杯咖啡、或每天晚餐都配兩杯紅酒，不過後續並無大礙。（注意：在美國，這類的藥物使用至今仍極具爭議性，很多人將生活中**所有**規律使用物質的狀況皆視為病態的，認為那是成癮性依附。但有一些人則接受為了社交而規律飲酒，並不構成問題，卻認為所有非法藥物的本質上都是會致癮的。）
- **濫用**：不顧負面後果而繼續使用。如同先前提到的，我們能否將使用非法物質視為「正常使用」而非「濫用」，依然存在爭議。有些人認為使用諸如古柯鹼這類會牽涉嚴重法律問題的藥物，因為構成的風險夠大而應該被視為濫用。在專業界，「濫用」一詞的定義仍缺乏共識。然而，那些認定所有非法物質的使用皆為濫用的人士，忽略了在診斷與治療上相當重要的基本概念，也沒有區分清楚藥物本身、抑或其他因素（如法律裁罰）所造成的傷害，另外，他們也忽略了一個事實，即特定藥物合法與否其實是社會文化現象，而鮮少論及藥物本身的因素（雖然香菸與酒精是合法的，但這兩者所造成的醫療問題往往比大麻或品質好的海洛因還嚴重）。直接將所有藥物使用認定為濫用，在藥物治療領域裡造成了矛盾與混淆，舉例來說，在疾病模式的方案中，一名康復中的酒癮者偶爾抽了一點大麻，便因為治療方案要求要完全戒除任何精神相關藥物，便被認定為濫用大麻，其他社會較為接受的精神刺激性物質（如尼古丁與咖啡因）反而被視為例外，這麼一來，在診斷與治療上會因為價值觀受限而有所區別。

- **依賴（成癮）**：濫用、強迫性、再加上復發的可能性。在這個領域中，對於「依賴」一詞各方意見分歧，儘管《精神疾病診斷與統計手冊》第四修訂版對其有所定義。當一個人出現任何比較嚴重的行為或認知上的濫用症狀，並且在戒除藥物或酒精一段時間後又有可能再繼續毀滅性的使用，便會被貼上依賴的標籤。
- **生理性依賴**：有清楚的證據顯示組織與細胞會適應藥物的作用，使用者需要提高劑量才能獲得同樣的效果（即耐受性）、並在停藥時經驗到特定的負面生理症狀（即戒斷反應）。
- **持續性成癮**（Peele, 1991）：這個詞用於描述那些已經成癮了、而難以顯著改善的用藥者，終而更加惡化。使用的習慣可能是很混亂或持續的。許多人認為成癮是永久性的問題，然而，研究顯示有許多人確實在並未尋求專業協助的狀況下，改善了自己惡性的濫用或成癮習慣（Peele, 1991; Sobell, Counningham, & Sobell, 1996）。皮爾（1991）將這種不治自癒的現象視為一種長大成熟的歷程。很多人在面臨成年期的責任而對藥物失去興趣，或是一旦開始發展與成癮相衝突的價值觀時，便自然會設法改變自己的成癮習慣，那些發展出永久成癮的人往往會有相當嚴重的情緒、經濟或社交問題。雖然某些藥物的藥理特性會造成許多後遺症，但對使用者來說，情緒上的需要往往比治療目標更為重要。有一些人在治療之後仍一再復發，他們大多是貧窮的、非白人、或處於社會邊緣（例如有精神疾患）的族群。

處方藥物治療

了解處方藥物是很重要的，因為醫療藥物和娛樂性藥物之間可能產生交互作用，此外，治療師需要讓個案培養遵照醫囑用藥的習慣。舉例來說，醫生開了抗生素，個案是否確實服完整個療程、或吃了幾天便自行停藥？個案是否吃太多顆藥丸、或吃得太少？這些資訊可以讓治療師了解個案的性格、以及處方藥物的藥理特性在個案身上的作用。我們也需要詢問個案是否服用保健食品（如維他命）、接受順勢療法[5]（homeopathic remedies）或草本藥劑，因為許多保健食品皆含有刺激性的成分，也許其本身便會造成問題、或與所吸食的藥物相互作用。

狀態

動機與期待

這些詞彙定義了辛堡的模式中在談的「狀態」，對藥物產生依賴並不只源於藥物本身的作用，也受當事人背景狀態的影響。一個人希望藉由藥物去獲得什麼感覺、或排除什麼感覺（此為動機），將會潛在地影響藥物如何在他身上發揮作用。此外，預期使用後所

5　編註：順勢療法是由德國醫師山姆．赫尼曼（Sam Hahnenmann）所發明的一種另類治療理論，指出如果某個物質能在健康的人身上引起某種疾病的症狀，將此物質稀釋後即能用來治療該病症。

產生的結果（期待）大幅影響一個人選擇使用何種藥物、以及他使用的習慣（Marlatt & Donovan, 2005）。舉例來說，女性也許希望可以藉由酒精來擺脫失戀的痛苦（動機），因為以往喝酒的經驗，讓她期待這會是個好方法、能讓自己感覺好一點（期待），有時候這些因素會比藥物實際的藥理特性來得更加重要。此外，動機和期待也與渴望和衝動有關，而它們可能會促使復發。

個案所設立的目標

有些個案在進入治療的時候便已知道自己想要什麼，有些個案則比較少思考自己擁有哪些選擇，另一些個案認定完全戒除是唯一正當的目標、並假定治療師的立場即是如此。開始評估時，先藉由簡單的問題——例如「你想要改變什麼？」或「如果治療後你有所不同了，你會怎麼看待你自己？」——可以開展關於目標的討論，也許會花上幾次療程才討論得完。臨床工作者應該謹記的是，這類問題也許會被個案誤認為是陷阱題，他們也許會心想「正確答案不是很明顯嗎？治療師為什麼要故作玄虛呢？」（Mark & Faude, 1997）。另有許多專家已經說明了在物質濫用治療中設立目標可能會遇到哪些問題（Rotgers, 1998）。在行為的面向上，一份良好的治療目標應該要符合個案的生活脈絡，協訂出特定的、可觀察的且可行的行為改變方向（Berg & Miller, 1992）。切記，個案的目標也許是暫時的、短期的或長期的，而某些目標在個案與治療師之間也許可以相當明確，但也有一些目標則比較模糊，舉例來說，個案在心理動力結構上有所改變了，或者情感調節、衝動控制的能力提升了，或者防衛機制變得較有彈性，上述這些都是行為改變的有力指標，但卻難以明確定義。

個案與藥物使用有關的目標，範圍乃從立即戒除、些許調整、繼續使用但開始進行減害策略、到絲毫不做任何改變。當治療師在與個案工作時，目標應該來自「決策平衡工作清單」（decisional balance worksheet，在後續章節中會再仔細說明），治療師應該引導這個歷程，而非直接提供意見。個案多少對於自己想要哪一類的治療方式、或什麼樣的治療架構有想法，有些個案對住院與否、是否參加十二步驟的會談、或固執於其他治療選擇，另外一些個案則對於自己所擁有的選擇所知甚少，因而仰賴治療師的教導與建議。

改變的階段

每個人都希望自己的生活有些改變，不論是得做一連串複雜的決定（例如是否換工作），或相對單純卻非常困難的選擇（例如戒菸），同樣都要經過幾個重要的**改變階段**。這幾十年以來，研究者已經特別探究成癮行為是如何改變的，不出所料，他們發現不論人們是要試著改變用藥方式、決定要換工作、或執行運動計畫，大多都會走過類似的歷程。從這份研究得出的模式稱為「跨理論模式」（transtheoretical model of change，簡稱 TTM），其中包含此理論核心的改變階段模式（Prochaska et al., 1992; Pochaska, Norcross & DiClemente, 1994），這個理論對改變階段重要的概念包括：改變的流動性、在不同改變階段所經驗的不同動機狀態、自我效能對於開始改變與持續改變的重要性。與個案共事時，必須評估個案在改變光譜上所處位置，這麼一來才能針對不同改變階段發展適切的介入策略。

批評人士指出，這個模式並未清楚說明人們是渡過階段而非經歷一個連續性歷程，因而很難區別每個不同階段，或各階段發生的行為、情境與族群段並不相同，且各個階段並不相斥（Littell & Girivn, 2002）。換句話說，改變階段模式的發展是根基於針對單一行為改變的研究與觀察，只是這個模式是否適用在那些擁有多重問題，且不同問題處於不同改變階段的人身上則待釐清。不過根據我們的臨床經驗，這個模式仍然非常有助益，原因如下：

1. 它正常化了個案的抗拒與矛盾心情，因為要放棄原本很重視的行為時，抗拒與矛盾皆是自然反應。早在好幾年前，我們剛開始學習與使用這個模式時，有一位個案淚眼汪汪地說「這些年來，我一直覺得自己失心瘋了，直到現在，我才知道我只是處在思考期（contemplation）。」
2. 它非常有助於臨床工作者**與**家庭去理解，一個人並不會只因為「知道某個行為是有害的」便改變此一行為。雖然每個階段並不容易清楚區分，但如果理解改變的歷程，我們較能耐住性子、沉得住氣。
3. 如果治療師能大致掌握個案所帶來的**每個**問題是處於哪個階段的話，便可以打造以個案為中心的治療計畫（換句話說，我們發現對於這類擁有多重問題、處於複雜情境下的個案來說，這個模式特別能提供相當豐富的資訊）。
4. 在發展處遇策略時，改變階段提供了指引。諮商師與治療師並不適合去教導處於懵懂期（precontemplation）的個案，而處於準備期（preparation）的個案則渴求許多想法與資訊。決策平衡（decisional balance）是用來處理思考階段的關鍵工具，對於其他階段就相對沒那麼重要了（雖然它可以用來達成相同的目的）。

懵懂期（precontemplation）

這個階段可以被看作是「咦？我有事嗎？」階段，其特色為（1）很詫異會有人認為每天抽大麻、或在音樂祭上嗑點藥是個問題；或（2）完全拒絕他人的提問、或不去想。人們要不認為用藥是個問題、要不就是被動地希望有所改變。在這個階段，個案短期間內並沒有想改變的意念。個案的立場往往被家人、朋友或提供協助的專業人士視為否認或抗拒，它其實只代表個案仍缺乏資訊與覺察，個案生活中的其他人也許會熱切地希望他開始改變、施壓要他們尋求治療，在這樣的狀況下，這些將個案轉介過來的人與個案處於不同的改變階段。在一開始見到個案時，如果治療師能意識到這個落差，便能不落入常見的陷阱，例如先入為主地認為個案自己也想要改變，或當個案沒有改變意圖時予以面質。有一些人過去曾嘗試過改變用藥或其他行為，但最終並未成功、便停止嘗試了，他們屬於懵懂期，這些人被諾克羅斯[6]（Norcross）與普羅查斯卡[7]（Prochaska）（2002）描述為「缺乏資訊」（underinformed）。臨床工作者應該要瞭解到，儘管有些個案並不認為自己使用物質算是問題，他們仍可能願意談一談其他生活中的困難，允許個案談點其他話題，將創造出能立刻展開治療歷程的氛圍。策略取向的治療師也許會形容這類個案在物質使用的議題上只是「過客」（visitor），如果處理的是減少壓力議題，他們則會是「顧客」（customer）（Berg & Miller, 1992）。很重要的是，我們應切記，

6　譯註：約翰．C．諾克羅斯（John C. Norcross），美國教授、臨床心理醫生，為心理治療、行為改變與自我救助的專家。

7　編註：詹姆斯．O．普羅查斯卡（James O. Prochaska），美國著名心理醫師，行為改變階段的主要開發者。

一開始不一定要共享相同目標才能建立起治療關係，相反地，那也是其中一個工作的目標，個案與治療師共同擬定治療前進的方向，讓雙方能夠一起合作。

思考期（Contemplation）

在這個階段，個案比較容易意識到自己的問題、並考慮做點什麼，這個階段也許能被視為「對……但是……」階段（例如「對啦，有時候我真的喝太多了，但是只要我想要，隨時可以戒掉」或「我有想要戒菸呀，但我最近壓力太大了」），這類的人會主動（雖然並不一定都是有意識的）評估自己行為的利弊得失，同時衡量改變所能帶來的好處與風險。當個案仍處於矛盾猶疑的同時，治療師要做的是去鼓勵他，而不是直接將他的猶豫視為抗拒或否認。當人面對令人不安的真相時，自然會感受到矛盾的心理狀態，在逐漸意識到這種矛盾兩面性的過程中，人心便會出現這樣內在曲折的過程。在用藥上矛盾的任一方做出草率的決定，很容易導致治療的失敗或復發。有關這個階段一些特定的臨床介入方法，將於本章後面「決策平衡」部分再行詳述。

準備期（Preparation）

在這個階段，人們有想要改變，開始建立行為改變的標準，並嘗試不同的行為，說不定他們已經減少使用量或使用頻率、或者希望趕快開始改變（大概一個月內）。即使個案還沒決定確切的目標（例如是要完全戒除、還是做點調整），他們卻展現出改變的行為。典型的例子是酗酒的族群，這類的個案大多為了減少酒精量，而想從喝蒸餾酒（所謂的「烈酒」）改成喝啤酒，不過，在臨床工作者或其他人眼裡，這樣的計畫往往被視為否認或抗拒，看不見其中企圖「以比較溫和的方式改變生活」的真實心意。這跟為了減肥而買低脂餅乾或蛋糕大同小異呀，我們都希望在改變根深蒂固的習慣時，仍至少能保有一點滿足，我們不會去挑剔那些想要在減肥期間吃點巧克力的人，但我們卻不相信那些希望一週偶爾喝點酒、抽點菸的人也有想改變的決心。在這個階段，想要改變的人會去尋求一份計畫以及一系列選項，讓這個計畫更可行。

行動期（Action）

清楚而有意識的行為改變即發生在這個階段，個案投入許多時間與心力決定改變過程中的細節（例如什麼時候開始改變、要改變多少、什麼是必要的支持），身邊的人也會觀察到個案試著改變。此時會建立清楚明確的準則，例如完全不碰酒，以減重為例則是每天運動二十分鐘。從這個階段開始，個案為自己下定決心，成敗也有清楚的判斷標準，不過上述這兩點可能會導致個案萬一故態復萌或出了差錯，他們的自尊將會大受打擊。不過在進入這個階段，個案會將香菸扔進垃圾桶、冰淇淋也從冰箱消失、酒櫃裡的伏特加也換成紅白酒。行動期與準備期一樣不易評估，家人、朋友與文化氛圍的目光影響深遠，例如外在要求個案做些什麼、內化了自己是「酒鬼／毒蟲」的惡名、認定藥癮問題一定是以戒除為治療目標、並將戒除做為進行治療的先決條件，這些都是人們難以擺脫的壓力。當提到與用藥相關的問題時，個案最常見的反應就是「喔，對，我需要戒藥，我有在戒了……」，這種對戒除的誤解往往要花上幾週、甚至幾個月才能破除。在治療早期，當個案說他很想要戒除，不要馬上盡信他所說的，這點很重要。在本章後面，我們討論了一些方法，有助於個案與我們自己去辨識個案所處的改變階段。

維持期（Maintenance）

這個階段乃是個案學到新的行為與因應策略後的延伸，持續目前已達成的改變。新的行為模式已建立，個案也花不少時間與心力在練習特定的因應技巧，例如轉移注意力或拒絕飲酒。預防復發是這個階段最主要的重點，我們一般會認定持續六個月而未復發的個案乃處於維持階段，這個階段也可能會持續更長一段時間，甚至有些人往後餘生便是這樣度過，在我們的臨床經驗上，人們通常會處於維持階段長達兩年或兩年以上。

復發期（Relapse）

在這個階段，由於個案打破了對自己或對別人的承諾，這份失敗令他們感到驚恐與羞愧。

雖然復發並不是改變的階段，但它是改變歷程中不可或缺的一個部分，大多數首次嘗試調整自己行為的人，最終並未貫徹始終。要改變任何習慣（包括藥癮或酒癮），復發是常有的事、並不少見。在復發當下或之後，人們都能學到很重要的事物，而且從初次歷經的風險情境可獲得更多經驗。舉例來說，一個已經完全戒酒長達六個月的人，卻不小心在參加婚禮時破了戒，他因而更了解自己也許比較能夠抗拒**購買**酒品，但是還沒學會如何抗拒**免費**的酒飲。

在復發期間。大多數會退到思考期與準備期的循環中，並重新行動。在復發期間，個案會特別脆弱，如前所述，一部分是因為自尊受到打擊，另一部分則是因為有人會告訴他們，復發是不可避免的、危險而具毀滅性的，這會形成自我應驗預言（self-fulfilling prophecy），導致個案從治療中退卻，因為他們感覺到復發彷彿註定會發生、將會導致災難性的後果。治療師必須在復發之前便彌平這樣的恐懼，教導個案特定的技巧，以便在萬一個案狀態退步時，可以幫助他站穩腳步，治療師也要創造接納的氛圍，讓個案更能相信自己即便故態復萌了，依然有能力邁向成功。最重要的是，治療師要與個案建立起羈絆，讓個案可以感受到，在面臨人生的劇烈變化時，一些變動與延遲是可以容忍的。

終止期（Termination）

社會上大多認為從藥物或酒精濫用中「復元」是一段終生的歷程，需時時警惕，否則很容易復發。前述的跨理論模式包涵了「終止」的概念，終止所指的是，在一段時間之後，一個人已經「度過難關了」、不用再擔心自己會重拾舊習，不用再為了堅持目標而總是避開特定的人、事物或地方，不論是戒酒、或只吃一小口餅乾皆然。近十年以來的觀察，終止的概念已不再被認為是其中一個階段（詳見 Prochaska Pro-Change 網站：www.prochange.com 等）。我們猜想問題出在缺乏長期的縱貫性研究，而不是對終止的概念有誤解。因為減害心理治療的模式讓我們得以為低收入或街友提供長期治療（不論是我們私人工作或社區架構皆然），我們見證了許多人最終「度過難關」了。如果治療師假設有一天「終止」是會發生的，便能以類似任何心理治療中所做的評估來為個案評估進展。症狀的減緩或消失、表現有所進步、對工作或關係感到滿意、身體狀況改善都是個案即將完成治療的判準。與其再三告誡個案未來可能還有復發的風險，治療師不如好好與個案一起歡慶生命的改變。

自我效能

自我效能（Self-Efficacy）意指「人們對特定情境抱持的信心，相信自己能應付高風險情境，而不會重拾不健康的行為」（Prochaska & Velicer, 1997）。個案對自身力量、控制與信心的感受，對自尊、以及做出重大改變的能力而言是至關重要的。自我效能的程度並不是靜態不變的，個案會有一種常態而全面性的自我效能感：他們是否相信事情能夠順利完成、他們對於「靠自己把事情做好」擁有多少信心、他們察覺到別人對自己的反應為何。如果你邀請他們談談對其他特定能力有多少信心，便會出現許多隱微的差異：舉例來說，「要在一大群聽眾面前發表演說，你對自己有多少信心呢？」、「你認為你能夠挑戰上司嗎？」、「你還算會游泳，如果有小狗溺水了，你有能力去救牠嗎？」雖然這類關於自我效能的細節會在治療的歷程中不斷浮現（尤其是在復發預防的工作上），若在評估早期就開始蒐集個案在生活不同面向上的自信心則會有很大幫助，如果個案廣泛地缺乏自我效能感，將會嚴重影響成癮行為的改變，對此便需要以心理動力的心理治療來直接處理，期能促成某些穩定的改變；如果是在特定面向上缺乏信心，不一定會影響成癮行為的改變，對此，通常可以以較短期的認知行為方法予以處理。

治療史

治療史的資訊不只要包括正式的治療經驗，也包括個案本身萌生改變意圖的歷史。有些人會靠自己嘗試一些解決方法，例如減少出去喝酒天數、或與想戒菸的朋友立下約定，探討這類的經驗有助了解在未來什麼對個案是有幫助的，控制使用的努力反映出個案的能量與動機。自我改變的意圖是自我效能的重要指標，這點在任何行為改變中是不可或缺的。

在蒐集治療史相關資訊時，我們需了解他曾經接受過的治療什麼形式（住院、居住型或門診）、以及個案對其反應，例如：這是什麼樣的治療方案？治療持續多久？個案覺得哪些特定面向的治療是有幫助、或哪些是他不喜歡的呢？在治療過程中、或退出治療方案後，個案是否持續戒除、或減量使用？個案的反應是評估個案所需要支持程度的一項指標。舉例來說，臨床工作者會發現，即便是在居住型治療方案中持續戒除好幾年後，個案也可能進到後續門診時快速遁入復發，抑或在自助團體中調適得很好，也可能會在假日時復發，且用更多的量。

在蒐集過往治療經驗的資訊時，往往會發現一些引人關注但很難理解的現象，舉例來說，某位個案已曾兩、三度尋求戒藥治療，這也許代表他有改變的動機、揭示了治療可能成功的徵兆；然而，另一方面，也可能代表他此時會前來治療是受到外力的強制。過往治療的資訊可以用來評估個案的行為特質、人際關係模式、內省的能力，過往治療的失敗或許與特定治療方案的作法有關，但如果個案總是習慣把錯誤或責任歸咎於外在事物，這可能就是他平日的性格，這現象可能指出，如果沒有納入個案對改變物質使用的模式本身的想法和努力，個案在任何治療都會碰到難題。對治療師而言，能同時覺察過往治療經驗正向與負向的部分很重要，因為這些經驗會影響個案帶著什麼樣的移情進入現在的治療關係中，過往治療經驗也會影響個案是否願意嘗試不同的治療或支持資源。如果個案曾參加過十二步驟團體、且經驗不錯，這也許會是準備階段可以討論的素材，另一方面，如果個案曾接受過不好的治療經驗（不論是十二步驟、或其他一般的團體），在早期規畫治療階段，治療師就不應該再給類似的建議。

精神疾患診斷與藥物問題

當存在構成重度精神診斷的精神症狀，會讓評估與治療變得更加複雜（不過，共病的狀況卻相當常見）。物質使用也許會導致一些與精神疾患類似的症狀、或會加劇精神疾患的症狀、或反而掩飾某些症狀（Evans & Sullivan, 1990）。即使負性症狀是思覺失調症的特點，但當思覺失調的個案使用古柯鹼後，卻往往較少出現負性症狀（例如缺乏興致、認知衰退、社交退縮），反而可能會較頻繁出現正性症狀（幻覺與妄想）劇烈發作的情況。長期依賴酒精的個案往往會衍生出憂鬱症，不過，有些共病憂鬱症的女性，使用酒精看似會減緩、抑制憂鬱，我們猜想酒精會與女性的雌激素、多巴胺系統產生交互作用，因而能改善情緒。對大多數人（並非全部）來說，酒精原初的欣悅效果會提振低落的心情。使用大麻，可能同時緩解或加劇焦慮。使用這類精神興奮劑，往往會導致一個人在未使用的狀態下突然陷入憂鬱，即使是相對健康的人亦然如此，並可能會引發精神較脆弱的人陷入精神崩潰。這些物質的作用因人而異，使得評估成為一項艱難的任務，臨床工作者在進行評估時，需要經常審慎地做出排除診斷，直到檢驗結果或時間幫忙釐清症狀的樣貌。

在評估不同物質對人造成的益處或傷害時，身體病況也會造成深刻的影響，舉例來說，酒精會對既有肝臟疾病、心臟疾病或糖尿病的病患造成嚴重的負面影響，長期濫用酒精也是這類疾病的主要成因；抽菸也與氣喘發作頻率增加有關；如果愛滋病患者使用過多精神興奮劑，往往會感覺到免疫系統功能的減退，同時，許多街頭取得的藥物會與愛滋病的藥物產生負面的交互作用（可由 Project Inform [www.projectinform.org] 獲得更多資訊）。因年齡增長所導致的失智症會增加對許多藥物的敏感度，並加重認知衰退與失序行為的症狀。

為了能夠精準掌握精神疾患、物質使用所誘發的效應、以及個人人格特質之間的交互作用，臨床工作者必須要採取長期縱貫性的視角，並願意傾聽個案自身對物質作用的理解。對於藥理作用的專業知識是很重要的指引，但我們不能僅依此斷定藥物在不同個體身上的效應。我們見過一些人在小酌過後變得風趣又討人喜歡，但也有些人則是變得很難搞。個人差異千變萬化，有時候也會因為不同物質的合併使用、不同的心智與情緒狀態而有全然不同的效應。

依藥物類型進行的鑑別診斷

使用物質的種類會決定我們所觀察到的重要症狀特徵，症狀會依著停止使用或急性中毒而有所不同。附錄 A 詳列出不同藥物可能對精神疾患症狀所造成的影響、可能由藥物的作用所產生的類精神病狀態，這些資訊可以用來做出鑑別診斷。

發展網格

發展網格（*Developmental Grid*）（Adelman & Bar-Hamburger, 1994）是被開發出來作為心理動力訓練中的精神科教材，表 3.2 則為可以運用的大綱。這個網格奠基於漢茲安（Khantzian, 1985）所提出之「自我藥療」（self-medication）假說上，這個假說認為藥物與個案的發展史與重大生活事件之間有著重要關聯。

表 3.2. 發展網格			
重大發展事件	受事件所形塑而成的人格特質	人格特質與成癮疾患的關聯	人格特質與治療歷程的關聯

臨床工作者既已理解個案的心理動力，發展網格則更進一步讓他們運用技能，去思考基因性的決定因素、發展序列、缺陷與補償機制，最終制定出一份整體性的治療計畫。其他心理動力取向的治療不太可能做出這樣整體性的治療概念化，因為他們僅選擇性地關注其中某些面向。漢茲安的模式認為，那些發展出嚴重物質濫用問題的個案身上，有些明顯的心理病理機制在作用著，他認為這類的個案藉由藥物來對抗極其難受的焦慮或其他情緒（例如爆怒、羞恥、孤寂）。此外，藥物也能讓他們的因應機制運作得更好，幫忙他們補償這些劇烈感受。

發展網格讓臨床工作者較容易將個案特定的重大生命經歷放置到其心理發展上去理解，接著，便能在這個模式的架構中，運用不同的理論取向去予以分析。這份網格假設**重大發展事件**（第 1 欄）與**人格特質**（第 2 欄）有直接關聯，一般心理動力取向的心理治療比較不會例行性地在化學依賴的治療中，去做這樣標準而理論化的評估，這個模式更進一步確立**特定的人格特質**與**成癮疾患的起源**（第 3 欄）確實有關。藥物依賴理論並不聚焦於特定的發展性因素，因此，缺乏對治療相當重要的豐富性。然而，最重要的是，是漢茲安理論中的另一個重點，這個重點也是它與傳統藥物依賴或心理動力取向治療擁有根本上的差異。漢茲安認為，**與遺傳相關**（例如，起源於早年）**的人格特質與物質濫用的治療／復原歷程**（第 4 欄）有特別的關聯。

儘管僅有少數臨床工作者以此方式來思考物質濫用的個案，但這種概念化過程對其他疾患來說卻相當普遍。臨床工作者預設治療是為了產生持久性的治療效應而不斷重複及改造。不過，藥物依賴的治療也可以有個別化差異，而不是仰賴一個廣泛的、以集體為基礎的特徵。

背景

使用的情境

用藥可以是社會性的、或個人的行為，使用者可能在家裡私人空間、夜店廁所、或就在路邊使用。不同的使用地點也會帶來不同風險因子與保護因子，一般來說，如果用藥時有他人在場，會比獨自使用更加安全，萬一不小心使用過量，還有人能夠帶用藥者回家，更可以在緊急狀況幫忙打 119。如果是喝酒，比起參加一場所有人都準備好不醉不歸的生日派對，獨自一個人、或與另一個人一起喝酒則較為安全。同樣的道理，如果一個人在家中注射藥物，有熱水可以用、有東西可以清潔，比起在高速道路橋下、只有一個小火爐更為容易。人們使用藥物的習慣千差萬別，端視他所處的社會脈絡與處境，且有著重要的心理意義，對身體造成的影響也不一樣。有些人跟別人一起時不會喝太多酒、相當節制，不過在家自己獨飲時則會喝到爛醉。LSD、死藤水這類的藥物在使用體驗與藥物的效果會因為使用情境而有很大的差異。舉例來說，友善的環境、有著適量的（不會太大的）刺激、並有著一位「引導」的人物，這是具有保護性的情境，可以將風險降到最低。因此，使用當下所處的情境既會影響使用體驗、也會影響使用所產生的後果。

支持系統

西方文化對於個體自主性的重視，影響我們對於支持系統的態度。我們不僅相當推崇個體主體性與獨立的價值，也認為唯有如此才算是健康的發展。雖然這種信念在諮商師與治療師之間已經退流行了，然而，在美國對獨立自主的推崇也許也助長了物質濫用，因為這種風氣將小孩過早地從安全且滋養的關係推向現今的複雜世界（Walant, 1995）。我們老是責難成癮個案身邊的支持人物為「共依附」（codenpendency）與「縱容」（enabling），使得在評估其支持系統更形複雜。這樣的詞彙病理化了具助益性、具支持性的力量，同時也預設那些力量「放任」個案繼續濫用物質。在評估個案的支持系統時，臨床工作者切勿將這些重要他人所付出的努力視為「共依附」或「縱容」，這類的概念如此頻繁地被誤用，以致破壞個案本身對這些關係的理解，或者也被治療師用來表達對治療的挫折與不認同（see Gordon & Barrett, 1993）。單純就心理學的角度來思考這些概念也是錯誤的，因為它們其實是承載著文化的意涵，在某些文化中，對於明顯的支持行為有著比較高的期待。對許多非白人與非西方人的族群來說，所謂的「共依附」關係是正常的，其文化正期待人際關係是這個樣貌，要建議他們用別的方式經營關係，將對治療關係不利。第十一章中將說明相關觀點，並提供更深入的定義與臨床案例資料，以闡述應如何將親朋好友納入減害心理治療的歷程之中。

在最好的情況下，個案的支持系統能發揮如同家庭般的功能，也許其中包括了原生家庭，以及／或者在某種層次上類似於原生家庭與其價值觀，若原生家庭是功能良好（而非虐待或忽略個案的），這相當值得慶幸，反觀，若原生家庭的動力或其中的行為是病態的，再創這樣的經驗則令人堪憂、也會引發在治療上的問題。了解個案認為身邊有哪些人是可以依賴（包括用藥的同伴、大體上忠實、可信任的人等），這是評估支持系統時重要的一部分。由於減少傷害心理治療師服務的族群大多是有在用藥、及將會繼續用藥者，個案所隸屬的社群、以及社群功能對個案的安全與福祉來說皆是至關重要的。

察覺哪些關係會施壓、批評或打擊個案努力改變的付出，這同樣也很重要。因此，臨床工作者必須去詢問家中有誰也使用物質、家人對個案使用物質的態度為何。在評估時，臨床工作者也應該重新檢視個案的親朋好友過去為了因應其用藥所做的努力，目的在於調整有建設性的作法、並暫停無益的作法。儘管關於治療結果的文獻確認支持性的家庭與人際網絡是很重要的（McCrady, Epstein & Sell, 2003），個案的「重要他人」卻經常不清楚要如何恰當地參與與疏遠、或是支持並設限。最終，個案對自己家庭的適應程度也很重要。舉例來說，發生在移民族群身上的跨世代劇變往往造成深刻的痛楚，年輕一代的小孩所認同的文化與其家庭文化有很大的衝突，這些家庭深受價值觀轉變的壓力，這讓治療師變得很難決定治療策略與目標。

個案需要根據契合自己的感覺來打造「家庭」，即便當前「新時代」（new age）思潮執著於親密與深度的情緒共享，每個人對於人際溝通、連結與情緒親近程度依然各有不同。有些人天生較為內向、孤傲而獨來獨往，雖然社交疏離通常較不具治療性（往往源自於憂鬱或其他病理狀態），不過有些人難以忍受太多的人際互動、會覺得有壓力或承受不了，思覺失調症的患者即是有著強烈的孤僻／類分裂（schizoid）特質，而童年曾受虐的倖存者也是如此。個案會以自己的方式來與其支持系統互動（不論是同性伴侶、未婚的異性戀、大家族、社群或朋友網絡），臨床工作者需要去覺察在獨立與親密的標準上存在著什麼樣的個體與文化差異。羞恥感與隱私、言語揭露與情緒表達、參加治療團體的意願、以及其他治療議題皆會因個人特質與文化而異。

治療師的考量

在評估時，治療師會對個案物質使用的程度、與心理的變數作出許多假設，有些治療師一開始對什麼是好的治療目標抱持先入為主的想法，必須等到個案已經做好戒除準備，或要求個案達到完全戒除（七十二小時至一個月不等）否則拒絕見他，或者，要求個案至少必須先參加十二步驟團體才開始進行治療，上述這些都是當前成癮治療的常見現象。另一方面，有些治療師則有點輕忽了物質對個案生活與情緒狀態所造成的影響，在進行治療時，只將物質使用視為一種心理問題的表面徵兆，而不認為該對物質使用的本身需要多加著墨。一般來說，我們對個案懷有的規畫經常與個案對自己的規畫有出入，我們擔憂、或關心個案生活的某些面向，經常要不是個案自己沒有覺察到、要不就是個案並不認為那很重要。舉例來說，如果我們聽聞一名感染愛滋病毒的男人，進行性行為時沒有做保護措施，並有在使用安非他命，我們的內心便會警鈴大作，擔心他可能會感染其他人、或有其他健康上的疑慮，不過，個案自己可能更擔心的是憂鬱、飲酒、以及交不到朋友的問題。像這樣的差異形成了治療進行的脈絡。我們的考量成為個案背景的一部分，且同樣必須要被納入思考與討論之中。

我們如何進行評估？

秉持民族誌的精神

減害心理治療的操作在本質上乃秉持民族誌的精神，我們努力想要從個案的角度來理解他們的故事、以及這些故事在他們生活中的來龍去脈。如果以社會學與人類學的角度出發，治療的觀點將與傳統治療的理解、評估與治療規畫有著決定性的不同。民族誌的探問在本質上是屬歸納式的推理，會盡力避免以先入為主的想法來解讀個案與他們的生命故事（Carlson, 2006）。這跟減害心理治療是很相似的，因為研究者傾向在個案所屬的社群中與對方相遇，除了關注其行為之外，也詢問他自己的信念與價值觀，並特別關注他們說明自己經驗的特定語言。這類的資訊蒐集起來所形成的重要資料庫，不僅對治療有幫助，更可以根據個案或受訪者的主觀經驗與知覺來系統性化地規畫治療。舉例來說，卡爾森（Carlson）指出民族誌式的研究，揭露了何以要進入治療、持續接受治療、與達成治療結果總是如此困難重重，問題就在於個案的目標與那些治療方案的目標並不相同。以下有兩個很棒的民族誌研究，為《義氣毒友》（*Righteous Dopefiend*, Bourgois & Schonberg, 2009）與《欲罷不能》（*Hooked, Shavelson*, 2001）。

友好關係

每一位臨床工作者都知道，建立友好關係是心理治療的基礎，不僅如此，當服務提供一方希望接觸個人、為某些需求提供服務時，良好的關係也是重要的基礎。唯有在友好關係之中，彼此才能建立談話與聆聽的空間，讓個案感到被聽見與被理解。與有藥物或酒精問題的人工作，臨床工作者需要多花點心力來突破刻板印象，避免對個案產生不信任感，也避免這些刻板印象讓個案對自己真實的問題避而不談。我們主要可以採取「告訴我，什麼讓你感到困擾呢？」的態度，而更重要的則是要傳達「告訴我，你自己是如何看待這些問題的呢？」。當個案看起來正自暴自棄時，治療師要是能以問題解方或進行面質介入協助，將會是很大的助力，但如果治療師倉促行動將會破壞友好關係。有時候，什麼都不做才是最佳的治療介入。

信任

酒精或藥物議題的個案在開始治療的時候往往滿腹疑慮，他們深知當前大眾文化對自己的負面刻板印象與偏見，因而預設治療師也懷有同樣的觀點，他們會仔細留意治療師任何態度的蛛絲馬跡，並依此決定自己要坦誠到什麼程度，也會揣測治療師可能會在哪些面向上對自己產生警戒、或提出咄咄逼人的面質，「說喝四罐啤酒應該還算可以接受吧？如果坦承我其實喝了八罐呢？會怎麼樣嗎？」或「治療師會害怕我嗎？她會不會擔心我偷她的東西？我該不該告訴她我有偷過別人的東西呢？」在治療室中，這些擔憂悄然無聲地存在著，如果一直無法開誠佈公地被說出口，便會逐漸形成雙方之間的隔閡與不信任感。

由於主流的藥物使用疾患治療假設成癮者會否認、粉飾自己的藥物問題，在治療師與個案相遇的一開始，他們之間的關係便潛藏著許多沒說出口的危險。馬克[8]（Mark）與佛德[9]（Faude）（1997）根據自己與古柯鹼成癮者工作的經驗，描述了因為社會價值觀、個案的疑慮與治療師的猜疑三者之間的交互影響，而形成嚴重的「既存的移情與反移情」（p.213）。這當中最核心的主題是他們彼此期待的相互錯落：個案預期會受到控制，但他並不希望如此，而治療師期待個案有求助的動機，但個案所希望得到的幫助，卻不一定與治療師想的一樣。如果我們將物質誤用的個案看成是頭痛人物、消極而沒有改變的動機、或總是否認問題，我們正處於上述這種期待錯落的陷阱之中。

社會價值觀會悄悄滲透進治療裡，有時候很隱微，大多數時候則昭然若揭。治療中的雙方（不論是個案或治療師皆然）都會去觀察一些細微的跡象，忖度著對方是否值得信任。大多數人對於「成癮者是否值得信賴」的觀念大多來自電視節目、新聞報導，少數則來自自己親身接觸的經驗。大眾的刻板印象中，成癮者往往與小偷劃上等號，會對親近的親朋好友下手，讓治療師不免也對他們疑神疑鬼，心想著等待區的花瓶是否安在、或自己該不該將錢包放在掛在走廊上的外套口袋中。我們依然經常聽到「成癮者會說謊」這種說法，不論接受過多少心理治療的訓練，臨床工作者在訓練中實際的所見所聞、被教導的，都告誡著成癮者會說謊、會粉飾太平（不僅粉飾自己用藥的狀況、也粉飾生活其他的面向）。如果依循著這樣的偏見進行治療，治療師與個案終究只會互不信任，而治療師若

8　編註：大衛・馬克（David Mark），美國藥物成癮諮詢師與作家。

9　編註：傑佛瑞・佛德（Jeffery Faude），美國心理醫師與作家。

對個案所說的每句話都充滿質疑，這對個案也相當不利。一般的成癮治療方案加劇了上述的困境，因為他們強調要從各方間接的管道搜集個案物質使用的資訊，而這背後的心態，是他們認定個案只會日復一日地對自己的使用量與使用頻率撒謊、並企圖隱瞞負面影響。

從我們的觀點來看，關係建立需坦白誠實，而治療師有責任去建立個案對自己的信任感。有些個案不願意坦誠相報自己的行為與動機、甚至刻意欺瞞，他們之所以要蒙蔽自己或對人說謊，其實情有可原。那麼治療師要如何接近這樣的個案呢？唯有確信自己不會受到傷害，人們才願意說出實情，個案之所以說謊是為了保護自己，身為治療師的我們，便需要去創造確保個案能安然無恙、免受傷害的情境。說到底，我們必須體認到說謊是自我保護的方式，就像我們小時候都曾為了避免惹上麻煩，而扯過謊！在治療的一開始，有兩個很有幫助的做法，首先，臨床工作必須要很清楚地說明，個案有權決定如何經營自己的生活，而治療師的工作，是幫忙個案達成他自己的決定。單憑這樣的說明，往往不會讓個案對自己的物質使用萌生改變的念頭，不過，這麼做將為其他具有治療性的介入奠定基礎，個案也將會於此開始觀察治療師的態度是否真誠一致，這個檢視的過程意謂著，個案會持續審視治療師外顯的行為與態度，如果個案觀察到治療師的真誠一致與尊重態度，則將能更為敞開心房。舉例來說，個案也許會暫時增加藥物使用量來試探治療師的反應。若治療師能詢問個案是否能自在地談論自己用藥細節，會有很大的幫助，如果個案顯得很猶豫、或有所遲疑顧忌，治療師也許可以詢問個案對自己的回應是否會有所擔憂，並且處理因社會偏見所帶來的擔憂。

這些建立個案信任感的基本治療工作，是為了營造個案能感受到被理解（而非被評斷）的治療氛圍，不過若僅是保持沉默或不表態（保持中立），並不足以營造這樣的治療關係。治療師在理解社會與個人偏見使個案難以坦誠、以及反移情對治療的可能干擾，治療師必須主動與個案討論這些潛在的治療困境。

動機式晤談

良好的關係與信任感，皆是動機式晤談的基本要素，對於「如何與個案談話」、「如何建立關係」、「如何堅持讓個案自己創造改變的歷程」這些關鍵的議題，動機式晤談可能是最適合的治療方法、也是最充分受到研究證實的治療模式，它讓臨床工作者得以快速著手處理治療關係，不只具備一系列專精的理論與方法，並能透過回饋的機制去評估臨床工作者的實務策略（Miller & Rollnick, 2002）。它運用同理、反映、開放式問句與細膩敏感，與個案建立起可以促發改變動機的關係。本質上採取羅傑斯個人中心取向的態度，動機式晤談是一套煞費苦心的臨床方法，需要不斷地受訓與受督導才能夠做得好。經驗上，它往往讓臨床工作者費盡心思，卻能夠真正滿足個案的需要。這部分將在第七章有更詳盡的討論。

蒐集資訊

針對蒐集物質使用資訊的訪談技巧，大多數治療師並沒有受過專門訓練。個案對於藥物的了解往往勝過臨床工作者，治療師通常不熟悉要如何向個案蒐集詳盡的資訊（有些物質使用者擁有許多錯誤的資訊，將會造成危險或傷害）。臨床工作者需要具備一些物質相關的專業知識，以便詢問仔細而具體的問題，不過，他們也應該開放自己，願意向個案學習關於藥物、以及如何使用的事情。另一個擔憂是，個案也許會欺瞞或錯誤傳達他們的物質使用。如果共病個案處於支持性的、不帶懲罰的氛圍中，往往對自己的用藥狀況相當坦白（Weiss, Najavits, Greenfield & Soto, 1998）。我們的經驗是，當個案漸漸體會到我們對他們的物質使用並沒有既定想法，他們便能夠向我們侃侃而談。

雖然臨床工作者必須要蒐集一些特定的過往背景資訊——例如第一次使用物質的年紀、使用的習慣、隨著時間使用習慣的轉變——在治療的第一次或第二次會面時，並不需要太慎重地把焦點放在這些資訊上。關於什麼時間點適合蒐集過去的用藥史，這個領域的臨床工作者提供了各式各樣的觀點。如果以改變階段的架構來看，我們不太適合對處於懵懂期的個案進行這麼細節的探問，甚至到思考期依然不太適合，因為在思考期，個案對改變的主要態度是相當矛盾猶疑的。如果一些心理治療取向希望觀察個案使用藥物模式之中隱微的心理動力，也不會是透過探問用藥的細節來達成，過於探問細節會讓個案的注意力從複雜的心理社會面向，轉流水帳式地交代自己用藥的枝微末節（Mark & Faude, 1997），並會無可避免地讓治療陷入一種「這一切難以改變」的沮喪之中。比較可行的策略是，耐心等待一些具有較多心理意義的資訊自然浮現，再將它們與物質使用連結起來，唯有在個案確信治療師真的對他整個人感到興趣後，再去詢問一些特定的詳情及完成評估。

治療師需要謹慎探詢個案過往接觸治療的感受與排斥，且避免直覺地假設他們對治療的排斥代表其內心的抗拒。關於過往治療的討論，是評估上很關鍵的一部分，從中不只能得到的重要資訊有助於制定出更有效的治療計畫，也影響個案與治療師之間治療關係互動會變得或更疏遠、或更加緊密。要建立堅固的連結，尊重個案的觀點是不可或缺的，若無法成功建立起連結，往往便會導致個案中途離開治療、或治療失敗。

參與

參與策略有賴於臨床工作者快速讀懂個案整體情緒與需求的能力，互動上用語得體，恰如其分。我們在服務中心處理重度精神疾患個案的做法，會不同於在私人治療工作室所採取的做法，即使技巧不同，但態度仍然一致。展現歡迎、向個案表達好奇、讓個案感覺我們希望能幫助他，上述這些都是建立起合作關係的基本要素。我們想要了解為什麼一個人此刻、今天會來到這裡，以及他希望得到什麼樣的幫助，也會與個案溝通我們實際上能提供的協助，避免期待落差而導致失望。若個案無法獲得他所需要的幫助而期待轉介，我們也應該要讓他感受我們的關心，也許能夠提供一些其他的協助。

好奇心

受藥物或酒精問題困擾的人們，在進入治療時往往帶著強烈的罪疚感、擔憂與羞恥感，他們很容易會自咎自責，甚至厭惡自己。若探問他們的行為，經常會引發更強烈的自我憎恨與焦躁不安，並形成治療初期很大的阻礙。對於人們經驗的複雜性，治療師需要向個案展現求知的態度與意願，並積極協助阻止自我厭惡和低估使用藥物的重要性。

封閉式問句與開放式問句

一般來說，情境越是結構化，越不會引起焦慮，這就如同選擇題與申論題的差別，如果是選擇題，你有四個選項、而你只需要從中選擇一個選項（就算你隨便盲選，也有四分之一的機率會答對），但如果是申論題，你必須要絞盡腦汁地回憶自己讀過或學過哪些與題目相關的知識、挑選出正確的內容、組織這些內容、有條有理地寫出一篇文章，這一切沒有什麼既定的架構可循，只能仰賴你過往所學和所記得的一般寫作架構。

封閉式問句與開放式問句也是同樣的道理，封閉式問句可以簡單以「是」或「否」回答、或從兩、三個選項中做出選擇即可（例如「你喜歡蘑菇嗎？」、「你比較喜歡火腿、還是雞肉？」），封閉式問題比較容易回答，因為訪談者已經列出了所有選項，也不會要求個案掏心掏肺、或揭露太多關於自己的事，臨床工作者可以依循個案的回答再問下一個封閉式問題，讓個案接著再回答下一個問題。不過，封閉式問句也有其風險，個案可能會覺得被打斷、心生防衛，進而阻礙溝通。

相對地，開放式問句需要個案反思自己、探索自己的想法或情緒、思考自己做某些事情的原因、非制式地自由談論自己。例如「你最喜歡吃什麼？」、「你喜歡吃什麼菜？」、「你為什麼吃素？」、「在吃菠菜沙拉時你喜歡加哪些料？」，這類問題會誘發自我揭露。即便開放式問題也許會增加焦慮，卻允許個案述說自己的生命故事，進而消弭焦慮，因此，事實上反而讓個案感到被理解、更為放鬆。在本質上這樣的探問是建構一段敘事，讓給個案與治療師有機會獲得更豐富的資訊、澄清誤解，也為未來持續合作的關係打造基礎。舉例來說，治療師也許會想問「喝酒對你的人際關係造成那些影響？」或「你認為酒精如何影響昨天你和女友發生的爭執？」。如果希望聽見個案的故事，詢問開放式問題是很重要的，不能僅是問一些答案只有「是」或「否」的簡單問題。

決策平衡

決策平衡（Decisional Balance）（Janis & Mann, 1977）能呈現個案的物質使用在認知、行為、情感的面向上的矛盾心情。許多臨床工作者將個案的矛盾猶豫視為抗拒的徵兆、或迴避否認問題，而這兩者都預告著治療不會成功。對於個案的矛盾猶豫，更建設性的理解方式為，能體認人之所以會使用物質（至少在最一開始時）是為了適應（例如有個案開始喝酒是為了壓抑悲傷或憤怒的感覺，並增進人際互動）。儘管隨著時間會開始浮現許多負面後果，但個案在潛意識裡依然緊緊抓住這些原本正向的適應性因素，就算是看起來最積極向上的個案可能亦是如此。從評估的角度上來說，即便大多數人在一開始治療時就決定要戒掉物質使用，在意識上或潛意識裡仍然存在著矛盾猶疑。換句話說，對於「自己用藥到底有無構成問題」的態度仍搖擺的人，與另一個前來治療時表示自己「已經準備好要改變了」、或已經處於行動期的人，他們的心理狀態也許並沒有太大的差別。針對不同藥物與其它所呈現的問題仔細地做決策平衡，是至關重要的，這麼做才能讓真正改變的動力在個案心中浮現。當然，如果要能在決策平衡中反映出個案真正的感受，事前必須要建立良好的關係與信任感。站在這樣的立基點上，臨床工作者才能去關注某些重要的議題，看見個案擁有想要改變的動機，而非只放大他們不想改變的跡象。弔詭的是，治療師必須要站到「不改變」的一側，以便能夠強化個案「想改變」的明確立場與決心。有些議題會在**準備階段**或**行動階段**變得較為清晰明顯，另一些議題在這兩階段時則較看不見。第四章中，我們將會更完整地討論如何運用決策平衡，以便確定個案所處的改變階段，並制定後續的治療計畫。

接下來這個段落，我們將會再次提及第一章中提過的案例——喬安，也就是佩特．德寧接觸過的其中一位個案，並重新檢視她的綜合專業評估概況（MAP）。

案例介紹：喬安

喬安因為最近與女友分手而前來接受治療，對於自己一直未能經營起長期穩定的感情關係，她感到非常憂鬱、焦慮與絕望。二十七歲時，她有過許多段非常短暫的關係，每一段關係都沒能維持超過幾個月。她說明自己的感情模式，她會強烈地愛上某位女性，而很快地變得缺乏安全感、容易嫉妒，她會忍不住當著大庭廣眾上演與女友吵架、羞辱女友的劇碼，非理性地向女友索求關注與承諾，這些女性感到窒息、難堪而憤怒，最終便紛紛向她提出分手。只是，喬安不太願意談論自己如何理解嫉妒與不安全感的來源，她僅直截了當地說明自己的童年相當艱辛，而她並不想要沉浸於過去。

看似毫無關聯似地，喬安也向我透露她用藥與喝酒的一些資訊（如同第一章所描述的）。她的飲酒量相當大，每天至少會喝到七至九瓶酒，如果有吸食或注射古柯鹼，飲酒量還會隨之增加，此外，她也有服用大量的麻醉止痛劑，那是由骨科醫師所開立的處方，用來緩解她髖部的疼痛。雖然在談及自己的用藥狀況時，喬安顯得相當防衛謹慎，但她在我沒有詢問的狀況下主動提供這些資訊，代表她知道我可能認為這些資訊很重要，即便她並不覺得這有什麼特別的。

在第一次會談中，喬安簡短地說明了家庭史，她與哥哥在南達科他州的郊區出生與長大，父母在她五歲時因為一場車禍而喪命，喬安與哥哥被送進孤兒院，而在那裡，她與哥哥都遭受身體虐待與性虐待。喬安的哥哥在十二歲時自殺了，在那之後，她離開了孤兒院，短暫地被送到祖母家生活，當時她年僅十一歲。祖母對她很好，她們經常並肩而坐，一邊喝雪莉酒、一邊引吭高歌，當時，這對她來說再稀鬆平常不過了，畢竟自從她六歲開始，她們就會一起喝酒唱歌。儘管兒時過得相當辛苦，喬安依然努力完成學業。一開始接觸藥物時，她已經在一間實驗室裡擔任化學研究助理超過四年了，她備受喜愛、也被交付了許多責任，而她自己相當喜歡這種感覺。她說，工作上沒有人知道她曾經的慘澹與混亂，她很希望能從此擺脫那所有一切。以下是她的綜合專業評估概況。

藥物

所使用的藥物種類

探詢之下得到以下的資訊：

- 乙醇（酒精）：從六歲開始，如果有去祖母家便會使用，她在七歲到十一歲之間便沒有碰酒，當時她在孤兒院生活，直到十一歲，與祖母一起生活之後才重新開始喝酒，直至十三歲時，她偶爾會大量豪飲（每次大約會喝五到十瓶酒）。目前，則幾乎每天都會喝七到九瓶酒。

- **大麻**：十四歲時，喬安開始跟朋友一起抽大麻，從那時候開始便養成習慣，每週會約個三次、與朋友一起抽點大麻。
- **古柯鹼**：喬安在二十一歲時第一次服用古柯鹼，她每週鼻吸古柯鹼白粉約一兩次，直到去年開始，她變成每天都會服用，大約 25 克到 50 克，偶爾她會用注射的方式施打，一次會用到 1 克，她注射施打古柯鹼的頻率通常是一個月一次，不過有時候會是一週一次。
- **麻醉止痛處方藥**：三年前，喬安因為嚴重的髖部疾病而開始使用維可汀（羥二氫可待因酮 加上乙酰氨基酚），而持續每天會服用六到八顆（每顆總共 30 到 40 毫克），有時候會替換成達而豐（Darvon）。雖然以重度疼痛的標準來看，她的維可汀使用量算是可接受的範圍，但這樣的劑量基本上是用來進行減緩疼痛（如術後或終身改變的疾患）的治療，顯然她還同時服用止痛藥與大量飲酒。
- **非處方藥**：無。

濫用或依賴的程度

喬安重度使用酒精、麻醉止痛劑、古柯鹼，可想而知她對止痛藥與酒精都有生理上的依賴（因為她每天都大量使用），她對古柯鹼是否有生理上的依賴則仍不清楚，需要更多戒斷現象的資訊才能判斷。喬安對酒精與古柯鹼呈現中度失控，雖然也許她的掌控程度是否有達「中度」程度仍有待觀察，因為她無意減少使用量，就目前所得到的資訊，很難判斷她是否失控。同時，她感覺到耐受性有明顯增加，不過僅限於酒精，然而，酒精與止痛劑彼此之間具有些微交叉耐受性，這可能會讓她繼續穩定服用止痛劑。她也自陳藉由止痛劑來減緩生理疼痛，而不是用來因應壓力。她在社交場合會喝酒，但她也會獨自喝酒，以便減緩焦慮、或抵銷古柯鹼的作用。同時，喬安似乎會在不同的情境下吸食古柯鹼，經常是結合社交的需求而吸食，而她較常在同樣的情境下獨自注射古柯鹼。在與其他藥物的使用相比後，意外發現，喬安使用大麻的方式顯得相當溫和、也無傷大雅。在評估階段，藥物—狀態—背景環境的作用已經開始浮現，但仍有待更進一步理解。

雖然喬安依然保有良好的工作能力，她卻有明顯的情緒痛苦，而社交能力也變差了。喬安對於自己在生活上的困頓與用藥之間的關聯，她認為是因為感情問題，才導致她使用酒精與古柯鹼，而事實上，並沒有確實證據顯示她用藥對生活造成任何負面影響。

處方藥物

喬安從幾年前看過的骨科醫生那裡，得到維可汀的處方箋，照理來說，她不應該服用超過醫囑給予的劑量，不過有時候，如果疼痛異常嚴重，她會連著一、兩天自行增加服用劑量（例如生理期的第一天）。她使用麻醉止痛劑的現象可以以許多不同方式來解讀：也許她這樣稱不上濫用，因為這樣的使用方式看不出導致了任何負面影響；另一方面，她在生活中並沒有為了減緩髖部的壓力付出任何努力，只是不斷以經濟與情緒為理由拒絕進行矯正手術。此外，如果進行了手術，術後並沒有人可以來照顧她，她也很擔心自己會因為請長假而丟工作。我們並不清楚這些擔憂具有多少現實根據，喬安拒絕接受醫生的建議，也許是因為她想要醫生繼續開維可汀的處方箋給她，或也許是因為她在現實層面上確實有這些恐懼擔憂。

不論劑量多寡，持續使用麻醉止痛劑其實並不會造成既定的危害，最大的風險是，由於維可汀含有乙醯氨基酚（acetaminophen）的成分，如果長期大量使用可能會造成肝臟問題。

當時，喬安平常並沒有定期服用任何其他藥物或處方，她每天頂多也只會吞一點綜合維他命與紫錐花膠囊以增強免疫系統，過去，她習慣自行調整吃藥的劑量與頻率，但她自陳這並沒有產生什麼影響。

狀態

動機與期待

喬安之所以會使用藥物，來自許多原因，除了髖部疼痛之外，她的生命也曾發生過許多創傷性的失落經驗、遭受過虐待，這些經歷一般人恐怕都承受不起。她早已學會許多不同類型的藥物能有不同的效果：維可汀可以減緩椎心刺骨的情緒痛楚（儘管她矢口否認這是她使用維可汀的原因）、酒精可以降低社交焦慮、古柯鹼可以對抗憂鬱低落。這些感受暗伏在心底，隨著時間，喬安學會可以靠酒精與不同藥物來幫忙自己因應這一切。

個案所設立的目標

一開始，喬安把心力都放在處理情感問題上，對於任何與物質使用相關的目標，她都說得含糊其詞，她之所以勉強談論這些目標，是因為她猜想那是我所能接受的部分。對於要有所改變，她看起來很驚慌，因為以前嘗試戒藥與戒酒時，引發了憂鬱與自殺意念，同時，對於目前有在使用的這些藥物，她也分別有著不同的考量與顧慮。

改變期

喬安看起來似乎很令人困惑，雖然她目前處於改變期，但前一刻的她才對改變抱持不同的立場。在過去，她曾好幾度嘗試要戒除，但幾乎都是以失敗收場，這代表著在那些時刻，她已經度過了思考期與準備階段。然而，最近，看起來喬安是處於思考前期，因為她在初談時有表示自己並不認為用藥是個問題。不過，她並非完全無視用藥行為可能會對她自己所造成的潛在傷害，尤其是酒精與古柯鹼。而對於止痛劑，她堅定地拒絕考慮改變，因為她認為那是必要的醫療藥物，而非僅是心理上的需要。喬安在不同的行為與問題上，處於不同的改變階段，她與我運用了決策平衡進行討論、並決定她想要做什麼樣的改變。

決策平衡

喬安不太願意花時間完成決策平衡工作清單，她覺得這佔去了治療時間，她想要聚焦討論感情關係的議題，在我的探問之下她比較理解自己使用酒精狀況與和女友吵架之間的關聯。之後，我們達成共識會在幾次會談中討論她想談的面向，也用幾次的會談來評估用藥的利弊得失，這樣的共識討論讓她體認到，自己既是「治療中的顧客」、對於改變感情關係處於準備期，同時也是「治療中的過客」、對於自己藥物使用的狀態處於懵懂與思考期。喬安花了大約十週時間完成決策平衡的歷程，以下是她對自己處於改變階段的一些發現：

- **懵懂期**

麻醉止痛劑：喬安無意改變這項行為，也不認為這形成任何負面影響。

- **懵懂期或早期思考期**

  古柯鹼、酒精與大麻：雖然喬安並非主動關注這些物質使用，而是為了回應我的建議，不過，她願意思考這些物質可能在某些時間點會造成問題，只是她未能舉出具體例子。

- **思考期或準備期**

  失敗的關係、不安全感與嫉妒之情：她主動尋求治療，代表她對此議題已處於思考期，甚至也許已經進入準備期，有動力做些改變，處理自己在關係經營上的困難。

使用這樣的概述，讓個案在述說自己的故事時，治療師必須要細細聆聽，而不是只想預料個案用藥的後果。她深感困頓，想要得到一點釋放，並已尋求治療、希望處理關係的議題。雖然她的兒時經歷讓任何臨床工作者都會警覺她可能有明顯的心理病理狀況，而她重度使用藥物更令人相當擔憂，然而，喬安自己帶來想要討論的議題也應該得到重視。在第四章中，我們將會討論如何運用改變階段來與個案共構目標與方向，終而形成正式的治療目標。

自我效能感

喬安在自己生活的不同面向，展現不同的自我效能感。她對自己聰穎伶俐與卓越的專業能力展現出高度自信，卻覺得如果自己要求額外的病假，便難以安然保住工作；她自知在外表與個性上是很有魅力的，尤其她滿有幽默感，也相當大方、願意與陌生人互動，然而，她卻很害怕接觸新的環境（這點也導致她後來結束了與我的治療），要去一個新的地方之前，她非得不斷重複確認路線不可，她因此錯過了許多事業與社交的機會。在心理健康的面向上，喬安強烈地認為自己不可能脫離藥物或酒精，之前嘗試戒除時所經驗到的憂鬱與苦楚令她痛不欲生、萌生自殺的念頭，這樣的脆弱與無助消弭了她的自我效能感，也對改變用藥行為形成難以克服的阻礙。

治療史

喬安在五年前曾參加過幾次戒酒無名會，她每一次都很快地與其他團體成員陷入短暫而轟轟烈烈的曖昧，並在過程中便雙雙故態復萌。當探尋到這個模式，喬安猜想這也許是自己逃避的作法，她猶疑自己也許很害怕不再用藥或喝酒。再進一步探尋之後，喬安揭露每當要試著停止使用物質，不論是在十二步驟中、或靠自己力量，她每每會在三、四周之內便陷入憂鬱與自殺意念之中。

喬安從未進行個別心理治療，但曾進行過兩次伴侶諮商，伴侶諮商令她感到很痛苦，至今仍對伴侶諮商的歷程與諮商師充滿怨懟，她覺得諮商師每次都站在伴侶那邊，關係也因為諮商而破滅。雖然對個別心理治療充滿猶疑，但對治療能幫忙她「振作起來、好好生活」寄予強烈的渴望。

精神疾病診斷

喬安明顯出現一些疑似人格疾患的症狀，除了物質濫用與依賴之外，她並沒有呈現出足以構成第一軸診斷的症狀，她自陳停止使用物質後會陷入巨大的憂鬱。在初談與後續的會談，喬安說明了以下的症狀：

- 長期的情感不穩定

- 情感忍耐度與調節力不佳
- 關係混亂、對關係需索無度
- 極度恐懼被人拋棄
- 自暴自棄的行為（呈現特定的用藥方式）
- 空虛感

這些症狀符合邊緣性人格疾患的樣貌，然而，可能有些不穩定是因為使用酒精或古柯鹼所造成的。情緒的部分，也許她有原發性情感性疾患（重度憂鬱症），也或許那是由物質所誘發的情感性疾患，然而，考量到每當她戒酒便會立刻感到嚴重的焦躁不安，這代表著酒精平時可能是扮演著壓抑情緒的功能，而並非增進她的情緒。由此判斷，她比較有可能是原發性的情感性疾患，不過，因為她的精神症狀與用藥已經並存好長一段時間了，我們無法完全確定究竟是如何。心理動力取向的臨床工作者也會多加留意「依賴性憂鬱」（anaclitic-like depression）的可能性，早年經歷過重大失落，也出現渴望、緊緊相黏式的關係依附、沒有罪惡感，上述這些現象都指向她可能有憂鬱性人格。治療一開始必須暫時進行憂鬱診斷，而當進入了停止用藥的階段，則要重新評估。隨著越來越了解喬安，整體性的診斷藍圖才逐漸浮現，要能夠處理她的憂鬱，深度心理治療與精神科用藥雙管齊下是很重要的。在與像喬安這樣狀況的個案工作時，應該要盡量減少治療性的面質，綜合考量了喬安過往的生命經歷、使用藥物、有一位自殺身亡的哥哥、層出不窮的社會困境皆讓她處於高度的自殺風險中，尤其萬一喬安變得滴酒不沾的話。

發展網格（Developmental Grid）

人生所經歷的重大事件中，蘊含著豐富的資訊，讓我們了解是什麼形塑喬安現在的樣貌。五歲時，她的父母在一場車禍中雙雙喪命，此後，她與哥哥一起被送至孤兒院，在孤兒院裡，喬安蒙受工作人員的虐待、歷經了哥哥自殺的衝擊，直到十一歲，她才被帶到祖母家生活，她與祖母經常一起飲酒，那是她們過往相伴的美好回憶。表 3.3 是我在治療喬安的初期，將想法整理成的一份發展表格。

物質使用的背景

喬安經常在不同情境下用藥，她經常在家喝酒，當感到焦慮不安，通常在傍晚時喝兩、三杯酒，但在社交場合，她便喝得很多，每每喝到爛醉如泥。她使用藥品的狀況也因情境而異，與人一起時，她會在車上或夜店的廁所裡吸食古柯鹼，唯有獨自在家時，她才會用注射的方式使用古柯鹼。她漸漸理解到，將藥物注射進靜脈裡，其實表徵著她的求死意願，用藥會對她造成很大的傷害，最終往往導致她需要接受醫療介入。

治療師的考量

喬安的情緒相當敏感脆弱，在沒有喝酒期間曾歷經過強烈的精神痛苦，並會在一些危險情境下使用藥物。但她有很高的機率會拒絕接受治療，因此無法在陷入憂鬱時得到協助、或缺乏控制用藥的策略。身為她的治療師，比較明智的作法是以「支持她的自我」為目標來展開治療，在建立治療關係之前，先把焦點放在她所關切的議題、她的內在力量與能力發展上。治療目標包括發展出在痛苦時

表 3.3　喬安的發展網格			
重大發展事件	受事件所形塑而成的人格特質	人格特質與成癮疾患的關聯	人格特質與治療歷程的關聯
五歲時，父母雙亡	恐懼被拋棄；空虛感；緊緊巴著伴侶不放；依賴性憂鬱	需要藉使用物質來麻痺與伴侶分開所造成的痛苦	選擇性地有時黏人囉嗦、有時迴避或拒絕（藉此抗拒依賴性）
五歲後，被送至孤兒院，遭受虐待	缺乏情感調節能力；憂鬱；情感不穩定；缺乏信任感；朋友與支持系統貧乏	自我傷害；高危險性的物質使用；在社交場合用藥	缺乏信任感；恐懼專業人員的「協助」會傷害自己
十到十一歲時，哥哥自殺身亡	自殺性憂鬱	藉由飲酒來保護自己抵抗自殺性的憂鬱；危險地注射古柯鹼	治療師不應該將戒酒視為治療目標，除非有一些可以確保安全的方法
搬去與關心她的祖母同住，經常喝酒	感覺勝任工作；在專業領域努力上進	對酒精產生依附性	也許有能力與支持性的治療師建立依附；在與治療師的依附關係穩固之前，不建議貿然改變飲酒行為

可以因應的內在資源、以及情感調節與自我照顧相關的能力。評估治療關係是否穩固的指標在於她是否穩定出席、當陷入痛苦時她是否會打電話給我、她是否自陳治療是有幫助的。喬安需要跟我之間發展出強烈的羈絆，才能夠處理一些重大議題，例如成長歷程對她形成的衝擊、她與藥物之間的關係等。當治療的工作重點從建立自我轉變成探索核心議題時，會談頻率可以增加為一週兩次。謹記在

治療後期，住院、投藥或其他資源，也許會成為治療計畫中很重要的部分。

支持系統

自從祖母在幾年前過世之後，喬安身邊便一直沒有親近的家人或朋友，顯然地，這呈現她維持關係的困難，她也正因此前來治療。雖然她已經在同一份工作裡待了許久，但與同事也僅是泛泛之交。身為女同志，喬安將大多數時間都花在女同志社群中，經常待在女同酒吧，雖然喬安能言善道、聰明伶俐、又極具幽默感，在社群裡卻沒有交到什麼朋友。她總是遇見新的女性對象、並馬上與她發生性關係，接著，這種一見鐘情的戀愛總是很快就變得問題重重。在生活中缺乏穩定情感支持的情況下，在治療上培養與他人發展健康關係的能力就顯得相當重要。

結論

在物質使用的治療中，評估是一段複雜、且漫長的歷程。本書所呈現之評估資訊的順序，乃依循藥物—狀態—背景環境的模式，但並不一定完全要按照這個順序，治療必須要依個案不同的需求做調整，而在評估同時，治療的歷程也同時發生。完整的評估能讓個案不同的需求清楚浮現。在心理治療中，我們往往沒有向個案清楚說明治療的需要，而藥物依賴的治療中，治療師在評估個案的需求時，通常沒有採納個案本身真實的需要，只將戒斷當作目標。事實上，個案帶著許多希望與需求進入治療，唯有他們的想法受到重視，才能夠建立起同理的連結、治療關係、並確保治療能夠持續進行。一般正式的評估歷程並不會著重於上述這種關係的建立，因此我們特別再次強調建立關係的重要性，以便能夠蒐集到必要的資訊。

【第四章】發展治療計畫

評估並非以線性的方式進行，目的也不在達成一份制式化、一體適用的治療計畫。評估也非獨立不連貫的歷程，許多資訊可以在治療的過程中獲得，且這樣的效果最好，如果治療方式過於制式化（例如堅持在初次談話之前要進行一次評估），便沒有足夠彈性空間去回應個案當下的需要，也無法令個案卸下防衛、向陌生人透露個人私密資訊，或許這樣評估依然能蒐集到資訊，但可能無法即早建立信任感與合作性的治療關係。動機式晤談的原則非常強調，在展開任何治療，第一時間便要建立起和諧的情誼，減少傷害心理治療也立基於一份信念：物質使用個案與臨床工作者間穩定的互動，將有助於創造「改變」的氛圍。不論穩定關係是來自一次的諮詢、在服務中心中簡短的接觸、臨床工作的個案管理、或是持續性心理治療，都必須花時間培養彼此間的信任與合作。接下來，我們將說明如何為每位個案建立個別化的治療計畫。

規畫治療的基礎

在規畫治療的歷程中，臨床工作者最大的挑戰是避免遠離個案本身的目標與改變的步調。不論是私人保險申請管理式醫療照護（managed care）時要求佐附醫療需求證明，或美國州政府針對低收入戶所提供的醫療補助保險（Medicaid，俗稱「白卡」）要求設計每三個月一次、或每個月一次的治療進展計畫，而以上「進展與改變」的壓力都落在臨床工作者身上。管理式醫療照護將會誘導治療師萌生「希望個案趕快好轉」的念頭，然而事實上，人（或個案）的改變過程通常是往返曲折、且相當緩慢。例如：一位個案因為已經連續三周星期一都遲到而被老闆盯上，原本以為上班遲到是最亟需處理的議題，只是一週過後她因跟男朋友大吵一架，治療的焦點又變成處理感情關係，至於用藥或濫用從來不是治療的核心話題，治療中談論可能是其他生活上的危機，即便這些危機不一定直接與用藥相關，卻是最重要的議題。自我決定、矛盾心態與選擇是人們動機與行為最重要的三個面向，也攸關減少傷害心理治療計畫的成功與否。

個案的自我決定

自我決定理論（Self-determination theory, SDT; Ryan & Deci, 2000）是一個以實證研究為基礎的動機理論，有助於我們了解動機與幸福之間的關係。對於治療師或諮商師而言，了解如何促進個案的動機至關重要。回顧第二章的重點，動機需要擁有活力、目標感與完成某件事情的毅力，這意味著一個人是積極投入的，而非被動或疏離的，有些動機是發自內心的。舉例來說，我們天生具有好奇、探索與學習的傾向，因為那會帶給我們很好的感覺、我們享受那樣的過程，事情的本身便具有意義（就像吃一頓美食佳餚、玩新的玩具等）。內在動機與自信、創造力、活力、自尊、幸福感和表現有著正向關聯，一個人對某項活動的價值內化、統合程度，將影響他參與和投入的程度。內化意指吸收與接受特定行為或活動的價值，統合則是指外在價值歷經轉化後成為自己內在的觀念。統合能增進一個人的效能、毅力與幸福，與內在動機行為一樣令人滿足。

並非所有事情都令人滿足或具有內在動機，且外在動機是受到外在力量所驅動，這意指我們去做他人或社會文化認為重要的事情，但並未從中獲得酬賞。由於我們並非真的對許多外在強加的價值與行為期待感興趣（例如寫作業、購買生活用品等），自我決定理論處理這類行為如何變成自我決定，以及環境如何影響改變歷程。每一個人做一件事情的原因各不相同，而外在動機看似相同，內在的促發因素則可能大不相同。

關於環境如何促發我們的內在動機，有三個關鍵因素：歸屬感、勝任感與自主感。跨文化研究已經研究自主性的概念在其他非西方文化中的差異（Chirkov et al. , 2003），自我決定理論清楚地區分，自主性並不等於獨立，相反地，自主性意味著一個人內化其文化價值的程度，不論其文化價值是崇尚獨立或崇尚集體的、不論這個人感覺文化價值與他本身的個性是否同調，換句話說，就是外加責任轉變為個人慾望。

外來控制、強迫、疏離與獎懲等因素會阻礙內在動機的形成。切記，越是濫用藥物的人，生命裡越可能發生過創傷，除了難以承受的痛苦經驗，創傷還包含失控，即便創傷沒有完全摧毀，也會嚴重阻礙自主感、勝任感與隸屬感的形成。傳統的物質濫用治療強制施行預設的治療目標，這些目標往往是親朋好友或法律所強加在個案身上，如果個案沒有遵守這些規則和慣例便會取消治療，這樣的治療模式絲毫沒有考量到如何促進個案的內在動機。

減害心理治療師的工作是建立信任關係、支持個案的自主性、並幫助個案感到有能力，因此，必須成為一個可信任的、非侵入性的依附角色來完成上述的任務（詳見第五章關於依附理論的討論）。我們關注並讚賞個案的能力與效能，最重要的是，要清楚地讓個案知道，他們可以選擇、決定及免受來自外界的壓力，甚至能夠讓他們免受傷害。為了能夠促發動機，我們需要遵從動機式晤談的原則與實務操作。

矛盾心態

許多臨床工作者將個案的猶疑不決視為抗阻、或否認問題，而這兩者皆預言治療終將失敗。對於個案的猶疑不決，更有建設性的視角是去理解個案之所以用藥，背後有其適應性的緣由，例如，為了要處理悲傷或憤怒的情緒、或是增進社會互動。儘管物質使用所造成的嚴重負面影響會隨著時間而更形加劇，而原初為了調適而使用的（正向的）理由，仍持續在意識或潛意識中運作，即便是「最積極」的個案亦然。這意味著大多數人在意識上、或潛意識裡都維持著與藥物的依附關係，不論他們是否決心改變。換句話說，一位不確定「特定藥物的使用習慣是否構成問題」的個案、與一個決心改變而前來治療的個案、以及另一個已經進入行動期的個案，也許這三位個案在心理狀態上並無二致。

當個案處在了解自己為什麼喜歡用藥和用藥後所承受磨難間的張力時，其治療的表現最好。這即是一種矛盾狀態，或者說被某個議題、某種行為或某種依附狀態的兩個面向相互拉扯，而這其中蘊含著個案最豐富的生命故事，以及與藥物的關係。治療師必須要抗拒選邊站的誘惑，通常過度簡化藥物問題、或過早做成一份改變計畫，這都是選邊站的跡象。如果我們眼前出現一位極為焦躁不安、大聲宣告自己必須立刻戒酒的個案，最有用的做法是簡單地回應他「我看得出來，你已經意識到酒精對你造成了很大的問題，只是，酒精長久以來一直是你生活中很核心的一部分，它在某種層面上一定對你很重要，我希望能了解更多」，這類的回應會讓個案願意開放自己去探索內在的複雜性，試著理解自己與酒精存在著什麼樣的關係，而非強迫他們隱藏自己內心裡的矛盾，因為這些矛盾在日後仍會浮現。要能做出這樣的回應，我們必須要把持住自己，不陷入文化中二分化的思維，在互動的過程中，也不去認同個案內化自己成癮現象的刻板印象。被強制而前來治療的個案，其問題也許不太一樣，其中一個問題可能是他們並不認為自己用藥已造成嚴重的後果，此時，治療師不應該誤以為這些個案需要發展覺察、或去**面質他們的否認**，治療師的任務是一致的：協助他們了解自己用藥的原因（**正向與負向**），藉此展現學習心態、並避免過快下定論。

選擇的重要性

選擇是治療中很重要的一部分，有越來越多研究指出，個案擁有越多選擇的可能性，治療成效越好。選擇賦予個案力量，讓他更積極也更能投入於治療中。在一般的心理治療中，個案擁有眾多選擇，不同臨床工作者在不同場域中（例如病房、日間留院、門診）提供各式各樣的治療介入（例如團體治療、身體工作、個別治療），然而，在藥物依賴的治療中，個案的選擇卻非常有限，成因並不完全是因為缺少其他的治療方法，而是因為臨床工作者無意、或不知道如何尋求不同的治療方法。選擇也往往受限於保險理賠、勞工條款與司法體系（Egelko, 2007）（如前所述，有些法院認為強制個案參加十二步驟方案，實已違反個人信仰自由）。在這些限制之下，盡力為每一位個案量身打造適合的計畫是很重要的。

臨床工作者往往假設，如果讓個案自己做選擇（例如個案自己制定與飲酒相關的目標），那麼個案便會選擇具有傷害性的行為，實際上並非如此。研究也證實，如果個案在諮商中能感覺到被理解、諮商師也擁有正確的相關資訊，大多數個案會選擇適合自己飲酒嚴重程度的目標，這樣的目標往往也正是臨床工作者會設定的目標（Ojehagen & Berglund, 1989; Pachman, FOy & VanErd, 1978）。這些研究也顯示，在進入治療時，如果個案可以選擇要戒斷或調整使用習慣，有 50% 到 84% 的個案會選擇戒斷。這些研究緩解了我們心中的恐懼，也讓我們相信，如果個案能夠選擇，大多不會選擇繼續喝酒。可惜的是，這類的研究並未針對其他藥物做過探討。我們接觸酒精成癮者的臨床經驗也與這些研究相符：大多數個案都確信戒除（通常是戒掉他們的『主要用藥』）是最明智的決定。施壓個案去參加十二步驟方案（或做其他事情）將讓個案進入「心理阻抗」的動機狀態（當個人自由受到威脅時，會產生一股反抗威脅的力量）（Brehm, 1996）。

一個整合性的治療目標應該涵納許多不同的因素，路易斯（Lewis, 2005）描繪了一種選擇治療目標的理想合作性作法，並成為治療規畫歷程中的一部分。羅格斯（Rotgers, 1998）總結一些在藥物依賴治療領域中與選擇治療目標相關的研究，他指出，儘管研究提出了一些指引，但臨床工作者經常過於著重「哲學考量與口耳相傳的臨床偏方，而不是依循實證研究的證據予以介入」（p.65），他引用了一篇研究指出，當治療酒癮者時，如果個案的治療目標是被強加的（不論被要求的目標是戒斷、抑或調整使用習慣），治療結果都會受到負面影響（Sanchez-Craig & Lei, 1986）。臨床工作者必須要特別留意，儘管已經有許多研究強調個案選擇的重要性、以及個案的選擇其實相當有智慧，大多數治療方案依然並不允許個案選擇自己的治療目標。

我們要如何規畫以個案為中心的治療？

首要之首

往往，第一個治療決定會在緊急狀況下落在治療師身上。人們平常並不會特別尋求治療，直到感到有急迫需要——當被情緒、心智狀態或身體健康的危機折磨到身心俱疲，或者已經嘗到苦果（例如遭到拘捕或丟了工作）——或者他們受到其他人或其他事的逼迫才接受治療。如果出現自殺意念或自殺行為，不論是出於憂鬱或精神刺激藥物的戒斷症狀，我們都必須強力介入處理。若是身體出了狀況、兒少遭虐、或精神疾病發病這類危機，或許與物質使用治療本身沒什麼關聯，但也需要立即介入。根據治療師的經驗法則，接觸了這麼多前來治療的個案，首要之務是穩定危險性的症狀，以利在個案做出會導致心理壓力的事情之前，即打造安全之網以便承接住個案，待個案脫離急性危險期，再啟動治療。

儘管藥物問題有很多引人注目的地方，治療過程中，治療師需要關注個案當前立即的需要，個案需要有人幫忙處理自己的**問題**，而他們對這個問題的定義也許不包括用藥。舉例來說，一個沒錢買食物的人，即便他把僅有的錢拿去買了藥物，仍需考量他的飢餓問題、並提供食物填飽肚子，而後再開始討論其他議題；同樣地，一個女人因為小孩托育問題而未能準時前來治療，得需要有人先幫忙她解決這個麻煩；另一位個案，她需要有人幫她寫信給法院、證明她正在接受治療，如果不幫她寫這封信，可能會讓她遭受到比用藥本身更具傷害性的後果——入監服刑。以上這些例子說明，一個人面臨的各種困境，究竟是否直接受藥物或酒精使用所致，這並非治療的一開始的重點。一開始最重要的目標，是讓個案能夠進入治療，並提供任何必要的協助。如果治療師無法吸引許多物質使用的個案，便一無是處。針對藥物使用與生活困境之間關係的探討是很細膩的歷程，對某些個案來說，需要在關係夠安全穩定後才能進行探索。

選擇介入的程度與強度

近幾年的電視實境節目《復健中心》（Rehab）證實，如果參加二十八天的居家康復方案，將能有效解決或治癒個案的藥物問題。家人、朋友、上司與保險公司能夠插手介入的方法，便是將用藥者送進康復中心，雇主讓個案放長假、住在康復中心好好復原，保險公司則支付住宿費用（但往往只支付十四天的費用，而非二十八天）。對於社會上會因酗酒或嗑藥而家暴妻子、不照顧好小孩、游手好閒、或會酒後駕車的人，如果我們知道他們正安然無恙地待在康復中心裡，且幾乎不可能得到任何藥物或酒精，那便能放下心中的大石。然而，仍有成千上萬名街友、負擔不起康復中心費用或時間、找不到人托育孩子、無法請假的人，他們都沒有尋求居家方案的機會，而我們該如何提供他們這種程度的照顧呢？不論一開始我們提供的治療介入強度，他們終究須返回高度犯罪與高度物質使用的生活場域。當在討論什麼是最佳的治療架構時，我們必須要將個案本身的經濟與生活限制納入考量，治療方能發揮效用。

美國成癮藥物協會的標準

美國成癮藥物協會（American Society of Addiction Medicine，簡稱 ASAM）擬定了一份協議與決策樹，用以引導評估治療應該到什麼程度與強度。這份指引手冊已發行數版，每一版本都將更為複雜的情境納入考量，其中也包括個案自己的選擇。在現行美國成癮藥物協會的標準（Mee-Lee, 2005）中，如果個案需要進行解毒，則會被轉介到住院方案，抑或個案希望完全戒除、但無法單憑一己之力達成，那麼便會被轉介到居家康復方案中。生活環境對復原不利，是另一個進行居家或住院治療的緣由。這些方案的期程各有不同，通常從幾天的解毒、三十至九十天的短期住院復原、到三個月至一年的治療性社區。門診治療的範圍則包含密集式的治療（每天數小時到每週三天）、到一般規律的治療（一或兩個團體、以及／或每週進行諮商會談），通常會持續一到四個月，而針對鴉片類藥物依賴的美沙冬維持治療方案、以及丁基原啡因治療皆可能會持續終生。

什麼有效？什麼可行？

1990 年時，美國有超過一萬六千個物質濫用治療機構，逾半數是住院或居家中心，有 35% 是門診治療，而有 15% 提供美沙冬維持治療。到了 2007 年，則有 7% 的方案提供住院排毒，27% 是居家治療，81% 是門診治療，而在門診上有 10% 的方案會提供美沙冬與丁基原非因治療，而每一年僅有約 25% 擁有物質濫用問題的人會尋求治療（SAMHSA，應用研究辦公室，2007）。

住院與居家治療

除了控制性的環境，居家（收容中心）與住院治療、或密集式日間治療方案有助於擁有嚴重問題、缺乏社會支持或情感困難的人建立他們的目標，但並沒有證據顯示住院治療一定比門診治療更有效（Miller & Hester, 1986; McLellan, 2006）。事實上，如果住院治療的個案後續沒有接受門診治療、或參加自助團體，會消損個案改變自己生活的能力（Irwin, 2010）。厄文（Irwin）指出，把個案帶離他原本充滿高風險情境與刺激源的生活圈，將讓他產生自我效能感的錯覺且缺少實際相關的行動（例如出院後未固定回診）。此外，他也指出因應能力必須要由個案親身實踐，才能有持之以恆的改變。

門診治療

門診治療是最為常見的治療形式，且成效與居家治療不相上下，且費用便宜很多。長久以來有許多研究顯示，與其它因素相比，治療持續長度與治療最終成功（完全戒除）具有最顯著的正相關。然而，很難確知在治療中越久的個案，本身是否即有越高的動機要戒除使用、並越願意投入以戒斷為目標的治療，或者其中有其它因素在作用。

美沙冬與丁基原非因替代治療

美沙冬維持治療一直最能有效治療任何物質濫用問題的方法，已有許多文獻記載它在減少非法鴉片類藥物的使用、就業與社會安定上的影響。不幸的是，美國憲法第九修正案針對美沙冬進行管制，只有聯邦政府認可的診所得以開立，且嚴格限制病患返家服用的劑量，這樣的限制大大影響病患在工作與旅行的能力。然而，自丁基原非因（舒倍生 Suboxone、速百騰 Subutex）獲准後，個案即可到診所領取鴉片類替代治療的藥方，並按月取得處方箋。儘管研究證實它的效用可以持續相當長一段時間，許多臨床工作者或十二步驟方案團體依然對個案持續「用藥」心存芥蒂。此外，許多居家治療方案並不容許個案使用這些替代藥物，因為如此一來他們就不算「擺脫物質」了，他們對此的定義包括要戒除美沙冬與丁基原非因替代藥物。

團體或個別諮商

長久以來，處理物質濫用的標準做法是以團體進行治療（通常是藥物宣導或十二步驟導向的團體），時間一久彷彿成了常規。然而，雖然從相同境遇的人身上獲得支持是極為珍貴的經驗，不過有許多人並不適合團體形式、也很難從其他團體成員的表達中得到支持，特別是在經常相互提出面質的團體中，來自不同文化背景的人也許只在一對一的諮商中才能感到舒適自在。如果個案表示不願意參加團體治療的話，我們不應該要求他參加團體。對團體的抗拒不應該被視為否認或缺乏動機，相反地，如果治療師認為團體對個案是有益處的，那麼可以找機會探討個案對團體的想法、讓個案更認識這樣的治療方式。

當治療方案包含了個別諮商，治療成果較佳，但只有 40% 的方案將個別諮商納入整體治療中（McLellan, 2006）。減害心理治療團體是完全自願性的，且並不會建議個案需完全戒除、或提供任何目標，這種取向的團體已經發展超過十五年了（Little, 2002, 2006a; Little, Hodari, Lavender & Berg, 2008），提供對個案有益的團體經驗。例如支持、認同感與社交技巧的建立，少了傳統物質濫用治療團體對個案高度要求與緊繃感。第十章將會詳述這類團體的細節。即便如此，根據我們在減害心理治療中心（HRTC）與不收費的個案工作經驗，約有 95% 的個案選擇個別諮商（或治療）而非團體治療，在我們的社區方案中，有一個每周見面多次的開放式團體，有許多人會來參加，在這個團體中，成員可以自由進出來去、總是會泡好一壺熱咖啡、沒有非說話不可的壓力，上述這些條件都讓成員能輕易地走進團體、或從團體中退出，或許再也不會回到團體、也或許能漸進式地融入團體。因為不用立下承諾，在團體歷程中比較容易能建立信任感、維護個人的選擇。

我們透過仔細觀察個案如何決定，了解到個別治療是減少傷害心理治療的基礎，所有個案都渴望能與具備專業能力的治療師建立不帶批判的關係，治療師為個案創造一點喘息的空間，並幫助個案學習如何思考自己。

參加自助團體

自助團體幾乎都是以十二步驟方案會談為架構，在美國處處可見。然而，不到 25% 的人在嘗試參加過一次之後，仍會繼續參加團體、或主動加入相關活動。研究顯示，比其他人，這 25% 的人擁有更好的治療成效（McLellan, 2006）。其他類型的自助方案，諸如救生圈（Life Ring）、智慧復原（SMART Recovery）、調節管理（Moderation Management）、HAMS 成癮治療（全名為 Harm Reduction, Abstinence, and Moderation Support）等都是很棒的選擇，只是少有安排會談，唯有調節管理方案提供調節酒精使用的支持性自助方案安排線上會談。對於需要更高支持性的個案來說，如果同時有接受門診治療，十二步驟方案不論是在可及性或費用上，依然是最可行的選擇。人們往往要走馬看花似地逛了一陣子，才會找到一個能滿足自己需求的自助方案，即便他們並不一定完全投入其中。

心理治療

心理治療並不是治療物質濫用的標準程序，事實上，它受到諸多批評，有許多人認為它行不通。長年以來，茲威本[1]（Zweben）一直是十二步驟取向心理治療的倡導者，他認為如果協助個案參與十二步驟團體，便可以成功戒除物質使用。她與沃斯頓[2]（Washton, 2009）合著了一本關於物質濫用心理治療的重要書籍，只是她所持的立場預設治療最終目標為完全戒除。關於心理動力取向的治療師如何處理物質濫用，將於本書第六章詳述。近期的研究顯示，心理治療成效非常好，特別是在創傷的治療，而創傷往往與物質濫用極有關聯（see e.g., Siegel, 2010）。

治療適配性

尚無研究支持，有特定的治療取向（例如認知行為治療、十二步驟方案、或聚焦於問題解決的介入）或治療場域（例如住院、門診）能與特定個案相互適配（詳見專案媒合研究團體 Project Match Research Group 的研究，1997）。諸如在個案生活上遭逢危急狀況，缺少配合度和適當治療密集度的選項，這類限制會導致治療結果不佳。然而，適配性不足並不代表個案不需要選擇治療的形式。有所選擇，是正向治療結果的指標。

去留隨人好惡

這是減害治療師的至理名言。雖然人們在意識上並不完全確知，但往往知道自己需要什麼，也知道自己能夠容忍什麼。儘管有

1　編註：艾倫・茲威本（Allen Zweben），美國社會工作學者，也是成癮治療專家。

2　編註：阿諾・M・沃斯頓（Arnold M. Washton），美國知名心理醫師與作家。

點矛盾，有一種明顯的現實情況，就是有嚴重藥物問題、又共病精神疾患的人，如果接受建議進行密集治療，狀況也許會變得更糟。正如同個案其實相當懂得「善用」藥物來調節自己的精神痛楚，如果有機會的話，個案也會「善用」治療來幫助自己。這在服務中心的方案中最為顯著，前來服務中心的個案可以自行選擇治療頻率，個案也許會來尋求個別會談、只是簡單來報個平安，或者，一週來參加幾次團體治療、但很快又消失好幾個月，接著又再出現，要求預約規律的治療時間。在私人工作的場域裡，這樣的「善用」往往會展現為失約、或因未能兼顧其他生活責任（如工作或照顧小孩）而無法進行治療。儘管個案也許會因為其他原因而逃避治療，在我們的經驗裡，失約經常發生於較密集或有衝突性的一連串會談之後，具有減害理念的服務必須接納這種現象的發生，並對個案參與治療的變動保持好奇，不能僅僅堅持個案必須要規律出席，而不顧個案是否能夠承受得住密集治療。

基於上述考量，關於治療頻率與如何設計個案所需的治療方案，並無簡單的規則可循。治療師只需提供不同治療形式的選擇，讓個案依照個人偏好選擇所需的治療，有些個案會較期待每天前來治療幾分鐘，有些個案則希望有規律且固定的會談。可惜的是，即使個案確實需要住院或密集門診介入時，大多數現行方案皆以戒除為唯一宗旨，讓很多個案不願意接受轉介，在此情形之下，只能留給個別治療師或治療團隊盡可能地提供治療、支持與協助安排。

個案在改變階段所處位置，也可以用來決定治療的場域與強度。假設個案處於沈思階段，不論他用藥的嚴重程度，若貿然邀請他進入住院方案必然會引來個案的抗拒與治療失敗，對此他的家人想必最能明瞭！如果個案認定我們是錯的，那麼再怎麼「正確」的建議也一無是處，我們必須讓個案自己做選擇，加上我們的臨床經驗、一點推測與直覺，協助個案選擇最佳的治療方式，藉此，我們強化治療的同盟關係。再次引用比爾·米勒（Bill Miller, 2009）在研討會上所說的，「我們唯一能確知有效的是，個案必須與諮商師建立起治療的同盟關係。」

建立需求階層

為了確保治療是協同合作、並以個案為中心的，我們必須將傷害分級、並建立改變計畫。個案的「需求層級」會促進治療目標的推行。在評估的過程中，我們需針對各個問題確認改變的動機，進而建立一組需求階層，並說明一個成功的治療計畫。這過程包括建構一份矩陣分析，先針對圖表上所詳列的每個問題以決策平衡來分析，而後再標示每項問題所處的改變階段。儘管改變的動機是動態變化的，甚至有時候每天都不一樣，決策平衡工作清單提供具深度且清楚的資訊，有助架構出一份治療計畫。不過，首先，我們必須先說明何以設定這樣的治療目標。

目標設定

治療師的觀點在建立治療目標的重要性和建立的過程，會因情況不同而有很大的差別。有些人比較喜歡由發展性概念來思考，例如情感忍受度、挫折忍受度、成熟度與人格發展，另一些人（尤其是接受保險或其他來源給付的人，需要以量化呈現治療的目標與成果）則較偏向以行為取向來思考，並會以相對可測量的指標來評估治療的進展。例如降低恐慌發作的次數、增加社會性活動，因為這些指標比較容易定義與測量，藥物與酒精問題看似很適合以行為取向當作治療目標，不過其復發率卻出奇地高，令人難以接受。雖然減害也涉及了行為的改變，但治療的重點並不總是放在用藥本身，每位個案用藥的獨特習性、個案與藥物之間的關係、以及改變所帶來的風險與益處都是治療中很重要的面向。

治療目標可以同時包括短期與長期的治療形式，事實上，要說服個案暫時停止使用藥物通常並不難，因為個案知道反正未來還是可以改變決定，或想要將調整藥物使用作為長期目標。結合短期與長期目標，對治療而言是很重要的，舉例來說，一名在生理上對物質（如酒精或鴉片類藥物）產生依賴的個案會發現很難在第一個階段調整使用量，因為耐受性與戒斷症狀讓他們幾乎不可能成功減少使用。針對這樣的生理現象，坦白來說，如果先撇除完全戒除，並開放給個案選擇長期性的目標，反而會讓個案考慮選擇短期戒除。另一種狀況，如果個案並沒有產生生理上的依賴，也許會願意嘗試其他減少傷害的做法，例如「無毒日」（drug-free days），可以減少過去所經驗嚴重問題。米勒（Miller）與佩吉（Page）（1991）提出三種有別於即刻戒斷的「漸進式戒斷」（Warm Turkey）選擇：逐步減縮、嚐試節制、體會清醒。有別於不經意地鼓勵個案未來可以繼續使用，這樣的方式讓個案有機會經驗一下不用藥、或至少比較不那麼沉迷於藥物，提供個案可以選擇的選項，且有著治療關係的支持。我們將在第八章進一步詳述如何運用物質使用管理技巧來改變用藥習慣。

短期與長期目標的構想相當重要，不只可作為規畫治療的工具，也易於向個案傳達你理解個案的需要與願望也許會隨著時間改變。很多個案希望能有能力控制藥物使用，而不是完全戒除，但個案自知其實並沒有辦法控制；另外有些個案希望重拾控制力，此時，治療師接納與詢問的態度格外重要，個案需要感覺可以開誠佈公地說出自己真實的願望，這時切勿質問個案的目標是否實際可行，而是去探索個案與各種藥物間依附性的差異，並了解個案對改變的想法。在此關鍵時刻，最重要的是要切記，礙於偏見、外在壓力、或錯誤資訊，個案也許會假設自己「應該要」有所改變，這類假性服從通常會導致失敗。

總結來說，關於個案的藥物—狀態—背景環境表格上，相關的細節可以呈現個案前來治療在生理、心理與社會的議題；決策平衡有助於呈現個案所有問題所在的改變階段；需求階級則由個案來選擇及組成，而後再針對某一問題所在的改變階段，呈現個案所最有可能達成的改變。

藥物、狀態與背景環境

治療師與個案一旦發展出友好關係，越能清楚呈現個案的問題，便可以將所有資訊建立成一份視覺化的紀錄，並藉此共同擬定一份符合個案需求階層的治療計畫。我們通常會與個案一起將這些資訊圖表化，運用藥物—狀態—背景環境的表格，每一個方格中都可以填上相應的資訊。表 4.1 便是一份填妥的範例。以這種方式來看，個案的問題與藥物—狀態—背景環境之間的關係便一目瞭然。

藥物—狀態—背景環境的模式認為，當這三者當中任一因素發生變化，將會連帶影響其他因素的改變，而治療計畫的作用在於辨別那些改變對個案來說是較容易達成、或最重要的，且是個最能接受的。接著，決策平衡是用來辨識改變的動機與阻礙，讓治療計畫更合乎現實。隨著治療歷程的推進，自然會產生目標，在每個人的生命困境故事中都蘊含了龐大的資訊，其中有些訊息特別引人關

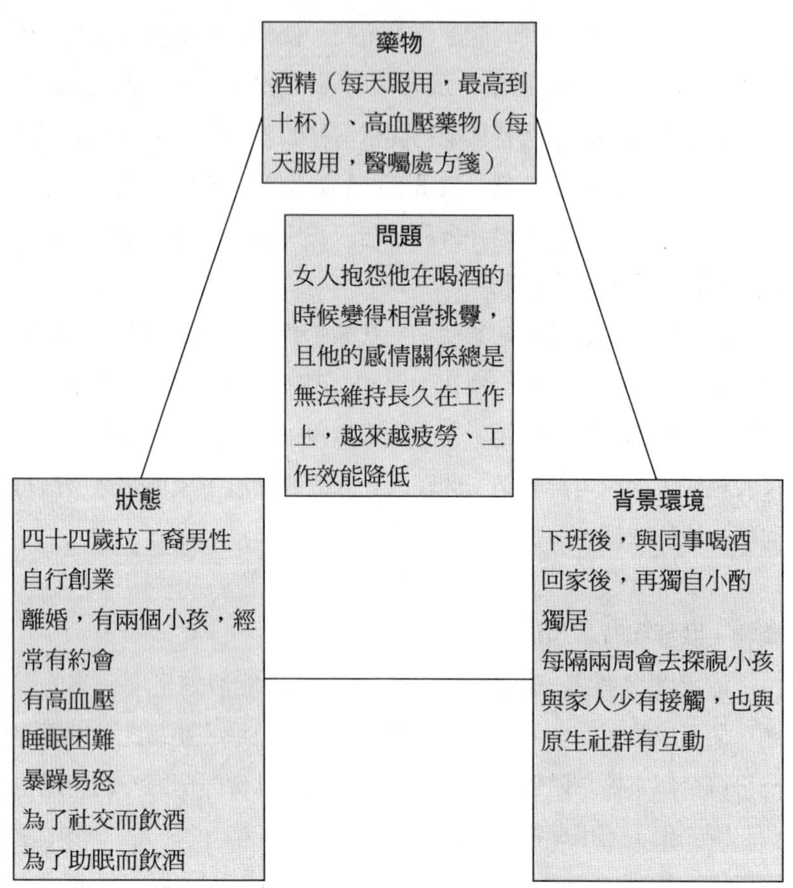

圖 4.1　藥物—狀態—背景環境的表格範例

注。舉例來說，一個人為了放鬆而喝酒（藥物與狀態），他在社交情境下（背景環境）也許不會過量喝酒，獨自一人時（狀態）則喝會得很多，因此，在公眾場合節制飲酒並非這位個案的處遇重點、甚至不一定要將此設定目標，社交焦慮可能才是該要被列出的治療目標。另一個人也許習慣喝酒（藥物），只是在與伴侶分手搬出去住後（背景環境），陷入憂鬱的漩渦（狀態）。在經過評估過後，每一位個案的改變動機、準備度與治療重點，皆可能會有所變動。

運用決策平衡來決定每個問題所處的改變期

決策平衡是一個人在概念、行為與情感層面對自己在物質使用上存有的矛盾心態（Janis & Mann, 1997），以及其他想要治療的問題。決策平衡共有四個基本面向：改變的益處、改變的壞處、不改變的益處、以及不改變的壞處。雖然改變的壞處與不改變的益處（以及另外兩個相對面向）看起來是從不同角度在講同一件事情，但其實這樣的區別是有意義的，我們是在邀請個案思考：**如果他改變了，會出現什麼困擾？而如果他繼續維持同樣的使用習慣、與物質維持同樣的關係，他從中得到什麼益處**？這兩個是不一樣的問題，但同樣重要，不改變的壞處與改變的益處也是同樣的道理。

要進行決策平衡，治療師首先要請個案依循前述四個向度列出益處與壞處，表 4.2 是一份決策平衡工作清單的範例，其上有列出清楚的問題。

一開始進行這個歷程的典型問句如下：

- 「你曾說過想要戒掉大麻，如果真的戒掉，你會得到什麼正向好處嗎？」
- 「你希望可以得到什麼好處？」
- 「另一方面，你能想像戒掉大麻會有什麼壞處嗎？有那些可能未必是好的？」

或者，也可以問以下的問題：

表 4.2　決策平衡工作清單	
我喜歡的是……	我不喜歡的是……
如果我改變了，將會失去……	如果我改變了，將會得到……

- 「請你想一想，你究竟喜歡速必（speed）那些地方？」
- 「如果你不介意，請分享你使用速必最愉悅的經驗。」
- 「你覺得飲酒可能是影響你的睡眠？是有助入眠、還是更睡不好？」

治療師可請個案將自己的回答記錄在工作清單中適切的欄位上，或是寫在白報紙上，如果個案難以回答，治療師可以運用從個案身上所掌握到的資訊協助個案填寫這份工作清單，接著詢問所填寫的內容是否符合個案的想法與感受。討論先前已經提過的資訊，讓治療師有機會向個案傳遞同理心，也讓個案有機會澄清任何誤解。如果個案對治療師的說詞表現出抗拒，也許是因為治療師誇大個案的感受，或是觸碰到敏感的話題，需要更長時間才能進一步探究。當發生這類問題時，絕對避免與個案爭辯，或嘗試去澄清特別的字句，治療師僅需要承認有所誤解、並邀請個案說一說自己的想法與感受。如果個案防衛心較強、或不願意分享時，動機式晤談的技巧將有助於引導治療師在蒐集資訊過程中如何去應對較為細膩敏感的問題。當治療師與個案共同針對每個欄位裡的所有內容，權衡其重要性，且達到共識後，即是決策平衡的結果。舉例來說，減少速必的使用量將會帶來許多益處（例如牙齒與皮膚會更健康、改善憂鬱、改善工作出席狀況），若繼續使用僅有一項益處——美好的性生活，不過這點的重要性勝過其他眾多因素，與美好的性生活相比，其他改變所帶來的益處都相形失色了。權衡決策平衡清單中每一項內容的重要性，可能會花上數天、數週、或數個月，這是急不來的，否則思慮不周的改變將會走向復發，而復發之後，更要花上相同、甚至更長的時間復原，並打擊個案的自我效能感。

進行決策平衡時，可能會遇到幾個陷阱。雖然在思考期，個案的矛盾心情會最為明顯，因為清單上所列改變與不改變的內容勢均力敵，但其實個案在每個階段都會出現矛盾心情。當填妥清單中四個欄位的內容，如果有一、兩個問題是個案特別想要改變的，此時則容易讓人想去解決，如同解決處在行動階段的個案問題一樣。此時治療師與個案所感受到的振奮，會大幅增強物質使用的壞處與改變所帶來的益處，而忽略了不做改變的益處。同樣地，我們在面對思考期的個案時，也很容易去面質個案所「否認」的負面影響，而非來來回回地尋求平衡、提供支持、或探究不改變的原因。系統化地進行決策平衡、以及治療師保持中立、或是同理個案傾向不改變的能力，都能讓個案感受到治療師尊重其矛盾糾結的心情。若對個案呈現的每一個議題、或驅使個案前來治療的困擾，皆仔細地進行決策平衡，有助釐清個案的每個議題所處的改變階段。

進行決策平衡的阻力

進行決策平衡，可能會遇到至少四個阻力。並非每位個案、或每位治療師與諮商師都是以這麼井然有序的方式在工作。許多個案在危急狀態中進入治療，當下必須趕緊處理緊急迫切的需求，根本沒有餘裕仔細考量治療議題的先後順序。再者，認知上的困難——不論是因為物質的欣悅作用、精神病症狀、失智癡呆、或腦部受損（在減少傷害心理治療中心，我們的個案大多數曾有過創傷性的腦部受損）——會阻礙決策平衡的運作。最後，大多數個案都是在非自願情形下進入治療，他們根本不想思考自己的問題，而是受迫於他人、或受制於絕望。接下來，我們將說明一些操作決策平衡的秘訣，即便有時候看似繁複或多此一舉。

銘記在心

對於一些不願改變或思考自己問題的個案，治療師要將決策平衡**銘記**在心，不論個案是否有表現出來，其實矛盾心情一直都存在。治療師可以先從自己的角度思考，有哪些改變的原因、而又有哪些不改變的原因，並將這些想法與個案分享。有時候，也許治療師這麼說起來有助於良好關係的發展，如：「聽起來你很享受，下班後什麼都不做，就只是先放鬆下來、抽點大麻」、「你和同事下班後玩得很嗨嘛！」、或「當你回到帳棚裡（許多街友都是住在帳篷裡），喝幾杯酒會有助於你入睡，是這樣嗎？」，接著，也許可以透過詢問一些問題來提出建議。例如：「如果下班後沒有馬上抽根菸，會如何呢？你會把累積一整天的壓力帶回家，把氣發在小孩身上？嗯，這樣聽起來真的不好！」或「你身邊有沒有一些朋友可以跟你一起做點其他事情？像以前一樣打籃球、看足球比賽、騎腳踏車。沒有呀？那這條路就行不通了！你下班也只能去酒吧喝酒了！不然你能找誰講講話呢！」、「在你的帳篷裡一切還好嗎？有沒有什麼事讓你不喝點酒很難睡著？你是說跟你同一張帳篷的朋友每晚都在吵架？這真是太可怕了，難怪你要喝酒！」藉由這些探索替代方案的問句，治療師很快地退了一步、重新與個案的觀點站在一起，然而這麼做時，即便並不是完整地與個案一起進行決策平衡的過程，但治療師已經採納了決策平衡的精神，並在腦中以此思考。對許多個案來說，這就是決策平衡在整段療程中的執行方式，同時，這是與個案說話與工作的最自然的方式之一。

化繁為簡，提供幫助

若個案無法處理複雜心智過程，適合用工作清單開始，這在概念上並不會太複雜。正在用藥、或最近已經戒除的人，即便沒有明顯受損，也可能有潛在的認知問題。重度飲酒或過量使用鎮定劑的人，其抽象推理的能力往往會降低，而長期使用精神刺激藥物的人，則也許會出現偏執想法。因為上述這些原因，治療師應該盡量避免較複雜的認知測試，直到治療師更加了解個案、並且已經針對個案的認知功能做好評估。

一開始時，個案也許很難說清楚自己物質使用的利弊好壞，特別是正處於急性不適或痛苦之中、處於行動期、或非自願地接受治療。如果遇到上述這些狀況，治療師應該準備啟動，或許實際著手龐大的前期工作。決策平衡過程概念化的方法是由治療師承擔責任，並透過訪談來建立友好關係，促進雙方合作。儘管個案也負有責任，但因為前來接受治療的問題相當繁雜、或因為用藥所背負社會汙名，可能造成個案無法全心全意地投入於治療過程。表 4.3 是一份針對每天酗酒的個案所做的簡要決策平衡表。

表 4.3. 個案的決策平衡表	
改變我的飲酒習慣	
好處	壞處
也許對我的高血壓有益，讓我可以停藥	我喜歡和兄弟們一起喝酒，他們是我唯一的朋友，少了他們我會很孤單
我可以減重	我會變得難以入睡
也許會睡得更好	我不確定我是否能承受得住戒斷反應
約會的時候能體面一點，不會那麼胖	

此外，他也顧慮自己的高血壓：

控制我的血壓	
好處	壞處
不用再吃會讓我變得呆板遲緩的藥	我討厭運動
預防心臟病或中風	我不確定我是否吃得慣少鹽食物

決定需求層級

需求層級**即是**治療計畫，一旦針對某些或全部的需求與顧慮完成了決策平衡工作清單，列出需求層級便輕而易舉了。在**準備期**或**改變期**，所有問題對於改變的方向皆很重要；而在思考期或懵懂期（因為身邊的重要他人、法官或上司認為個案有問題），所有的問題都同等重要、或是對於「為什麼不改變」有著很大的影響。因為自我效能感是成功的指標，且有些人在越接近行動期時越容易成功改變，治療師有必要在最接近行動期時，與個案一同擬定改善問題的策略。不論其他議題為何，都應該先擱置在一旁之後再處理。在

一、兩個議題上成功改變的經驗，有助於讓個案更有力量，願意去試著解決他原本覺得更矛盾猶疑的議題。

以某位個案為例，我們建議他將原本帶來治療的議題做個優先排序，他很訝異自己認定降低血壓比處理飲酒問題更為重要，當時我們並未指出其實飲酒的問題也許會阻礙他的目標，我們等過一段時間後才這麼做。最重要一點，從個案當下的狀態開始著手，他的需求階層與其他策略如下：

1. 血壓
   - 找朋友討論是否一起加入健身房。
   - 計算飲食中攝取了多少鹽分。
   - 決定哪些食物是非吃不可、馬虎不得的。
   - 決定哪些食物則可以少吃一點。

稍後，他才表達自己有意處理飲酒問題，他所做的決定如下：

2. 飲酒
   - 開始節食。
   - 如果之後得出門，在家就不要喝酒。

範例：共病個案的需求層級

如同在附錄 A 中所討論鑑別診斷的內容，沒有任何方法可以簡單地評估藥物對於心智狀態的影響。明顯地，當你越了解藥物的藥理作用、以及精神疾病自然的病程，就越有機會正確整合各方資訊。時間與良好的治療關係是最好的工具，個案與治療師可以相互坦然分享資訊與想法、並對各種選項重覆探討及深究。尤其是在面對有共病的個案，因為他們的問題可能會令人難以承受、或是其診斷並不明確，但沒有明確的診斷依舊可以啟動治療，只要簡單地運用個案的需求層級來引導即可。

當個案狀況危急

如果個案看起來狀況危急，通常會由治療師來建立第一級層級，並與個案討論、讓個案也能接受。這級層級可以被當成是治療協議，在多元專業的結構下，由不同專家負責不同的任務。舉例來說，在處理緊急照護機構（服務中心、精神科或醫療機構）裡正處於危機的個案，可以運用以下以層級運作。唯表 4.4 中的層級，主要是來自臨床工作者對情境的評估，而不是來自個案本身。

若個案與治療師的顧慮相左

在個案安然度過危急狀況後，即可以與治療師共同建立需求層級，但我們**並不期待**治療師對個案的需求層級建立有太大的影響。舉例來說，一位患有創傷後壓力症候群的年輕單親媽媽，住在安置中心、抽快克、有許多棘手問題纏身，如果由傳統訓練出身的諮商師來幫她建立需求階層，結果可能會像是表 4.5.。

當然，個案有可能會認同這是一份最好的計畫，個案也有可能在這樣的處境下會擬出一份不同的需求階層，例如表 4.6. 所示，但前提是個案在一開始即要能清楚表達自己的需求。

儘管這位個案的某些目標看起來與其他目標相衝突，不過，人們總是會試著減少生活中的傷害，並試著從各種不同方向找到健康的解決方式。治療計畫的目標是讓個案在治療師的支持下建立一個需求層級，且是基於個案預期達成的目標，本身所需要完成的任務及資源的看法。治療師的角色是提供相關資訊與專業資源，幫助個

表 4.4　危急狀況下的需求階層		
必須要做的事	執行時間	由誰主責
建立友好關係	立即	所有工作人員
讓控制及穩定危險的症狀或行為	立即	醫護人員
評估使用物質後的生理狀態、戒斷反應或急性失償現象	一旦穩定便可進行	心理健康或醫護人員
治療個案所呈現出來的醫療問題（包括重新開立處方箋）	待穩定後進行	醫護人員
提供食物、臨時住所與衣服	出院前	個案管理師
為個案照養的小孩或成人擬定計畫，並予以執行	出院前	個案管理師
建議個案參加既有的治療、或接受後續追蹤	出院前	心理健康人員
告知個案其精神不適與其使用藥物之間可能的關聯	訪視的過程中進行	醫護或心理健康人員
建議個案接受立即的介入（戒除、減少使用、投藥、與他人互動連結、改變環境、住院治療）	出院前	心理健康人員
在三天內安排後續的訪視	出院前	心理健康人員或個案管理師

案決定需求的優先順序。以下討論的個案安琪，即是進行這個歷程的佳例。

案例介紹：安琪

安琪（Angie）是一名二十四歲的非裔美國人，從事口腔衛生師工作已有三年之久，同時也在當地的一所大學進修，希望有朝一日能成為律師：「只要我能振作一點」。她從一份保險專業名單上

表 4.5　諮商師所建立的需求階層		
我要去做的事	時間	我會需要的幫助
停止使用	現在	解毒
參加十二步驟會談（參加頻率因人而異）	明天	公車通勤費
參加藥物治療日間方案，且會進行驗尿以確保完全戒除	下個星期	轉介與交通
參加親職教養課程	待諮商師找到課程後，即可以開始	轉介與公車費
參加紓壓課程	在我戒除之後	向諮商師拿課程表
取得高中與其同等學歷	明年	需要許多協助
找份工作	在我取得學歷文憑之後	就業輔導

表 4.6　個案的需求層級		
我要去做的事	時間	我會需要的幫助
找到人來幫我照顧小孩，好讓我可以去忙點正事（找房子）	越快越好	知道可以去哪裡、或打電話給誰
申請社會福利，好讓我可以趕快離開安置機構、租一間房子	現在	請諮商師幫我取得相關資料
避開前男友，不要再讓他找到我	盡快	幫忙我在這個城市的不同區域找到房子
控制預算，這樣我就不用再為了藥物或食物偷竊	在我搬進新家之前	知道如何理財的人
不再每天吸食快克	在我搬進新家之後	一份工作
找份工作，讓我可以照顧好自己與我的寶寶	一旦找到房子，便要儘快進行	幫忙找到一份我可以做得來的工作

挑中了我，因為我的辦公室「位於一個滿好的社區……遠離我（安琪）工作的市中心」，她很直接、善於表達。她坦白已經成癮使用快克超過一年了，不只影響了工作與課業，更重要的是也影響了自尊。她和弟弟與妹妹一起在南加州成長，十二歲時舉家投到芝加哥，她父親是一名大學教授，媽媽兼職從事政治選舉的募款工作。在她人生不同的階段，父母都曾重度酗酒，但就安琪觀察，父母應該都沒有使用藥物。安琪十七歲時父母親離婚，此後她與父母兩方之間的相處時間各半。

四年前，安琪搬到舊金山灣區和在假期中結識的男友同居，在遇見這個男友之前，安琪從來不曾碰過藥物或酒精，以前也深信藥物將會是她人生目標的絆腳石。她直言不諱地說自己瞧不起那些只希望她漂漂亮亮、不用太聰明的男生，這顯然是在影射前男友，前男友曾拿大麻給她試試看，但只吸食過兩次，因為她感覺得「餓得想要吃掉一頭牛」。前男友也將古柯鹼帶入了她的生命，而安琪也迷上快克所引發的強烈快感。週末出門跳舞之前，她會先跟朋友一起吸食，又她一直很注意自己的身材、想要維持苗條，因此也很喜歡古柯鹼讓她減少食慾。然而，與男友分手後，她開始獨自一人時使用快克，藉此擺脫憂鬱與孤單的感覺，她尚能控制自己的使用，好幾個月以來都能維持每週只使用少許劑量，只是在分手最初半年裡，她每天大量使用，經常徹夜未眠，隔天直接去上班。她發覺工作已經受到影響，也擔心主管會注意到她不大對勁，看到如此委靡狼狽的自己，她感到羞恥，於是萌生想要完全戒除的念頭。

安琪提到或許會想參加團體治療，如果其他團體成員皆有與她有著相似經驗的女性：中產階級的黑人女性。在她內心以及她與黑人社群之間的疏離總是讓她感到掙扎，她從小在以中產階級白人為主的社區中長大，每當遇到其他窮困潦倒、自我毀滅、與她有著全然不同的生長背景的黑人鄰居時，她都心生羞恥，雖然她訓練自己要表達合宜，但明顯地，當她很努力地發展自己身為「黑人女性」的認同時，也掩飾著內心強烈的種族歧見。我理解到，她之所以希望參加這樣的團體，其實背後反映著她渴望可以完成這個困難的啟發過程。

安琪，明顯呈現古柯鹼依賴的徵兆，正處於改變的準備期。她很清楚快克導致的負面影響，包括現在與未來，她也想不出任何繼續使用的理由，即便她發現很難戒除。過去她不曾接觸過治療，也看不出明顯的憂鬱、焦慮或人格疾患，頂多在與男友分手後出現一些適應困難。她交友甚廣，有一些親近的女性友人、也有幾個親近的男性友人，她的女性朋友們知道她有古柯鹼成癮，但她未曾與任何人深談過這件事。安琪的妹妹也對快克成癮，生活窮困潦倒，事實上妹妹的狀態正是她深感羞恥且想極力避免。

這位個案顯然是個目標導向、高功能的女性，此刻正受苦於身體對快克古柯鹼的成癮，由於她沒有明顯的精神疾患、也沒有家庭或關係上的創傷史，我預期治療的進展應該會照著慣例進行：安琪已經將目標設定為戒斷、她擁有許多可以動員的優勢力量，獲得一些成就感。我建議她每週到門診接受一次治療，我們聚焦於討論決策平衡，將它當成處理動機的方式，並規畫戒除與防止復發。進行了一個月後，這份治療計畫似乎不見成效，安琪變得憂心忡忡，即便我多次向她保證、說明一個月的治療本來就不足以打破這個強烈的習慣，但並未能安撫她。出於讓個案選擇的原則，我詢問她認為怎麼做對她會比較有效。她認為首先需要更為結構化的方式來幫忙打破這個習慣，因此，雖然她不想要為此向公司請假，最終依然同意參加為期兩週的住院方案，後續還會有六個月的門診追蹤治療。只是這套治療方案的費用太高，她只能負擔一個月來見我一次。雖然我試著說服她與我進行後續照護，但我堅持讓她自己做決定，以維持她的自我效能感。在我們每月一次的會談中，我聚焦於支持她戒除、練習拒絕藥物的技巧，而練習拒絕是因為她的後續照顧方案要求她避開所有人事物、以及會用藥的聚會，以協助她成功戒除。只是安琪很想跟朋友同在、或參加社交活動，不想迴避與人的接觸。因此，我能夠提供的治療，便是讓她能從兩個治療方案中折衷，而非必須二選一。安琪也經常談事業上的抱負、以及想要盡快朝目標發展的決心。然而，三個月之後，安琪決定中止門診的後續追蹤方案，因為她再也受不了那些「沒用的廢話」、以及那些不斷復發的人，她更不喜歡有人一直叫她不能喝酒，她現在已經減少到每月只喝一兩杯紅酒了。方案裡沒有人願意好好傾聽她，她覺得自己才真正最了解自己。她發現自己會為了避免被面質而隱瞞一些資訊，也對此感覺難受。她同意每個禮拜會回去治療一次，我們討論了藉由增加飲酒量來填補戒除快克可能造成的風險，她同意如果開始越喝越多，便會開始記錄飲酒日誌，並找我討論來控管這一切。

接下來的五個月裡，安琪繼續維持戒除快克，並不會太渴望使用，好消息是，她也沒有增加飲酒。有趣的是，每當她注意到自己飲酒量提高，便能夠自主停止，一旦她想要一個月喝超過一兩次的酒，她便會「溫和地威脅」自己。安琪在八個月後治療結案，她偶爾會打電話給我，讓我知道她過得很好。在她離開治療之前，她找到一個專業的年輕女性支持團體，她開始在其中討論自己的種族認同議題，她一直覺得那個團體很有幫助。

安琪很清楚知道自己想要什麼、如何達成目標，她是從成癮中成長成熟的絕佳例子。隨著成長，開始發現用藥會干擾她的生活目標，安琪同時也因為看著妹妹因為藥物而搞砸生活，而產生更大的改變動機。由於她擁有良好的力量，決定要當個堅強的黑人女性，起身對抗文化上對一個有藥癮單親媽媽的刻板印象。安琪的案例，代表了被男友引入藥物世界的年輕女性，她們要不是不能拒絕、就是一開始便與男友一起沉迷於藥物，在社會上，對於這些年輕女性，早期的介入與訓練堅定的決心是很重要的。

結論

本章節完整地呈現從一開始進行評估、到詳盡發展個別化治療計畫的歷程，這樣的做法不僅有實證研究的支持，且具臨床經驗的基礎，更為個案所能接受。事實上，在進行評估時所運用的要素，將會持續成為後續治療的骨架。藥物—狀態—背景環境、改變階段、決策平衡等元素都有助於個案能認同治療目標，同時也是達成治療目標的方法。在前一章中，我們已清楚討論，為每位獨一無二的個案找到適合自己的治療方式，這是門藝術。安琪即是一個例子，她的判斷十分符合她的需求，不亞於臨床工作者的判斷。關於要如何做出符合個案治療需求的判斷，目前尚未有系統性的研究，不過這個領域中有許多研究顯示，如果對「禁忌話題」（也就是那些有違傳統藥物依賴治療的話題）避而不談，將會阻礙治療策略與理論的豐富發展（Chiauzzi & Lijegren, 1993）。在心理治療中，若未能提供「禁忌」選項給個案，在治療關係不穩定時會升高個案的抗拒。由於持續治療已被證實是成功治療成癮的重要因素，更重要的是，為了要讓個案持續進行治療，相關作為應可適時調整或建立，切勿僵固執著於特定的治療模式。在治療策略上，彈性靈活、細膩審慎的建構是減害心理治療的核心。

【第五章】減害心理治療的基礎：文化、創傷與依附

在當前有時間限制的治療、精神藥物治療，以及一般可見症狀的治療，大多數治療模式都聚焦在症狀的管理、行為問題與關係緊張，較少關注導致這些情緒痛苦表象之下的根本（或至關重要的）因素。此外，由於主要聚焦於情緒的探討，個人認同與歷史脈絡往往被當成背景，然而，文化、創傷經驗、以及後續對情感與依附所造成的干擾，對於個人的人格發展、心理健康、整體心智的功能運作上，扮演著相當重要的角色。在減害心理治療中，我們十分重視且關注這些因素。

文化的重要性

這幾年以來，「文化敏感度」（cultural sensitivity）一詞和更近期的「文化素養」（cultural competence）一詞，主要強調文化在健康服務的概念化與實踐上佔有的重要性。文化能力／敏感度一般意指心理衛生工作者與心理衛生體系是否有能力覺察不同族群的需求與其脆弱敏感，進而能提供實際可行且適切的治療目標。心理衛生專業之所以要發展文化能力，是為了要將文化差異的阻礙降到最低，讓心理衛生服務能貼近更多元不同的群體。已有許多專題研討會探討個案的傳統文化觀念與實務。然而，結果往往只是將傳統信念、以及針對特定種族的表淺做法一一羅列出來罷了，一開始意在

推崇尊重個別差異，最終往往加深刻板印象。

困難在於，我們所謂「文化」事實上是一系列複雜的關係、行為、觀點的組合，很難簡化成幾項明顯的特徵。一個族群或種族以何種方式來到美國、落腳於哪一個區域、這個個體或群體經歷過多少暴力或壓迫、文化適應程度（延續了多少世代、同化的程度、族群是封閉或開放）、跨世代壓力、性別、性別認同、性取向、經濟水平、教育，以及許多其他群體或個人的經驗與特質，皆會影響一個人對文化的感受與認知。第三章中談及「藥物、狀態、背景環境模式」是很好的工具，可以探詢個別與文化特徵對藥物使用經驗或藥物問題的影響，在本章節中，我們將多討論在實務上文化敏感的做法。

史特勞斯納[1]（Straussner, 2001）詳實記錄許多種族與文化群體與酒精藥物的關係，其中，她指出群內差異對個體物質濫用的發展有著巨大的影響，群內差異如族群間差異一樣重要。在種族與文化之內的一些重要因素包括「社會階層、遭受偏見、移民、文化適應、語言、社會經濟狀況、家庭角色與性別」，個人對主流文化的適應程度是很重要的變因，比起第四世代亞裔美國人，第一代亞裔美國人很可能保留更多原生文化的特徵，[2]除了名字、生理特徵之外，這兩代群體可能少有共同之處，語言、宗教信仰、信念、關係的樣貌乃至許多其他面向，可能都已不同。她提出更細膩的文化素養視角，以理解每個個體的差異。

1　編註：蘇拉史密斯．拉拉．艾森柏格．史特勞斯納（Shulamith Lala Ashenberg Straussner），美國成癮醫學與物質濫用治療先驅。

2　原註：在耶魯酒精研究中心的科學家們發現，儘管移民與第一代義大利裔美國人保留了義大利的飲酒習慣，並且幾乎沒有酗酒問題，但是到了第三、四代，他們的飲酒量就和其他美國人一樣多，且發生酗酒問題的機率相同。（Gladwell, 2010）

文化間的自我觀是完全不同的。歐洲文化認為，隨著小孩不斷成長，將會意識到心智與身體的差異。理解一個人的心智、情緒、身體與靈性經驗，並用語言清楚表達自我內在的能力，被視為心理健康。若有人身心之間的界線較為變化不定，往往會視為身心症，換言之，他們將情感上的體驗與衝突轉移到人體系統上，發展出諸如腸胃道不適、頭痛等症狀。若心理狀態、語言能力、以及自我與他人之間界線發生崩解的人，便會被診斷為精神病患。然而，有許多文化並未將自我區分為心理與身體，而是將一個人視為整體，因為情緒／心理感受往往會透過身體去感受或呈現。懷利[3]（Wylie, 2004）引用澳洲創傷研究學者亞歷山大・麥克法蘭[4]（Alexander McFarlane）的話：「西方世界如此著迷於笛卡兒二元論，致使我們對身體感到些許陌生，一種臨床心理學證實的自我疏離。大多數心理治療致力於找回心靈自我，而他們的做法不外乎，是讓兩個人一起安靜地坐在椅子上進行心靈交流。」

我們必須理解，心智與身體的概念是眾多文化差異中的其中一個面向，從而跳脫理論典範的既定標準，嘗試以個案的文化出發進行評估與治療。有許多主流知識定調了人與人之間的差異，種族與民族不過是比較顯而易見的差異罷了。考量一個人的經驗之所以與其他相同或不同種族背景或民族認同，會有異同原因（單一或所有）是非常重要。在接下來的段落中，我們將簡略介紹一些特別重要的族群，做此討論並非要窮盡這個議題，僅希望藉此強調歷史與文化因素的重要性。

3　編註：蘿伊・懷利（Lloy Wylie），加拿大精神病學家。

4　編註：亞歷山大・C・麥克法蘭（Alexander C Mcfarlane），美國精神病醫師與作家。

文化在實行減害心理治療中的特殊重要性

性少數族群

男同志與女同志在性少數群體中佔多數，且常見於社區，其他性少數群體（例如跨性別者、雙性戀者、雙性人、與其他酷兒認同的人）往往在成年會遷移到大城市，在城市中比較容易找到可以歸屬的社群。身為性少數族群可能會增加物質濫用的風險，部分原因是歧視壓力、暴力風險、以及夜店與酒吧是男同志社交生活的中心。與原本生理性別相反的跨性別女性更容易遭受暴力（Heslin, Robinson, Baker & Gelberg, 2007; Lombardi, Wilchins, Priesing & Malouf, 2001），有些跨性別女性也會以性謀生，讓她們在交易過程中更容易成為遭受剝削或暴力。

女性

柏麥[5]（Plummer, 2005）在回顧十二個關於接受物質濫用治療個案之創傷歷史的研究，她發現個案一致地遭受高度受創，且女性比例總是遠遠高於男性。接受治療的女性有 70% 至 90% 自陳有過性虐待的創傷史（而男性的比例為 56% 至 67%）。男性也許較不願意揭露自己受到身體虐待、性虐待與遭受忽略的經歷，但可確定的是，**大多數**前來治療的女性曾經歷過創傷。對於貧窮女性以性交易來換取藥物的風險，是讓自己置身於性暴力的高風險之中。

華勒斯（Wallace, 1995）描寫過一些用藥女性在態度上的差異，特別是為人母親的女性。根據美國懷孕婦女權益促進會

5　編註：莎拉—貝絲・柏麥（Sara-Beth Plummer），美國社會工作學者。

（National Advocates for Pregnant Women）所述：

> 打著「胎兒權利」（fetal rights）與向毒品宣戰的名號，上百名女性因為有藥物或酒精問題仍決定繼續懷孕，而遭到逮捕。南加州法院的法令宣布，已經成功受孕的胚胎即是合法的自然人，如果孕婦使用非法藥物或從事任何形式會危害胎兒的行為，將得以虐待兒童或謀殺罪名予以起訴……懷孕女性如果有成癮狀況便會被判決入獄，不論最高法院決議要以疾病的角度治療成癮問題——因對其懲罰有違憲法禁止殘酷且非尋常懲罰的精神。令人詫異的是，過去懷孕的收容人甚至會被迫上銬分娩，這樣的做法直到 2009 年十月才被宣告違憲，由於這完全構成殘酷而違常的懲罰，違反美國憲法第八條修正案。同樣地，即便是有在接受藥物相關問題治療的民眾，理應獲得聯邦藥物治療保密法令的保護（南卡羅萊納州），但如果將藥物使用重新解釋為虐待腹中胎兒，個案的隱私與保密便不再受到這項法令所保障。

正當上百名女性遭到逮捕之時，更有上千名女性不得不屈從於懲罰性而且適得其反的兒童福利介入，這些介入將那些女性在孕期中的行為或經歷，視為兒童忽略或虐待的鐵證。有越來越多州政府對新手媽媽或嬰兒施行一項未經證實的陽性藥物測試，以此為依據讓兒童福利管理機構接手處理，在某些案例中，家庭對新生兒的監護權因此被剝奪。在藥物檢驗測出陽性反應的孕期中女性、接受聯邦政府認可之美沙冬治療方案的懷孕女性、以及一些親職教養能力並未受到藥物使用所影響的女性，她們的小孩都會被帶走。

1980 到 1990 年代普遍對「快克寶寶」[6]（crack baby）的擔憂已被認為是多慮了，雖然引發社會上歇斯底里的反應，不過長期研究已經證實，使用古柯鹼與吸菸的母體對胎兒所形成的影響並無差異。事實上，由於有較高比例的懷孕婦女會吸菸（高於 16%，而使用古柯鹼的孕婦比例則為 5%），菸草對胎兒所造成的影響更大，而對胎兒最具傷害性的物質其實是酒精，不過有近 11.6% 的懷孕婦女有飲酒。布朗大學的研究者追蹤超過四千名在母親子宮中時曾暴露於古柯鹼的孩童，前後總共追蹤十三年，綜觀全部，他發現這些孩童在七歲時智商稍微偏低。他指出，研究中大多數的「快克寶寶」普遍家境貧窮，許多批評的聲音指出，不光是藥物使用，貧困的環境與家庭壓力也會影響孩童的發展，他們相當質疑是否有可能明確區分這兩種影響的差別（Okie, 2009）。

在藥物治療中，女性（如同男性）很容易受到面質技術的影響，這些面質形同於重複了他們過往曾遭受過的侵擾與暴力。一份研究比較了純女性與男女混合的物質濫用團體的成員在自我效能的現況和物質使用上的改變，發現純女性團體在物質使用上減少更多，尤其是低度自我效能的女性（Cummings, Gallop & Greenfield, 2010）。作者們指出，在純女性團體中會討論特定性別在飲酒、使用藥物、人際關係及自我照顧等相關議題，而女性成員自陳對團體中的討論感到更為舒服與自在，反觀在男女混合的團體中，女性成員則表示會有較高度的羞恥感、並較傾向感到蒙受不公與惡名。

6　編註：快克寶寶（crack baby）又可譯為古柯鹼嬰兒，快克（crack）是古柯鹼的俗稱，所謂快克寶寶指的也就是在懷孕期間持續吸食古柯鹼的母親所下的嬰兒。

藥物社群

菲利浦．布爾戈斯[7]（Philippe Bourgois, 2003; Bourgois & Schonberg, 2009）在他的民族誌研究中細緻地描繪快克與鴉片使用群體的次文化。布爾戈斯住在紐約與舊金山兩地快客與海洛因使用者社區裡超過二十年的時間，他與這些人打成一片、成了其中一員，並書寫民族誌紀錄，最終他細微地刻畫這些社區的價值與文化常規，並參與其中。他的研究非常有價值，值得推薦給本書的讀者。他觀察到一件非常重要的事，在他所居住的殘破社區中，人們一貧如洗，僅有少於半數的人擁有正式工作（即有課稅的工作）。然而，在紐約快克風行讓這些社區裡許多人大賺一筆，代價卻是犧牲社區其他同胞。他發現在舊金山的「藥友」圈裡，人們無法脫離社群，主要是因為互相送禮物的「分享的道德經濟」（moral economy of sharing）也就是凡是擁有金錢、藥物或食物的人，會將手上的資源分享給其他人，而他們也知道日後別人會回報。上述這兩種現象是藥物次文化的例子，我們本身的工作必須要採取民族誌式的視角，細細發現個案所處的文化，更要去欣賞他們在「好哥兒們」身上所經驗到的忠誠、互相關照與信賴。

貧窮

勞菈．史密斯（Laura Smith, 2005）譴責心理衛生專業人員往往預設貧窮的人對治療沒有興趣，並認為他們有更迫在眉睫的生存顧慮，因而避免與他們共事。她回溯提供給窮人的治療歷史，從社區心理健康運動到各種治療取向與技術。在 1960 與 1970 年代，治

7　編註：菲利普．布爾戈斯（Philippe Bourgois），美國著名精神病學家與人類學家。

療師、社會學家與研究學者相當關切貧窮與階級的議題，不過史密斯認為臨床工作者仍然僅將焦點放在減緩症狀或解決短期問題。1980 年代的目光轉向生物學、神經科學與基因遺傳學，遠離貧窮與不公不義對人的影響，這象徵著心理衛生的「醫療化」。她贊同家族系統治療，並持續以社會與經濟脈絡來關注家庭問題。她批評精神分析取向的階級化，以及多元文化心理治療只重視種族與民族而太少著墨於貧窮。近幾年，我們逐漸傾向將窮人帶進醫院與精神科，而非帶向社區臨床工作者或治療師的服務，讓窮人有更多機會建立關係與社群感，她稱之為「貧困的醫療化」（Medificalization Of Poverty）。最終，近期推動將「行為健康照顧」（behavioral health care）整合進基礎照護的風潮，並將精神病患的照護從精神專科轉交到基礎照護醫護人員的手上，使得心理衛生臨床工作者鮮少直接接觸個案。

街友

身為街友，需要對這個世界發展出某些特定的回應，這是有家的人所不需要做的。無家可歸的街友終日戒慎警戒、草木皆兵，並受到生存需求驅使而發展出一種生活習慣。試著想像，當內急的時候沒有廁所可用，為了上廁所，要不走進咖啡廳買一杯咖啡（大多數街友的經濟來源是行乞，這樣的收入無法在一天之中買三到六杯咖啡），要不就是到治療中心或服務中心登記成為個案，有需要時都可以前去使用（許多城市並沒有這樣的服務中心，有的城市也許有幾間，但距離都很遙遠）。露宿街頭，或者睡在諾大且擁擠、一張張窄床緊鄰的收容中心的街友，自然需要對週遭保持警戒，而這種狀態易反映在偏執傾向。藥物的功效不是麻痺心靈讓人安然入睡，要不就是讓人可以在危險又漫長的夜裡保持清醒。

受暴力影響的社群

華勒斯在《與藥物成癮者的跨文化諮商：暴力文化之下的服務》（1993）一文中告訴我們，有許多接受物質濫用治療的人，他們的生活情境是充滿暴力，包括過往經歷與當前暫時性的：「從美國原住民文明化過程中經歷的破壞，到『中央航路』[8]（the Middle Passage）、奴隸制度與歧視非洲裔族群造成的創傷，再到移民族群的暴力衝突，暴力一直是美國社會的文化特徵。」她定義暴力為「攻擊身體（不論是否使用武器）、展現或濫用權力、或以錯誤資訊和迷思抨擊某人，造成對方身體受到傷害，或者損害其自我概念、認同、認知、情感、意識。」她將歷史創傷描述為曾經發生在某族群的事件，而將個人創傷描述為目擊或經歷暴力，而文化創傷則是受到來自所屬特定族群的道德價值觀之傷害。她大聲疾呼，希望大家重視美國原住民與非洲裔美國人家庭遭受來自殖民者與奴役交易者的迫害，繼而討論內化暴力的歷程，因為它導致「黑人欺壓黑人」（black-on-black）的暴力行為，讓過往暴力重演，延續創傷。

李瑞[9]（Leary）在《創傷後奴隸症候群》（*Post Traumatic Slave Syndrome*, 2005）一書中，提到奴隸制度造成的創傷遺毒，「中央航路持續荼毒一百八十年，兩百四十六年的奴役、強暴與虐待，

8　編註：在十六世紀至十九世紀期間，歐洲、美洲與非洲之間在大西洋海域藉由船運進行包括奴隸在內等各項物資的三角貿易，其中橫跨大西洋連貫美洲與非洲、用來運送黑奴的航道便稱為「中央航路」。

9　編註：提摩西．李瑞，美國著名心理學家與作家，以提倡迷幻藥物的可能療效而聞名，也因此飽受爭議。

一百年以來自由的假象，舉凡《黑人法典》[10]（Black Codes）、《罪犯租賃制度》[11]（convict leasing）、《吉姆．克勞法》[12]（Jim Crow Laws），這些都是由國家法院所頒布的法令，動用私刑、醫學實驗、拒絕優待的歧視條款、褫奪公權，我們社會幾乎在各個面向上皆以嚴重不公的方式惡待某些族群，原本應提供保護與服務之手，卻做出這麼殘酷不仁的事。」她繼續描述道，身為奴隸為了要保護自己的家人與小孩免於淪落被販賣與強暴的命運，而限制家人或小孩四處奔跑與玩樂的自由，並會刻意在他人（特別是主人）面前羞辱家人或小孩，至今仍持續著這樣的行為。她發現，原有的適應機制，卻對現今非洲裔美國小孩在健康發展上造成不適應及破壞。不僅如此，製造奴隸之間的階層制度，造成較受信任的奴隸被要求去抨擊或壓榨同胞（這種現象在歐洲殖民地與納粹集中營裡同樣常見），因而阻礙在奴隸制度災難下倖存所需的親近感與社群感。

懷特[13]（White）與桑德斯[14]（Sanders）（2004）在他們關於復原管理的研究中指出，「成癮只是有色人種家庭世代傳承歷史創傷的一個傷口。」他們宣稱，酒精與其他藥物問題是一個複雜的慢性疾病，他們指出，治療這些疾患，若僅只設置急性照護機構（解

10　編註：在美國因南北雙方因蓄奴問題的分歧所展開的南北戰爭結束後，從 19 世紀後半起，美國南部針對黑人所執行的一系列種族隔離或歧視的法律。

11　編註：十九世紀末期，美國將受刑中的罪犯合法地販賣給其他美國公民當作勞工使用，被稱為是「罪犯租賃制度」。

12　編註：「吉姆．克勞」這個名字源於一齣音樂劇中的黑人角色，之後被衍伸為具有貶抑意味的黑人別稱。所謂「吉姆．克勞法」則是在 1876 年至 1965 年間，美國南部各州針對以黑人為主的有色人種所施行的種族隔離法。

13　編註：威廉．L．懷特（William L. White）：美國成癮復原與相關政策作家。

14　編註：馬克．桑德斯（Mark Sanders），美國酒精與藥物成癮諮詢師。

毒、住院機構、短期居家方案）是毫無用處，「提供暫時性症狀抑制的治療會導致後續問題重生，且往往以更激烈方式抗拒治療。」他們建議應該採取多元系統的治療方法。

罪犯化、褫奪公權與弱勢種族

過去四百年以來，美國的犯罪率其實是下降的，但入監率卻呈現指數型陡增，如同盧里[15]（Loury, 2008）所說的，這個現象反映出社會與司法體系對於弱勢種族的歧見與不友善。在盧里一些眾所矚目的研究（2008）中，他載述美國入監率的巨幅增加，以及對種族的影響，美國的犯罪率曾在 1992 年達到頂峰，接著便開始下滑，然而入監率卻持續上升，從 1975 年到 2000 年，入監服刑人數增加超過五倍，而 1980 年到 1997 年，非暴力、因毒品入監的人數增加十一倍。比起世界上其他國家，美國將公民關進監獄的人數最多（佔世界人口 5%），在全世界入監人口中，美國人佔比出奇高到 25%（上述這些比例連帶影響在洛伊克[16]（Loic）〔in Loury, 2008〕的統計中，投注監獄的經費增加十二倍，1980 年時為七十億，2000 年時已增加到五百七十億）。洛伊克同時指出，隨著第二次世界大戰結束，監獄裡的種族人口組成也翻轉了，從原本七成白人與三成黑人，到 1990 年代時，兩者比例完全顛倒過來，但從 1973 年到 1996 年，相對於白人，黑人因暴力事件而遭到逮捕的比例呈現下降，才出現犯罪「白人化」。

盧里指出，整個國家罔顧犯罪率下降的事實，依然集體性決定

---

15 編註：格倫・卡特曼・盧里（Glenn Cartman Loury），美國著名經濟學家與作家，33 歲時便成為哈佛大學史上首位黑人終身教授。

16 編註：洛伊克・華康德（Loic Wacquant），美國知名社會學家與社會人類學家。

要加重刑罰，這對有色人種形成更為嚴重的失衡與不公。在1975年，黑人因為毒品觸法而遭到逮捕的比例高出白人兩倍，到1989年更高達四倍之多，不過事實上，白人使用毒品的比例比黑人高出很多。近年，有三分之一的非洲裔美國男性、六分之一的拉丁裔男性受到司法體系的監控，而每二十五個白人男性中只有一名受到司法監控，這些數據赤裸裸地呈現出種族間懸殊的差距（Bourgois & Schonberg, 2009）。

前所未有大量有色人種被罪犯化，最嚴重的負面影響之一，是有些州會將曾遭判處重罪的人褫奪公權。根據卡蓮[17]（Karlen）引用2008年盧里的研究指出，到了1860年代尾聲（正值解放奴隸制度），三分之二州份曾實施褫奪公權的法令，世界上幾乎沒有其他國家剝奪囚犯、或已獲釋囚犯的投票權（聯邦政府並沒有相關的褫奪公權法條，但是倫奎斯最高法院[18]同意各州執行這樣的法令），在阿拉巴馬州與佛羅里達州，將近有三分之一的黑人男性被判褫奪公權終身，而在愛荷華州、密西西比州、維吉尼亞州與懷俄明州也有近四分之一被判處褫奪公權終身，若佛羅里達州沒有這麼多黑人男性遭褫奪公權（以及在選前非法將上千人從投票名單上肅清），小布希便不會當上總統。

當然，我們可以再列舉更多特定種族與文化的經驗與創傷，也為此翻閱許多很棒的書籍與文章，我們最重要的目的在於廣邀討論，身為減害心理治療師的我們，在面對這些出嚴酷的資料，究竟

17　編註：卡倫．里昂－魯斯（Karlen Lyon-Ruth），美國心理學家，哈佛醫學院教授。

18　編註：威廉．倫奎斯（William Rehnquist）是美國著名保守主義法學家，曾於1986年至2005年間擔任美國首席大法官，該期間的美國最高法院就被稱為倫奎斯法院（Renhquist Court）。

能夠做到些什麼？

我們如何在工作上體現文化敏感？

實踐文化謙遜的精神

最近，「文化謙遜」（cultural humility）這個概念被引進健康照顧領域（Tervalon & Murry-Garcia, 1998），文化謙遜的概念是體認到人們不可能真正徹底地了解另一個文化，相反地，這是一段自我認識、反思與批判的歷程，我們由過去學習特定種族或族群應該有的諸多特質，取而代之的是，與每一位個案發展夥伴關係為目標，並允許在設定目標的過程中探索差異及合作共事的方式。事實上，華勒斯（Wallace）（1995）指出，如果試著將文化價值、習俗與行為編碼成為一組「民族特性的準則」，可能會冒犯該族群，因為我們也許分類錯誤、或是忽略。她繼續提出建議，臨床工作者最終依然要回頭進行個別評估與處遇，以學習及適應每位個案獨特的世界觀，他們可能以自己的方式隸屬於自己的文化、或者已經適應新的文化。

減害心理治療是一種相互合作且重視個別性的治療模式，目的在滿足文化謙遜的需求，探索並接納個體與文化差異是這個模式的基本要素，而在治療互動中持續細察自己的觀點與偏誤。我們假設，個案與治療師都是專家，且彼此合作尊重，而個案的目標與希望是最為重要的。曾經有一段時間，精神分析社群宣稱思覺失調症是無法施以治療、也不可能復原的，就在當時，海曼．史巴尼茲[19]

19　編註：海曼．史巴尼茲（Hyman Spotnitz），美國著名精神病分析學家與精神科醫師，是現代精神分析與集體治療的先驅。

（Hyman Spotnitz, 2004）發展以精神分析治療思覺失調的方式，他認為在分析中，如果治療師願意去調整治療、適應個案的需求，思覺失調症的個案會對「分析式的理解」有反應的。如果治療是為個案量身打造的，治療師也願意成為個案所期待扮演的角色（例如個案所愛或所恨的角色，或者讓個案感到疏離或被理解的角色），個案便能夠好轉。依我們來看，這樣的做法完美體現了文化謙遜的實踐。

了解歷史經驗

我們需要了解服務對象及群體的歷史經驗，因此，我們必須熟悉非洲裔美國人、美國原住民、猶太人、逃離戰爭的移民族群、女性、性少數族群的歷史，我們可以透過閱讀、與朋友同事聊天增進熟悉，並與時俱進地了解當前時事對服務對象有何影響，如果我們不甚了解，也可以直接向個案詢問他們族群的歷史，只要拿捏好在適切的時間點提出問題，並避免詢問方式冒犯個案即可。

實踐民族誌的精神

「民族文化素養」（ethnocultural competence）一詞乃描述來自種族和民族相近的人，他們不同的經驗如何發展成彼此全然不同的樣貌（Straussner, 2001），重要因素包括個人受到偏見與歧視的經驗，還有文化涵化（acculturation）與同化（assimilation）的程度。移民前後所處社會階級的變動、語言學習、家庭與性別角色的改變，也為每位個案在新世界的經驗增添了獨特的面向，基於上述眾多因素，每個人的壓力源與機會乃因人而異，而藥物的角色也因人有別。唯有聆聽、傾聽、渴望鉅細靡遺地了解對方的經驗，才能引領他／她走向健康，而在明白個案的價值觀和傳統常規如何看待與解決問題，將會引導我們創造更有可能成功的治療方法。

華勒斯（1993）說：坐下來、仔細地聽，布爾戈斯與荀白克[20]（Schonberg）（2009）提出文化相對論（cultural relativism），終止「道德評斷，以了解並欣賞社會文化實踐的多元思路，當在接觸到不同文化的第一時間，我們往往直覺反應去評斷此行為是否正當，而不會進行自我分析與反思。」當我們對個案前來治療之前的一切充滿好奇，才會去激發個案分享更多故事，而為了要促發個案講故事，我們必須停止評斷個案所有的選擇與行為。

以「生態」觀點看待個案的問題

我們必須將個案或家庭放置在其過往經驗、當前人際關係與環境的脈絡之下去理解，如果我們能看見在某些行為與選擇（即便是有明顯毀滅性的行為）的背後，個案所承受的壓力、或個案需要回應環境所要求的，這些脈絡會讓我們能更了解行為的意義。

找尋語言所隱含的觀點

不同的照顧者文化中，皆已發展出一套個自慣用的語言與術語，由於語言往往反映出一些未說出口的信念，因此，語言是要絕佳的考究對象。行話或專業術語創造次文化，使得照顧者形成自成一格的文化，也與其他文化或一般大眾有所區隔。舉例來說，心理健康臨床工作者經常使用諸如「移情」（意指個案對我們懷有的感受與想法）或「阻抗」（意指個案不願意盡信我們所說的、或是不

20　編註：傑佛瑞．荀白克（Jeffrey Schonberg），美國醫療人類學家。

願意有所改變）這樣的詞彙，這些詞彙會讓臨床工作者與個案之間產生平行世界，臨床工作者與同儕之間以這些術語討論個案，但個案本身通常並不明白，因此無法積極參與治療歷程。我們所使用的語言既透露出、亦創造了我們對個案所懷有的態度，反映出我們的個人觀點與文化差異。

如同心理健康臨床界，個案也有獨特文化的用語，藥物使用者尤其如此，他們通常按所選擇使用的藥物種類，而歸屬於某些特定的次文化，諸如癮君子（junkie）、速必迷（speed freak）、毒蟲（dope fiend）、包皇后（bag queen）、或彈弓人（tweaker）等詞彙皆具有特殊意義，圈內人對此心照不宣，就像同志族群有時候也會採納某些社會上的貶稱引以自豪，不過，就算女同志會自稱「拉子」（原文為 dyke）或男同志自稱「娘炮」（原文為 faggot），並不代表在他們所屬社群之外可以接納這些稱呼。在其他種族、性別或文化的圈子裡，類似的例子不勝枚舉。如果圈外人口中說出這類詞彙可能會被當作冒犯與偏見，但在某個次文化的脈絡之下卻被使用著。事實上，他們會以原本因敵意與貶抑而生的詞彙來自稱，這個現象為我們開啟了一扇窗，並理解生活在歧視中的弱勢族群，往往會被社會的態度所剝削，終而形成自我仇視。用藥者亦是如此，不只蒙受著社會的敵意與誤解，同樣也會採用一些反映了社會態度的特定詞彙來描述自己，在虛張聲勢底下潛藏著自怨自厭的態度。

十二步驟自助方案已發展出一套語言，其中一些特定文字已按其文化調整且重新定義，後來卻被誤認為是僵化而絕對的。參加十二步驟團體的人，每每自我介紹時總是稱自己為「毒蟲」（addicts）與「酒鬼」（alcoholics），團體成員也自陳正在遠離藥物或酒精、邁向「復元」之路，這暗示著一個人永遠不可能完全從成癮中復原，往後餘生都要戰戰兢兢地走在復元之路、永無止盡地自我控管。這也意指著一個人正在「執行方案」中，也就是積極地實行符合戒酒匿名團體（1939/1976）所認可的十二步驟方案，確認自己在「復元中」是為了要獲得來自在「在方案中的」伙伴們立即認可與接納，而復原的個案可以獲得特別的關注，並很快就感受到社群的支持。

十二步驟方案的成員已經習慣以「復元中」一詞來描繪自己，其他物質濫用者卻仍苦於找不到詞彙用以定義自己的狀況，也缺乏可以歸屬、提供支持與鼓勵的團體，這些人其實是成癮問題族群的大宗，卻不被十二步驟方案的社群所認可，同時，他們也經常蒙受臨床工作者的質疑，沒有人相信他們已經克服了成癮。事實上，研究指出許多人確實靠一己之力而有所改變、或解決成癮問題（Sobellet al., 1996; Peele, 1991）。一個文化創造出專屬的語言，這並沒有什麼問題，我們只是想指出，在團體凝聚或疏離及隔絕外人上，語言具有很大的力量。

「治療中」這個說法與「復元中」有著同樣的影響：它區分出等級，有些個案是優良個案、有些則表現不佳，有些積極改變、有些動機不足，有些成功、有些失敗。用藥者透過努力自救而得來的榮耀感與力量感，並無法與團體之外的用藥者共享。再者，儘管一般認為十二步驟團體屬於自發性組織、而非治療，事實上，美國絕大多數治療物質濫用的計畫，主要都以十二步驟方案做為治療工具，顯見十二步驟方案與成癮治療之間有著緊密的連結。

專業文獻同樣採用「成癮」、「復元」[21]、「治療中」這些詞

21 原註：心理衛生領域為心理疾病患者採納另一種復元模型。從心理疾病復元的定義，傾向更為廣義而且更適用於減害治療上。復元被視為，在透過從藥物治療到自力救助、以至於

彙，儘管要使用診斷專有名詞有些繁瑣（物質使用疾患、或物質依賴），重要的是，研究者、臨床工作者與其他專業人員不能以帶有偏見的詞彙，對某些個案貼上標籤。「成癮」這個字令人聯想到一些特質（例如欺騙、操縱、毫無動力）、立刻讓個人或族群蒙上負面形象，導致我們不願意邀請他們進入治療。同時，依然有許多心理治療師會要求個案在進入治療前必須先「參加藥物治療」、或參加戒酒匿名團體或戒藥匿名團體，這其中含有潛規則：帶有藥物或酒精問題的人唯有在完全戒除與十二步驟團體中可以處理問題，其他治療的元素（例如技巧訓練、預防復發、家庭會談等）都要在個案有參加十二步驟方案的條件下才會予以安排，這反映出心理治療並不被當作處理這些問題的主要治療方式。

即便減害心理治療在美國是相對新進的方法，這些詞彙早已被定義，並不完全精確，這個定義的歷程式很獨特，多虧一群從事減害運動的臨床工作者與藥物依賴專家，他們原本並無可以認同的觀點，卻誤打誤撞地將「減少傷害」定義為非戒除性的。實行減害心理治療的工作者被認為反對戒除取向的治療，而是只聚焦於減少繼續用藥造成的傷害。減害的概念受到如此劃限，實屬可惜，事實上，它可以提供服務給許多不同族群，且服務對象全都有興趣找出有效方法來處理物質使用問題。完全戒除確實是減害的一項策略，但並非唯一的策略，同時，考量到完全戒除往往很難達成或維持（DiClemente, 2003），戒除不應該是唯一的金科玉律。

語言使用上的侷限、或者是語言上必須政治正確的壓力，容易讓我們忽視在與個案互動過程中用了不尊重對方的字眼。在與每位

家人參與治療等介入方式後，健康改善而且殘疾減少的一段過程。

個案展開對話時，臨床工作者應儘力保持彈性，並尊重對方任何想法，如此方能建立連結、形成共識，並展開心理治療重要的工作。

了解藥物

儘管要真正落實文化謙遜，治療師或諮商師不能一味高高在上地對個案的問題瞭若指掌，而必須以尊重的態度向個案探問及了解，不過，擁有足夠的知識、知道如何從事藥物議題，也是同等重要——不論是親自工作、或間接工作皆然。對此議題擁有一定程度的熟悉將有助於治療師更自在地探究個案使用藥物的細節，而治療師能夠自在地聆聽個案、與個案進行討論是非常重要的。當個案努力地朝戒除邁進、或調整成更健康的使用方式時，如果我們積極地提供協助，介入成功與否取決於藥理上的關鍵差異（詳見第八章「物質使用管理」部分）。有些用藥者確實相當了解自己使用的藥物，有些人卻懷著充滿迷思與對錯參半的資訊，我們工作的重點之一，即是提供正確且帶有同理心的教育。

主動接近我們所希望服務的族群

如果可能，治療師走出「診所」、深入「社區」是很重要的，有不少診所皆位於服務對象的社群裡，但大多並非如此，此時，臨床工作者需要先徵得同意才能進入個案居住處所鄰近地點（如：社區活動中心、教會、或就在路上）提供服務，不過像這樣在戶外進行看似聊天閒談的互動中，需特別考量保密措施（詳見第九章）。

實踐合作

我們是個案的夥伴。在這段治療關係的雙方，都帶著資訊與專業知識進到臨床的互動中。事實上，應該由個案引領治療的進行，治療師則依循著個案的目標與期望，即便是與一些希望聽從「專家」指示的個案共事，治療師也可以從個案身上學習與認識，並遵循個案期望來引導他們。

個別化的治療

人生不同，各自精彩，如同華勒斯（1993）所建議，不論有無相同經歷，我們應該也能夠善解人意地進入每個個案的人生故事，並感受其經驗。透過「極其深切地」聆聽個案的故事，我們可以心領神會、對個案的經驗感同身受，更可以認識個案文化中的隱喻，並在相互溝通時運用這些隱喻與故事。

治療時涵納社群；或者創造社群

南希．博伊德—富蘭克林[22]（Nancy Boyd-Franklin, 1989）提出多層次介入的「多元系統模式」，她也常使用「生態系統」一詞來說明，有時候治療師需要介入處理存在問題的系統，這不僅讓家庭與個人較鬆懈下來、不再只是著眼於人際或個人的問題，也讓個案感覺參與其中、感受到治療師的鼓勵。治療師需要邀請個案的重要他人與家人們加入治療——按個案認為需要的關係人及人數。我們曾服務一位住在英國倫敦大家庭的青少女，當時我們邀請了她的家人來參加家族治療會談，結果當天一共有十五個人來到治療室：除了父母、祖父母、手足之外，阿姨、叔叔、幾位鄰居、牧師與老師也都來了，我們解決了許多問題，也找到更多可運用的資源，結果讓

22　編註：南希．博伊德—富蘭克林（Nancy Boyd-Franklin），美國著名心理醫生與作家。

這位個案提早回家。在我們舊金山的社區方案中，和在其他大城市一樣，大多數來參加治療的個案都是單身的成人，往往與家人斷絕聯繫，我們每周舉辦數十個團體與許多活動，活絡社區。

治療師能反映出社區的文化與語言，並涵納當地的民俗療法

懷特與桑德斯（2004）建議一種社區取向的治療方式，透過辨認出社區的「自然復原的支持資源」，並且「透過在社區中開創身體、心理與社會的空間，以便有利於復原的發生」，他們也建議「積極介入」、並引用了一位外展工作者的話「我的個案們並非跌落谷底（意指最糟狀況），個案就生活在谷底，如果我們靜待一旁，個案再往下掉一點就活不下去了」，他們建議要看重每個族群與個體的差異。最終，他們建議可運用當地民俗療法，並漸漸地可將社區的習俗活動與民俗療法結合到在治療方案中（包含減少傷害心理治療）。在舊金山的美國原住民與拉丁裔治療方案中，會定期安排擊鼓活動，而舊金山的公共衛生部門也為近期並未參加治療的多重共病患者設置四個全人健康方案。減少傷害心理治療有幾位員工本身即是鼓手，他們讓個案在治療會談中有擊鼓的機會。我們觀察到，擊鼓具有令人找回內在秩序與寧靜的效果。以下文字擷取自辛瓦拉．修茲[23]（Simbwala Schultz, 2006）關於擊鼓的學術研究：

擊鼓與療癒

在非洲大陸，鼓器與擊鼓是一門古代療癒的藝術，它

23 編註：辛瓦拉．修茲（Simbwala Schultz），美國減害治療師。

通常用在社會盛典，以凝聚社群。在盛典中，鼓聲將人們聚集在一起，音樂縈繞整個空間，舞蹈的律動也撼動大地，當需要完成某項工作時，鼓聲便會響起，激勵工作人員，在社區裡不同的工作任務都有專屬節奏旋律。宗教儀式也會運用擊鼓來召喚「靈魂」，療癒有需要之人。在一些部落中，當有族人「生病」時，不論是靈性、情緒或身體有恙，便會以古老的鼓聲讓病人恢復平衡。鼓聲彷若人類的心跳聲，觸動著我們存在與療癒的核心。

在美國，目前有一種全新的關係正發生著，即是透過鼓聲與祖傳文化相連結。對非裔美國人來說，鼓與人心的重新連結是極為重要的。當奴隸制度興起，非洲人的古老擊鼓習俗也隨之被剝奪，要奴役一個族群的身心靈，必然不能讓他們保留遠祖的習俗、語言與療癒的工具，鼓對非裔民眾的生活至關重要，一旦失去鼓的連結和療癒，即造成重大失落。現今，有越來越多擊鼓文化被帶入社群，用來療癒與凝聚社會，它觸動內心，聆聽自我心跳，並與他人共融合一，進而帶來心靈的平靜與連結。

自我反思

在文化謙遜的模式裡，強調臨床工作者的自身文化、偏見與假設將會影響他們對個案在臨床互動時言行的期待，自我反思（不論是獨自、與督導或在同儕團體進行）的目的是幫助治療師在與個案討論臨床決策時，能更為覺察、開放且靈活。佩姬・麥金托[24]

24　編註：佩姬・麥金托（Peggy McIntosh），美國著名女性主義、反種族主義運動家、學者與演說家。

（Peggy McIntosh, 2008）提出警告說，「有些特定群體因為種族或性別關係擁有主控」的特權，恐會造成「勢力過大」（p.126），並提議白人應該努力認清自己所擁有的特權（同樣地，男性也應該努力認清自己的特權），這與認清種族主義或施加於他人的其他迫害，在過程上有些不同。

創傷在物質濫用中的作用

創傷

先前在討論文化的部分已直接討論了創傷，並已大致涵蓋我們所需知悉的內容，在第二章中，我們討論物質濫用者的創傷盛行率，不幸的是，即使流行病學數據既已清楚呈現物質濫用與創傷的高度共病，仍鮮少有物質濫用的文獻探討童年創傷是物質濫用發展的導因。在米勒與卡爾羅（2006）所編輯的研究集中，整理「最新的」成癮研究與實務資訊，在這本卓越的書中，也僅有一章談及家庭暴力議題，這篇章節的作者還語帶保留表示：「雖然使用酒精與暴力有著顯著關聯，但並沒有研究證實父母的飲酒問題、家庭暴力，與子女未來的酗酒問題有明顯關聯」（Hesselbrock & Besselbrock, 2006）。在文獻回顧中，我們發現研究者大多聚焦於家庭物質濫用的面向，而較少著墨於兒童受到身體或性虐待、忽視、社區暴力或其他創傷性的環境因素（例如種族、貧窮或戰爭）所造成的影響。

然而，我們依然發現一些例外。柏麥（2005）回顧十二份針對治療中的物質濫用者、探討其創傷經歷的研究，她發現前來接受治療的個案中，絕大多數的女性與超過半數的男性皆自陳曾遭受過性虐待。而史旺（Swan, 1998）則在文獻回顧中指出，關於童年虐待與日後物質濫用之間的關聯，尚缺乏研究，他並且引用莉莎・納佳維茨[25]（Lisa Najavits）與其他學者的研究，他們皆發現有相當高比例的藥物使用者在兒時曾遭受過虐待（比起未曾遭受過虐待的藥物使用者，高出三到十倍之多）。赫曼[26]（Herman, 1997）撰寫許多關於創傷、複雜性創傷後壓力症候群（complex PTSD），與物質濫用之間高度的共病率。烏爾姆瑟[27]（Wurmser, 1980）相當堅持創傷與藥物濫用之間有所關聯：「許多強迫性的藥物使用者在兒時曾受過嚴重創傷，簡單且明確來說，童年受虐是長期藥物濫用最重要的病因」，他繼續解釋道，藥物濫用除了是一種冒險行為，更是企圖透過實際行動來控制與翻轉令人無法承受的無助感。

我們服務的對象幾乎所有人都有創傷經歷，其中也有許多有複雜性創傷後壓力症候群，范德寇[28]（van der Kolk, 1989）對複雜創傷後壓力症候群描述如下：

> 在創傷後壓力症狀出現之前，依附連結會發生失控潰散瓦解、或扭曲變質，在面臨危險之際，人們會尋求更多的情感依附，大人（小孩亦是如此）會與一些騷擾、毆打或威脅自己的人發展出強烈的情緒連結，而維繫這樣的依附連結將導致痛苦與愛相混淆。創傷會反覆出現在行為、情緒、身體與神經內分泌系統等不同層面上，而不同程度的反覆出現

25　編註：莉莎・納佳維茨（Lisa Najavits），美國精神病學家。

26　編註：茱蒂絲・路易斯・赫曼（Judith Lewis Herman），美國精神病醫師、教師與研究者。

27　編註：萊昂・烏爾姆瑟（Leon Wurmser），瑞士精神分析學家。

28　編註：貝塞爾・范德寇（Bessel van der Kolk），美國著名精神科醫師，作家，學者與教育家。

> 會造成個人與社會的痛苦。對自己或他人直接表達憤怒，一直是曾受侵犯者生活上的核心問題，這即是不斷重演當事人以往的真實經歷。創傷的強迫性重複是一種潛意識歷程，雖然可能會有暫時性的控制感、或甚至愉悅感，不過最終內心仍長久瀰漫著一種無助、自我嫌惡和失控的感受，而治療目標即在掌控當下的生活，避免在行為、情緒或身體上重複的創傷。

科佐利諾[29]（Cozolino, 2010）也同意這個觀點，他說明，經歷過長期不可避免的創傷的人，他們在各個層面的功能都受到損傷。他進一步宣稱，我們經常在童年受苦的個案身上看見，他的人格與身體為了因應創傷而出現適應與變化，雖然這種作用最初是為保護當事人而存在，但日後卻成為一幅創傷經驗不斷重演的生命圖像，而這段過程是發生在神經生物學層次。無法逃脫的創傷首先會促發過度警覺的反應，而當對抗或逃避的防衛機轉失靈，個人便會遁入解離狀態。個人自體分泌的內源性鴉片物質可以提供一些舒緩，但隨著時間過去，對抗或逃避反應再度啟動（此反應與正腎上腺素的釋放有關），海馬迴對壓力的作用和緩下來，而解離便是這段過程的結果之一。另外一個同樣令人困擾的問題是，創傷記憶是如何形成的。

記憶本質上可分為內隱的或外顯的，內隱記憶（例如學會騎腳踏車）不需要意識的介入、不一定在過去發生過的事，不牽涉海馬迴（其功能為將經驗組織成記憶內容）的運作（Siegel, 2010）。外

29　編註：路易斯．約翰．科佐利諾（Louis John Cozolino），美國著名心理醫師，曾針對思覺失調症，壓力的長期影響和虐待兒童進行過實證研究。

顯記憶則編織成我們的人生故事，例如，我們記得自己的六歲生日派對，吃了什麼樣的蛋糕。創傷性經驗會導致身體釋放正腎上腺素與腎上腺素，成為對抗或逃避反應的一部分。這些物質反過來阻斷海馬迴所負責的組織功能，導致記憶無法形成外顯記憶，因此未曾整合到個人歷史當中。一旦創傷被激發時，即使是經歷目前此時此刻的事件，引起的內心翻騰如同原初體驗一樣強烈。

根據戈耶茲（Goetz, 2001）所說，「藥物使用是個人為了調適其強烈的需求或嚴重危急感，只是當危急狀況過去，他們卻不知所措。雖然用藥的目的是為了達到體內平衡，卻無法完整消解與代謝創傷事件。用藥也會造成創傷重演」，他繼續解釋，如果藥物成為一個人的生活主旋律，佔用越來越多心力、時間與力量，藥物則從原是控制自我經驗的工具，轉變失控狀態，一旦這個狀況發生，除了對物質成癮，也可能會讓人逐步落入受害的處境，或再次受創，陷於羞愧循環。

我們有許多個案都相當熟稔如何運用藥物來管理自己的解離、或者難以承受的羞恥感與暴怒。有一名曾遭受哥哥多年性虐待的男性，自國中時期開始出現解離症狀，他的成績一落千丈，也常因為心不在焉而惹上麻煩，之後，他淺嚐了酒精與古柯鹼，並發現，若在需要時使用這些物質可獲得欣快感，並能控制解離症的發作。因為他都選在夜晚與週末時服用，不只在學校時可以維持專注，成績更突飛猛進。另一名在南方鄉村的小鎮長大的個案，她從很小時便知道自己是女同志，成長的過程裡一直處於擔心被發現的恐懼中，當她上了大學、住進宿舍，很擔心被兩位室友發現她的性向並揭穿她。就在這時，她發現一家酒吧，她從未嚐過酒，但她發現酒精麻痺的效果讓她很放鬆，在與人相處時，不用那麼擔憂被人揭穿、或受人歧視。二十年後，她搬到了舊金山，酒精對她不再有保護作用，反而開始影響她的工作，且更為疏離孤單。

我們應如何處理創傷？

大多數時候，物質濫用治療體系並不處理創傷，《欲罷不能》（*Hooked*, Shavelson, 2001）是一本影像傳記，兩年期間持續紀錄舊金山治療體系中的五位「成癮者」，令人驚歎地近距離勾勒出治療實際的樣貌，夏佛森[30]（Shavelson）所記錄的人物都具有共病，其中有些人曾受過嚴重的創傷，他指出，在許多事情之中，有三個最重要的問題。當人們戒除使用（為了遵守居家治療的規定），便會開始受到創傷記憶與惡夢的侵擾，大多數的治療（但也有一些例外）並不處理創傷後壓力症候群與精神疾患，同時，治療的擬訂過程相當粗暴，導致早年虐待經驗重演，舉個例子，一名具有精神疾患、無家可歸的女性個案，因為遲到十分鐘而被拒絕進入支持性團體，即便只是如此，也可能會打擊她脆弱的心靈，讓她放棄努力脫離日日夜宿高速公路下的悲慘生活。

大多數物質濫用治療方案皆缺乏對創傷與精神疾患的覺察與關注，這是一個警訊，我們所提供的服務，對於脆弱個案的需求並不體貼，也忽視這些治療方式其實重演了個案的創傷。身為減害治療師，我們會假設前來治療的物質使用者曾經歷過虐待或忽略、或族群創傷，統計數據就擺在眼前。在治療中，當創傷的議題浮出檯面（不論是有意識或無意識的記憶），我們最重要的工作是去覺察、想清楚我們不應該做些什麼。

30　編註：理查・J・夏佛森（Richard J. Shavelson），美國知名教育心理學家與作家。

首先，在未清楚了解藥物使用的意義與目的之前，**不要**試著將**藥物**從個案的生活中移除（好像我們可以輕易這麼做似的！）。再者，**不要**只因為繼續用藥、或從事某些人可能並不認同的行為，就將**我們自己與**個案做切割。我們並不希望製造麻煩，讓個案在我們（治療）與藥物之間二選一，個案既已熟悉藥物、也因此比較信任藥物，怎麼會選擇我們呢？為了不要激起個案的防衛，治療師不應該在沒有提供替代物之前，就企圖將藥物抽離他們的生活。第三，我們並不單因為人生故事或任何事情很重要，就要求個案要全盤托出，有時候個案甚至連名字都不一定要告訴我們！這麼一來，我們應該怎麼做呢？

治療關係

在減少傷害心理治療中，治療師與個案的關係是治療的基礎，對治療也具有療效的因子。要與生活在多重創傷與患有精神疾患的人們建立信任感，是很艱巨的工作。我們不預期個案應該要信任我們，事實上我們反而認為，他們不應該信任我們。我們也經常告訴個案，保持警戒是合理的，建立信任是我們的責任，而不是個案。剛開始進行治療時，我們應該暫時擱置想要改變的想法，先專心地理解並尊重個案當前的現況。我們得證明自己是可以信賴而敏銳的，更不會評斷個案的行為選擇、精神狀態或用藥狀況，除非個案主動詢問，否則我們不評論個案，我們也不過度侵擾個案。如果這代表我們需要坐在某個人身旁，日復一日、周復一周、月復一月、甚至年復一年，都保持靜默傾聽，那我們就照辦；如果這代表我們得特別展現活潑風趣，以消弭個案第一時間投射在我們身上的空洞與恐懼感，那我們就照辦；如果這代表我們要忍受難聞的臭味、隨地亂竄的老鼠（老鼠是街友與住在美國狹小單人旅館的民眾最常見的友伴）、個案來到我們的治療室時撒了滿地的碎屑、或者團體成員堅持在團體進行時用餐，那我們就照辦。我們懷著好奇與友善的心情，欣然接受個案帶進治療的一切。

席格[31]（Siegel, 2010）特別強調，唯有存在著「可信任的他人」，創傷才有可能療癒。雷文（Levin, 2002）則描繪一段治療的歷程，個案是一名女性，她小時候曾遭受嚴重的虐待，她父母親經常酗酒、且會對她施暴（包括性暴力）。席格描述，幾年下來與這名女性建立信任感的歷程之緩慢且充滿痛苦，應對上也讓他備感焦慮。影響治療最大的威脅來自她的自殺風險，他描述個案對自己感到無用與罪惡，想起父母對她的厭惡與不在乎心生寒慄，導致自我仇恨和羞愧，特別是在治療時面對她發現「罪惡的祕密」時，感覺更為強烈。曾有幾度，雷文忖度著是否應該將她送入住院病房，最終並未執行，因為他知道機構化可能會重演她的受創經驗，而個案也展現出一種直覺智慧，相信自己需要繼續接受治療、並真實活著。在接近總結的段落，雷文提出警告：「治療是嚴肅、有時甚至危機四伏的大事」，經過六年相當細緻的治療，雷文的個案變得更健康了。此個案給我們最大的學習，是治療師必須信任個案，讓個案引領治療的進展，不論這麼做有多冒險。

謹慎詢得資訊

我們並未堅持要搜集到所有特定的資訊，一通電話、一場路上巧遇、或一次正式會談，治療師可以起頭詢問「可以請你聊聊自

31　編註：丹尼爾・J・席格（Daniel J Siegel），美國知名精神醫學家與作家，在洛杉磯加州大學校內「正念覺察研究中心」的創設者。

己嗎？為什麼來到這裡？或者，你想聽我介紹減害心理治療是什麼嗎？」開啟談話，將焦點放在最近遇到的困難、或當前的事件，讓個案在可控的狀態下，慢慢釋放創傷性的故事與難以承受的情感，包括對自己行為的羞恥感與罪惡感。此外，如果治療師較願意討論如何解決問題，而非執意深入探索，更能讓個案感到踏實安全。在探問更多資訊（關乎個案揭露自己）與迴避痛苦故事之間如何拿捏，是段相當細膩的過程。

通常，要獲取資訊最為簡單的方法就是邀請個案談一談自己使用的藥物，而不是個案用藥的狀況，藉此邀請個案談論自己，在個案介紹藥物的時候，我們視他如老師，聆聽藥物的質地與特性、獨特的欣悅和低潮感、跟誰買、曾被誰騙錢，以上方式，我們得以認識個案內在的價值與需求，漸漸地，這些故事讓我們更了解個案，而不只是跟藥物，但這個過程可能要花上幾週、乃至幾年。

有些個案總是漫談一些看似與治療毫無關聯的內容，我們可能會有點煩躁不安或昏昏欲睡，可能會懷疑這些枝微末節小事是否在轉移我們的注意力、避免讓我們看見他真正的狀態？是否為一種避免接近治療師或「重要之事」的防衛？然而，我們必須做的就是對這些「枝微末節」懷抱熱忱與興趣，並假設這些都有其意義。更重要的是，撿到籃子裡的都是菜。舉個絕佳的例子，一位個案在每一次會談中，都向治療師鉅細靡遺地細說雙腳的狀況，就治療師所知，個案曾有過創傷性的雙極性情感疾患診斷，且有在服藥，但除此之外，對於他是否有接受精神科照護、是否服用藥物、或他主觀的精神狀態都一無所知，治療師因而開始失去耐心。然而，當治療師開始對個案的腳感興趣（即米勒與羅尼克〔2002〕所談的擴大法〔amplification〕；亦即史巴尼茲〔2004〕所談的誇大

〔exaggeration〕），詢問了更多關於個案拇趾外翻與雞眼的情形、去看足科醫生的經過、以及走路時的疼痛細節，不出十五分鐘的時間，個案便開始道出在幾年前第一次被診斷為雙極性情感疾患時曾受到監禁，治療師成功地融入個案當下的狀態，讓個案放下對表面傷口的強烈關注，進入內在更深的創傷。

研究創傷性故事

過去這十年以來，對於創傷性故事的治療立場與方法產生了劇變，在此之前，傳統的理念是，堅持個案需全盤托出自己的受創故事，以釋放（宣洩）情緒，這樣的情緒釋放，被認為是解決創傷性記憶的成功關鍵，當時發展出許多特定的方法與模式，除了心理治療專業人員會運用，也用於其他領域（例如在心理健康專業中會提供危機事件心理減壓的訓練，但通常是在工作場域裡操作）。當時普遍相信，為了要從創傷性經驗中復元、或避免創傷性經驗，因而鼓勵個案詳述細節，有時候還要一說再說，以便能夠清除創傷所造成的影響。這個方法並非毫無可取之處，只是缺陷昭然若揭。

對許多個案來說，這樣回憶創傷，影響更鉅，不只導致痛苦加劇，增加物質濫用或解離反應。換言之，個案因此再度受創。近期關於「對抗—逃避—凍結」的研究顯示，重複述說創傷經驗將會加劇自動喚起（autonomic arousal）的狀態，造成當下更加悲痛，長期上更沒有獲得解緩。大多數近期的研究皆建議，臨床工作者得謹慎觀察這樣的自動喚起，並運用特定的方法來教導個案減少悲痛，而不是繼續談論相關事件。有不計其數的方法可以幫忙個案緩解過度刺激的精神狀態，例如放鬆訓練、正念療法、動眼減敏及重新處理治療（EMDR）、輕敲穴位情緒急救法（Tapping）與身體工作等等。透過以上方法，個案也許會覺得詳述過往經驗是有助益的，但也沒必要非得讓個案感覺到好轉及減緩症狀。此外，就神經系統的層面，當個人慢慢訴說創傷故事細節時，**如果能夠有人在場提供撫慰、關愛與保護**，將會重新啟動海馬迴，這麼一來，內隱而自由流動的記憶碎片便能被重新編織進外顯記憶中，讓生命故事得以更完整且連貫，而在釋放過往受創的情緒壓力後，得以建立嶄新而安全的依附連結（Siegel, 2010）。我們建議治療師要從語言與非語言的訊息來理解個案所說的話，唯有個案感到足夠安全、並準備好在治療室中提出討論，再去觸碰特定的話題為宜。

協助個案處理情感

許多有創傷歷史的物質使用者都曾被情緒擊垮，因為並未得到足夠的支持，而沒能學會如何忍受或管理強烈的感覺。由於情緒容忍能力的成長是兒童與青少年時期的發展階段任務，當缺乏這種能力時，我們需要去運用方法讓發展階段回到正軌。有一種叫做「鍛鍊情緒肌肉」（building emotional muscle）的技術可以推動經驗的發展，讓個案的容忍能力隨著時間更加穩固，在第十二章的案例會更詳細地討論這點。一般來說，個案首先會被問及某個特定的感覺、並以一到十分來標示感受的強度（從最輕微到最強烈），接著予以介入、積極地採取能緩解痛苦的措施：舉例來說，服用藥物、放鬆、轉移注意力、有意識地改善心情。在這些介入之後，讓個案重新以一到十分來評量自己經驗的影響強度，強化個案所做的任何改變（不論是多小的改變），指出治療師所觀察到尚未改變之處。個案經常未能看到他人觀察到的改變，藥物治療的反應，其行為與情緒的改變皆是如此，針對不同的感覺陳述重複以上過程，對於曾經遭受嚴重創傷的個案，這種支持性的介入也許需要花上幾年才能看到顯著的成果。

處理反移情與替代性／次級創傷

不論是語言式或非語言式的治療，在情緒誘導的過程中，必然會出現一些創傷狀態的非語言式溝通。換言之，個案的情緒會以獨特的方式傳達給治療師，往往並非透過語言表達，且治療師會以反移情形式經驗個案傳達的訊息（關於完整的歷程說明，詳見第六章）。克瑞莫[32]（Cramer, 2002）針對患有共病、物質使用疾患與創傷後壓力症候群之女性，彙整出在治療歷程中出現的反移情現象，她說道，個案會透過各種方式將自己的感受傳遞給治療師——暴力行事、威脅自殺或動念自殺、危險的用藥方式及涉入危險的關係，以上都潛藏在會談的歷程中。過程中，治療師可能會被個案「牽著鼻子走」，或治療師為了控制招惹傷害的個案而衝動行事，或回絕服務那些會讓自己或機構冒著承受責任風險的個案。潛伏在治療中各式各樣似真或假的危險常常誘發治療師去行動，如同克瑞莫所言「創傷成癮個案的溝通是以『行動劇』而非『語言劇』，個案會營造步步逼近的迫切感，讓人想要快點做出行動、而不是停留在感受，且在治療師與個案之間，瀰漫著一股如履薄冰的氛圍」。當與高風險個案工作時，治療師的首要行動就是案兵不動，一旦治療師能夠熬過治療的狂暴混亂，抗拒冒然行動，個案也有更大機會成功渡過關卡。

治療師在內化吸收個案的創傷故事後，會彷彿歷歷在目地接觸

32　編註：瑪格麗特・A・克瑞莫（Margaret A. Cramer），美國臨床心理學家。

創傷事件，並感受到個案內在失控的情感，有時會出現所謂的「替代性創傷」。創傷會藉由一些實際的行動來溝通與傳達，例如危險行為（通常是自我傷害）、原封不動而赤裸裸地詳述事件、將情緒直接發洩到治療師身上、無故失約、或不支付治療費用，治療師也許會開始感到無助、無望、暴怒、精疲力竭、失眠、把工作帶回家裡、下班時腦中仍縈繞著個案的故事，心裡變得恐懼不安：擔心個案、擔心有人會做出什麼、擔心某人安危（尤其是個案處於一段暴力關係中，且正在發展更高的自主性），治療師也可能會因猶豫是否應該將個案送去住院，以防個案陷入危險處境，或是陷入恐懼及焦慮。

與受創個案共事，勢必需要容忍不快的、害怕的、驚恐的、甚至憎恨的感受。雷文（2002）強調憎恨的重要性，並指出治療師往往傾向迴避這種經歷。他說明，憎恨與憤怒不盡相同，在人類關係憎恨具有重要的地位，對曾遭受恐怖虐待的人來說更為重要。溫尼考特（1958）也曾寫過多篇關於恨意與反移情的開創性文章，並認同治療師得要能經歷憎恨，不論是對個案、或對個案生命中的重要他人。他建議治療師需增進自己經歷個案所有情緒的能力，避免受到個案情緒牽引而冒然行動，若治療師能覺察不同層面的感受，也有助於避免受個案情緒影響而冒然行動。

督導

治療師的督導提供了「涵容」（container）的空間，讓受督者可以將艱難、令人厭惡、恐怖與尚未整理好的故事、想法與感覺丟擲出來。克瑞莫（2002）推薦「歷程督導」（process supervision），治療師可以專注在治療的動力、自己的感覺，而非只專注在個案的背景細節與工作方法的「案例討論」（case supervision）。在我們的減害心理治療中，我們發展了一種督導式的關係，亦即督導的功能是「承接住」治療師想要督導的任何議題。我們督導的原則是，受督者可以把任何內容帶進督導中，沒有什麼不行或不應該督導的內容，但要做到如此地步，督導者切勿因資訊不當而懲罰受督者、或者其他作為，這個原則相應於減害的座右銘「不能施予懲罰」，不論個人要如何對待自己的身體。一旦受督者相信可以向督導者知無不言，督導則創造一個提供支持、涵容與消化（理解）創傷個案故事，以及受督者本身難熬感受的空間。情感容忍度是一個同步的過程，一旦督導者能夠熬過督導過程的情緒，治療師便有更大的機會成功地承接個案受創故事，個案也有更大的機會熬過去。

依附關係的重要性

在減害的世界中，我們試著避免諸如「成癮」、「酗酒」這些詞彙，而是盡可能地使用「用藥」或「飲酒」，我們比較傾向將個人使用酒精或其他藥物視作「他與物質的關係」，以此視角，我們自然會去深究這段關係的緣由與本質，並納入我們對依附關係理論的理解，進而讓我們與個案得以冷靜，像個人類學家一樣去發現有助於改變他與物質的關係細節與意義。

依附理論

有藥物或酒精問題的人在建立關係上，經常會受到社會價值觀，以及來自助人者負面經驗的影響，用藥者也會與他們所使用的

藥物發展出相當複雜的關係。在所有現有既存的心理學理論之中，依附理論（立基於生理心理社會研究而發展的）提供理解使用者與藥之間關係的最好方法。在人際關係上，若依附出現問題，往往導致人們轉而依附物品，且遠離其他人，人與物品的互動會創造出獨特關係樣貌，而這正是有藥物問題者的特徵。

依附理論同時立基於觀察與研究，它推斷所有人天生具有與重要養育人保持親近的傾向，這個動機傾向導致一系列鮑比[33]（Bowlby, 1982, 1988）與愛因斯沃[34]（Ainsworth, 1978）所稱之複雜的「依附行為」，這些研究者在小孩身上觀察到三種不同的依附型態，其中只有一種被認為是正常而健康的，後來又有人提出第四種依附型態：「混亂型依附」的（Siegel, 1999）。一般來說，受到良好照顧的小孩（包括身體上與情緒上的照顧）會發展出一種健全的感覺，當人擁有可依靠的「安全基地」（secure base），才得以向外探索這個世界，或獲得安全的依附關係。另外一些小孩，因受到忽略或創傷未能發展出安全感，且表現出某種不安全的依附類型：矛盾型依附（焦慮的）或迴避型依附（拒絕依附的）。安全型依附的小孩會去探索所處的環境，敢於冒險，並在感到害怕或需要安慰時候，知道趕緊回到「安全基地」（照顧者）。矛盾型依附的小孩則偶爾緊緊黏在依附者身邊、偶爾要求依附、偶爾則拒絕依附。迴避型依附的小孩則拒絕接近照顧者，看起來也許相當疏離與獨立，但未顯現不安全樣貌。混亂型依附則源自於小孩因得不到關注而感

33　編註：約翰．鮑比（John Bowlby），美國知名發展心理學家，因為提出依附理論而聞名於世。

34　編註：瑪麗．愛因斯沃斯（Mary Ainsworth），美國知名發展心理學家，以設計陌生情境進行依附理論的研究而聞名於世。

到深深困惑，內心充滿恐懼、痛苦，或與照顧者有受創經驗，這些經歷將使小孩內心崩潰，導致與父母關係相當不穩定：難過、黏人、又難以安撫，這種幼兒時期發展的依附型態會在六歲左右定型，且日後會依循相同模式發展新的依附關係，或許更好、或許更糟，需要依據著嬰兒與兒童時期的原初依附關係進行介入探討核心，方能改變人際關係的基本藍圖。

上述觀點與減害心理治療的哲學觀不謀而合，我們相信，與藥物或酒精產生依附關係並不一定是病態的。如同與人的關係，和物質的關係也呈現一道光譜，從健康、有目的性、建設性，到混亂、具有摧毀性，從安全型依附到焦慮型或迴避型依附。治療師傾向懷疑習慣性用藥與飲酒是不健康，似乎認為人們的生活就該杜絕任何能帶來愉悅、減緩痛苦的精神刺激性物質。一般人在假日喝一、兩杯紅酒通常無須罣礙，當發現自己無酒不歡，便會被歸類為有酒癮問題，若會喝到酒精中毒，或飲酒影響生活的人同樣被視為酒癮（照此思路，有些治療師也會將個案對某人的依賴視為病態的指標，需要他人是人生活中安心感與愉悅感的來源，正如有些人需要飲酒一樣）。

針對西方文化上這個現象，瓦蘭特[35]（Walant, 1995）提出一個複雜且令人擔憂的觀點：「長期以來社會對任何生命階段享受交融現象的否認與貶抑，確實增加人格疾患與成癮的機率，正是因為鼓吹自主性與獨立，卻犧牲依附需求……在獨立自主的外表下，掩飾內心的無助、疏離與孤獨寂寥。」瓦蘭特宣稱，這種對於依附需求的貶低，是促成成癮的文化性主因，此一立場與非西方文化背道而

35　編註：凱倫・瓦蘭特（Karen Walant），美國心理治療師及作家。

馳。在美國，小孩被鼓勵要發展自主性，大人則被期待獨立自主，這種獨立性似乎與我們的「家庭價值」相互違背，因為我們被期待既要自給自足、又要與他人永結連理。

瓦蘭特運用諸如「同理同調」（empathic attunement）與「融合經驗」（merger experiences）等詞彙來傳達人們終其一生對依附經驗的基本需求，這些詞彙是關於母嬰關係的典型經驗：母親能明瞭自己寶寶不同哭聲的意義，並展現出高度的同理同調，相互懷抱且彼此凝視，是交融經歷實例。瓦蘭特將現行許多教養方法視為「正常化的虐待……因為文化對分離與個體化的主流價值，小孩的依附需求而被犧牲。」對小孩要求自主會導致心理的痛苦，瓦蘭特相信這代表與同理產生嚴重斷裂，而同理斷裂正是情緒隔閡的導因，進而引人走上成癮之路。

根據依附理論，如果小孩遭人拋棄，最終會演變成冷漠孤傲（Bowlby, 1988）。這樣的小孩看起來或許相當獨立自主，但心裡往往潛藏著焦慮型與迴避型依附型態，這個和藥物成癮極為類似，用藥者既強烈地渴求藥物（對藥物形成矛盾型依附）又缺乏自我照顧（對自我形成迴避型依附），此刻極其努力維持與藥物的緊密關係、下一刻又完全迴避藥物，這充分表現出典型「全有或全無」的關係樣態。不幸的是，傳統心理治療的核心正是這種全有或全無的態度。

鮑比與瓦蘭特的研究文獻為成癮治療提供豐富的治療理念與介入策略，如同感情模式一樣，用藥模式也有著一道健康到病態的光譜，不過有些模式顯然是在早年發展階段，需求未獲滿足的一種表現。因與藥物關係而蒙受嚴重傷害的人，極有可能是藉由尋求藥物來取代親密關係，這起因於幼年從照顧者身上經歷到的心靈痛苦。

以成年人來說，若無能經營長久的親密關係就是此發展性創傷的徵兆。實言之，若非感受到被拋棄的危險，或以用藥為例，若非出現戒斷現象，否則人們確實很難意識到，自己與他人或藥物間已建立起強烈的情感依附（Gorman, 1994, 1998）。從人際互動中退縮，將讓人陷入深淵，遠離獲得認同、力量與希望的穩固泉源。

在發展自己的治療取向時，臨床工作者需廣閱豐富的文獻資料（e.g., Krystal & Raskin, 1970; Levin, 1991; Wurmser, 1974），但最弔詭而難以抉擇的兩難情境是，儘管使用藥物對一個人的生活具有適應性的作用，卻也會嚴重阻礙心理治療，因為治療的歷程勢必與親密關係建立息息相關，個案與人、與藥物的依附狀態都十分重要。如果藥物是主要的依附對象，治療師必須要謹慎地處理，留意不要在尚未提供有效替代方法之前，便任意剝除一個人重要的適應性與防衛性功能。身為治療師，我們要開放自己成為個案的替代依附對象，但忽略這段關係真正的限制在於：我們並不是隨時隨地都可以回應個案，而我們的付出也未必一定會成功。同時，我們希望提供個案一段依附的經歷，協助他建立內在力量，以及與他人更為親近的能力。

藥物在個案心理的佔據主導地位，因此許多作者或臨床工作者堅持要以完全戒除做為展開治療的先決條件，或者當成治療的主要目標，他們認為用藥將不利於諮商關係的建立，最終也損害健康的心靈。減害心理治療則將用藥視為一個人內在建構的一部分，如同人際關係可以透過治療性歷程而有所轉化，個案與藥物或酒精的關係亦是如此，一個人也許會選擇終結、或改變生活中重要的關係，與藥物或酒精的關係即是一種複雜互動的關係樣態。如同伴侶或家族治療處理關係那樣，我們也應該要以尊重與謹慎之心，介入處理個案與藥物及酒精之間的關係。此外，治療師也應切記，依附藥物如同依附另一個人或某項活動，都處於從健康到病態的光譜之上，一個人也許會開始依附酒精或藥物，做為維持生活上各種關係正常發展的一部分。

我們如何處理一個人與藥物之間的關係？

就如同人們會與藥物發展一段關係，治療上最重要的要素，便是個案與治療師或諮商師之間的關係。威廉・米勒曾在 2010 年成癮行為治療的國際研討會上發表過開幕演說，當時他說道：「對治療一定有效的因素，就我們所唯一知道的，便是與諮商師的關係」。在減害心理治療中，不論個案與藥物的關係如何，我們都願意與個案、或尚未進入治療的潛在個案建立關係。「首選藥物」一詞最能點明個案對藥物的依附性。我們假設，與個案所選擇的藥物相比，治療師（至少在一開始）其實遠遠不那麼吸引人、幫助也不大。事實上，我們往往是從與藥物本身建立關係開始。我們慢慢了解藥物的一切，藥物為何、使用量多少、何時使用、跟誰一起使用、以及個案又是為什麼選擇使用某藥物。我們開始認識藥物的作用、從哪裡買來的、含有什麼其他成分、如何產生效用。由於個案可以將藥物的話題帶來治療討論，有時候甚至可以真的把藥物帶過來，他們更可能願意繼續治療，但唯有個案與治療師仍保持接觸，這段關係才有可能建立得來。

不同於弗洛勒斯[36]（Flores, 2004）的主張，他認為「就算先不斷言毫無可能，也僅有相當少數的酒精或成癮治療者能成功處理好

36　編註：菲利浦・J・弗洛勒斯（Philip J. Flores），美國臨床心理學家。

人際關係，這是成癮專家在實務上經常會看到的事實現狀，戒酒匿名團體對此也一直都心照不宣。」我們可以假想，有許多讀者聽了弗洛勒斯的主張會點頭稱是，對於事實的部分，即便他並沒有拿出任何數據資料來佐證自己的主張。我們呼籲讀者們需考量該陳述的普遍性，包括「成癮專家」所見的，事實上僅是整個美國人口中兩成用藥者的資訊，並且也該質疑他後續所陳述的「在藥物依賴個別治療中，個案要對治療**產生依附**，首先必須與原先成癮的對象**去依附**」這一點。這樣的陳述隱含了循環邏輯：人們唯有戒除使用物質，才得以進入成癮治療，想當然爾，成癮治療的諮商師所共事的對象，便只有那些辛苦轉移依附對象的個案，否則無法通過醫療體系的嚴峻門檻接受治療，可想而知，如果治療師不曾嘗試治療那些**仍過著用藥生活**的個案，那麼，他們當然傾向相信，治療正在使用藥物的個案不可行。然而，弗洛勒斯的主張與我們自己的經驗並無共鳴之處，他這樣的觀點不過是美國主流文化下二分化思考的另一個例子罷了，選擇只有兩個：要嗑藥狂歡、或是保持清醒節制。只是，在我們成千上萬名的個案，他們在開始治療時，甚至沒有想過要改變或停用藥物。

減害心理治療是一種兼容涵納的取向，換句話說，治療師同時與個案、**與**他們的藥物共事、建立關係，或與個案討論**關於**他們所使用的藥物。要能與個案進行有意義的談話，我們僅有的方法往往是與他們聊聊選擇的藥物、使用細節（順帶一提，我們比較容易與個案談論藥物本身，而較難談到使用的細節），隨著時間，當治療師對個案與藥物的關係表達了真誠的興趣，那麼個案便能夠談及其他議題，當治療師了解個案與藥物的重大關係，個案最終會開始思考這段關係是否有其他的意義與可能性。我們曾與一位女性工作長達十多年，直到最後兩、三年，她才開始有意願改變自己與藥物的關係，而最終她真的成功改變了！不過在那之前，勢必要花上超過百次的會談去討論藥物在不同層面上，是如何刺激精神、改變意識狀態，包括閱讀許多文章與書籍，並討論其中的內容。

關於讓正在使用藥物、並未改變的個案繼續維持治療關係的力量，有一位參加我們團體約半年的成員，曾在團體開始後生動地這麼描述：「有一次，我搭著公車，正要經過教會區（Mission District）第 16 街（美國的藥物交易大本營），一心想要下車、弄點快克到手，但我想到團體，我沒辦法把團體趕出腦袋，於是我留在車上，來到了這裡。」

結論

本章節所描述的方法與文化、創傷和依附工作，需要治療師勞心費力，做出承諾，接受訓練、督導、閱讀與持續學習。另一方面，這項工作其實有一個極為簡單的要點，如果我們能真正聆聽個案，對他們的經歷保持好奇，並且盡量不要任意作為，他們將會告訴我們如何與他們共事最為妥善。

【第六章】精神分析模式運用於減害心理治療

減害心理治療是一種整合性治療，在任何時刻，減害治療師也許會與重度飲酒個案共事，協助個案減緩偏執妄想，或是與連早上起床都有困難的憂鬱個案共事，個案在身體、情緒與社會上的議題總是不按牌理出牌浮現，此時我們需提供整合性治療，並依個案需要調整。在我們的模式中，精神分析理論與實務提供了廣泛多元介入的治療組合，並會依循個案的認知風格、感受力與情感容忍能力來選擇介入取向。本章節中，我們將討論一些物質濫用相關的精神分析理論，以及這個取向如何看待受苦於物質使用者的心理狀態，我們將引領讀者在精神分析的文獻之海中，選擇不同的介入方法。

在近期的文獻中，里茲[1]（Leeds）與摩根史坦[2]（Morgenstern, 2003）整理當代物質濫用相關的精神分析理論，他們將精神分析定義為一種取向，目的在於「讓潛意識的內容意識化，且能訴說潛意識裡的內容及其來源，從單純生物學上的現象到與他人關係表述」。許多精神分析師將物質濫用視為一種症狀、一個不一定會有解答的念頭。里茲與摩根史坦接著指出，礙於近期精神分析文獻上的匱乏，且無實務經驗的支持，因而出現諸如「如果有人藥物濫用，此人便不適合進行精神分析式的治療，因為物質濫用者習以用藥物來轉換內在狀態，而不是試著去了解它們，他們抗拒自我省察。」這樣的說法。然而從我們的臨床經驗也發現，藥物使用者其

1　編註：傑洛米．里茲（Jeremy Leeds），美國心理醫師。

2　編註：強．摩根史坦（Jon Morgenstern），美國精神病學家。

實擁有相當好的自覺能力，且相當渴求了解自己的人生、當下的環境與藥物使用之間的關聯，儘管我們也同意「自覺並不一定帶動行為的改變」，不過許多人卻發現自覺大有裨益，可供我們運用認知結構（一種解釋方式），來理解經常受到衝動、潛意識動機與早年創傷所驅使的感受與行為。

里茲與摩根史坦批評精神分析的理論過度簡化物質濫用，因為他們錯誤地假設物質濫用者之間具有高度同質性。他們認為物質使用的嚴重程度、使用習慣（包括正常的使用）到病理現象之間，差異頗大。要區分物質使用與濫用，他們認為正常使用乃受到社會與文化的定義；輕微依賴指的是內在精神衝突或孱弱、人際間的壓力與難以調節內在狀態；中度到重度依賴指的是受生理行為上的驅力與增強物所影響。他們認為對較嚴重依賴的使用者進行分析式治療是徒勞無功的，因為失調主因已不在於心理層面的問題。

在這個非此即彼的情境中，減害心理治療提供了另一個方向。因為減害心理治療是一種整合性的治療模式，我們以生物—心理—社會的歷程來看待藥物誤用。每個人受到來自生物、心理、文化與社會層面的影響乃因人而異，也會隨著時間而改變。藥物的依賴程度並非斷定他有無興趣探討自己與藥物關係的決定性因素，其他潛在因素——諸如人格、創傷或心態思維等——有著更大的影響力。我們同意精神分析的基本概念：身而為人，我們從來未能完全意識到自己的動機、渴望、是什麼阻礙我們得償所望、依附需求、情感選擇或行動；意識乃是一道光譜，一個人對於意識保有多少興趣亦是如此。

本章節中，我們將描述幾個影響我們發展減害心理治療的心理學或精神分析概念，我們將這些概念謹記在心，但我們的原則是：

凡是能幫上個案的就是有用的。減少心理治療是一套方法學，提供我們用以照顧個案需求的觀點與技術。

關於物質濫用的精神分析理論

嚴厲的超我

德寧在 2002 年的一份投稿中，介紹了黛安娜這個案例。這名個案與酒精的關係是處在極度自我懷疑與自我挫敗（以至於她有時候會自賞巴掌）危急的惡性循環中，她會接連好幾個晚上大量酗酒，而後又因為自己的失控而自我詆毀。她不只是在晚上小酌幾杯，而是買了一瓶酒坐在電視機前面，接下來幾個小時裡她渾然不知身處何處。她就像被苛刻而自戀的媽媽所養大的孩子一樣，每當黛安娜回頭意識到自己所做的事時，心裡總是無盡的恐怖，並對自己極為反感。塔塔爾斯基（2002）在德寧投稿的引介文中，引用了費尼謝爾[3]（Fenichel）的主張：「超我（他意指批判聲浪）這部分的人格可溶於酒精」，或如同蕭伯納[4]（George Bernard Shaw）更詩意的說法：「酒精是麻醉劑，讓我們耐得住人生這場手術。」

若要理解像黛安娜這樣的個案，幫助他們了解自己，這樣的觀點十分有益。雖然理解無法直接帶來改變，但理解可以暫停每次過量飲酒或使用藥物後引發自我懲罰的內在張力，創造有利改變的條件。烏爾姆瑟（1974）認為嚴厲而過度發展的超我，是導致藥物濫用的因素之一，他繼續以這樣的概念討論治療方法與藥物相關立

3　編註：奧圖・費尼謝爾（Otto Fenichel），是所謂的「第二代」精神病分析學家，出生成長於奧地利，曾在歐洲各國居住，最後落腳於美國。

4　編註：蕭伯納（George Bernard Shaw），英國／愛爾蘭知名劇作家。

法：

> 藥物濫用上自我毀滅與自我懲罰面向是為我們所熟知的，在某些案例中，我們也許會觀察到藥物濫用與自殺具有緊密關聯，如果我們冒然將藥物抽離使用者，使用者便可能出現自殺的危險。藥物濫用本身有時（並非總是）可以被視作溫和的慢性自殺意圖，僅管我們必須小心不要落入後此謬誤（後此故因此[5]）的陷阱，與上述內容相符的是，超我的病態發展，導致個體形成錯誤的理想形象。當今，希納農組織[6]（Synanon）與其他治療性社區皆運用了許多報復性的方法，同時，我們大多數的立法亦是如此，也許這樣的作為增強了個案內在原初的羞恥與罪惡感。

換句話說，藥物治療方法的發展（特別是在美國）實則呼應了「藥癮者」與「酒癮者」心中的嚴厲超我。

情感

一個人能夠經驗、辨識自己內在的情感狀態，並運用語言、幻想、儀式、音樂、舞蹈或藝術加以琢磨、表達這些狀態，這些能力對自我感的發展至關重要。如果情感得不到辨認理解、也無法表達，將會使得容忍與調節情感變得非常困難，而如果一個人無法思考或表達自己的經驗，他便無法為之賦予意義、或涵容其強度。摩

5　編註：原文為拉丁文 post hoc ergo propter hoc。

6　編註：希納農是 1958 年在美國加州聖塔莫尼卡建立的一套藥物復健計畫，直到 1991 年解散。

根斯坦與里茲（1993）提出，無法承受容忍的情感經驗正是成癮問題的核心，有一個詞彙專門指涉這種未能辨識與表達感受的狀態，即為「述情障礙／情感表達不能」（alexithymia）（Krystal, 1988; Krystal & Raskin, 1970）。

喬伊絲．麥克道爾[7]（Joyce McDougall）關於身心症的理論相當出名。她寫道，雖然嬰兒自然無法情感表達（因為嬰兒尚未具有語言能力），情感生活的發展對嬰兒來說很關鍵，讓他們可以獲得獨立身份感（McDougall, 1982），一個人的私我世界、內在不為人所知的想法與幻想、感覺到自我是住在自己身體裡的，這些都是透過經驗與情感的表達建構起來的。如果缺乏表達內在經驗的方法，長大成人之後，將會受到空洞空虛感的侵襲，並容易會用強烈的情緒作為表達，例如行為大暴走（舉例來說，一個極為挫折、卻苦無言語表達心情的小孩，便可能會大發脾氣，用身體來發洩、表達出內在的情緒狀態）。對於與西方價值觀不同的其他文化族群在表達內在狀態上，若僅因為他們不願意談及最內心深處的感受與想法，就認為他們的表達上是病態的，這是一種錯誤。

馬克與佛德（1997）運用蘇利文人際關係模型[8]與古柯鹼成癮者工作，他們發現有古柯鹼成癮者的家庭在小孩成長過程中並不會談論帶有情緒色彩的事件，諸如身體虐待、失業、死亡與其他創傷從未被討論，或以任何方式處理過，這樣的孩子長大後，會覺得內在相當空洞、或失序紊亂，無法調節、表達或涵容內在的情感，此

7 編註：喬伊絲．麥克道爾（Joyce McDougall），法國知名心理分析師及作家。

8 編註：蘇利文人際關係模型（sullivan's interpersonal model）是由人際關係精神病學之父的心理學者哈利．史塔克—蘇利文（Harry Stack-Sullivan）所提出的理論，認為治療者與個案間存在著一種獨特關係，治療者同時扮演了參與者、觀察者和專業人士這三種角色。

一述情障礙，可以在他們心理社會發展歷史中看見端倪。有些創傷經歷的患者可能出現乏味或麻木現象，這類人格模式令人難以理解為什麼他們會在某些特定的時間使用藥物或酒精。另有一些人在描述自己內在時會出現混亂、在死胡同裡打轉的樣貌，他們看起來似乎對痛苦情感有所覺察，但沒有任何相應的調節或表達機制，這樣的案例，他們用藥情況更加明顯和負向情感有關。

即便未採取心理動力取向，治療師單單觀察有嚴重成癮問題的個案，即可發現他們難以處理情緒經驗，不管是來自內在或外在的強烈情緒，不僅僅令人感到痛苦，更會造成混亂。當在學校重要考試失利後，有些人會伴被隨而來的難堪感受及負面自我批評所擊垮而渴求安撫，有些人會向家人或朋友尋求慰藉；但有些人因無法忍受或表達內心苦楚，可能會訴諸轉換心智的物質，恢復情緒平衡，這些人並非因親近之人的安慰感到安心，而是透過藥物的刺激來感受自己的力量與安適，這樣的動力讓漢茲安（Khantzian）提出「自我藥療」（self-medication）假說，他試著將特定的藥物偏好與特定情感問題做出對照。根據漢茲安的說法，對海洛因成癮的人傾向抑制與控制攻擊衝動，而選擇使用古柯鹼的人，則較無法容忍憂鬱的感受（Treece & Khantzian, 1986）。在臨床上觀察到的現象，顯示許多雙極性情感疾患喜歡刺激，他們一般會在躁期發作的時候使用藥物，而非在鬱期，也許部分是起因於希望擁有強力刺激的衝動。矛盾的是，許多憂鬱的女性會飲酒，她們看似從中得到幫助，一旦這些女性戒了酒，初期也許會陷入重度憂鬱。為了瞭解藥物誤用及發展治療策略，將使用者視為積極地從藥物中尋求情感的釋放或協助，這樣的觀點很重要。

烏爾姆瑟（Wurmser, 1974）主張，用藥代表著當事人試圖擺脫不愉快的感覺與外在的不適，而焦慮、煩躁不安、憤怒、痛苦與脆弱是強迫性用藥者常有的狀態，烏爾姆瑟特別強調，「所有強迫性用藥，都代表使用者正奮力治療自己」，主要是用來保護自己免於被「強烈的情感」擊垮。他引用文學名著予以闡述：「荷馬史詩中描繪海蓮娜『服下摻了毒藥的酒，那酒揮除了所有悲傷與憤怒，讓我們得以忘卻所有不好的事』」。如同漢茲安所述，他表示不同的藥物會對不同的情緒狀態有幫助（酒精有助緩解孤寂感，精神刺激藥物有助緩解憂鬱，鴉片類藥物有助緩解憤怒等等）[9]，在他的評比結果中呈現，自戀式暴怒、羞愧感、受傷、孤寂感、被拒絕與被拋棄的情緒狀態傾向使用鴉片類藥物，而他在個案身上也觀察到，這些麻醉物質能有效減緩或消除這些負面情感狀態。烏爾姆瑟提出警告「如果我們壓抑這些自我療癒的企圖，且未堅定支持個案自我，往往會把個案逼向更嚴重的崩解狀態：如麻醉劑成癮者會變得暴力、甚至致人於死、暴怒，安非他命使用者可能會陷入嚴重的自殺式憂鬱中，迷幻劑使用者則會變成了無生趣、漠然飄渺的狀態。」（p.9）

否認

早期精神分析便已提出否認此一防衛機制，認為否認主要是為了在意識上關閉令人難以承受的記憶，運用否認的一個例子是，有位成年個案一直堅信從小到大都在騷擾妹妹的父親是一個「好爸爸，總是深愛著自己的孩子，回家時總會帶上小驚喜，每個週末都帶小孩去市集、看馬戲團表演、或看電影」，她絲毫不記得父親

9 原註：儘管這也許真的有其藥理依據，文化和脈絡背景（什麼藥容易取得以及有誰在使用）對於用藥者在藥物選擇上的影響，更甚於藥理因素。

有在喝醉後的半夜裡大發雷霆，也不記得妹妹在被父親騷擾後躲進她的床被裡啜泣。這是一個嚴重否認的例子，為了要在心理上熬過去，否認的機制很重要，否則如果記得這些真實發生的事件，其心智、情緒或身體恐怕將會崩解碎裂。

不幸的是，「否認」這樣的說法已被濫用，經常被治療師與其他身邊重要他人用來描述物質濫用者。我們相信，對照顧者或重要他人而言，指責「（用藥者）否認」是表達挫折的方式：「要是他**知道**自己在（對我們）做什麼，他（一定）會停止！」、「如果她知道她正在謀殺自己，她就會戒毒了！」然而，根據米勒和卡羅爾（2006）所言「沒有任何證據指出成癮性人格或使用過量者，運用否認或投射的防衛機制，有酒精或藥物依賴問題的人們普遍分布在所有人格特質上，且如同其他人一樣豐富多元。」不願意去思考自己的問題、或付諸行動去解決問題，這聽起來比較像是改變上懵懂的特徵，並非是否認。

我們相信，否認與「毫無動機」類似，但兩者既不精確、也會破壞治療關係，主要是兩者用於貶義，而非用來描述，如用藥者就是「愛否認」與「懶於治療」。在社會大眾的監看之下，大多數都會想要隱藏自己較為負面的特質或習慣，所有人都會粉飾太平、大事化小或扭曲作直。在臨床工作上遇到的否認，其實代表的是個案正處於矛盾中、或說那套老掉牙的謊話（意指不害怕說實話），而不是個案真的毫無覺察自己的問題。矛盾心態是一種自然、健康的狀態，因為人們正試著衡量其藥物使用的利與弊。若要建立穩固的治療關係，尊重矛盾心態，並看見背後的需求是不可或缺的。培養出一段治療師與個案都得以投入探索歷程的治療關係，才能讓掩飾或扭曲難堪事實的人性傾向不致發生。

服從或抗拒的兩難

另一種理解所謂「否認」的方式，是去想想所謂「**服從或抗拒的兩難**」心理歷程（Unger, 2009）。

沃克・希爾德[10]（Walker Shields, 1999）以溫尼考特[11]（Winnicott）在第二次世界大戰中的經驗，精確地說明「對抗」（defiance，或「宣洩」）的概念，當時溫尼考特與許多流離失所、淪為罪犯的兒童工作。在溫尼考特的傳統思想下，希爾德重構「宣洩」、「過失」與「對抗」，這些被視為是更有益健康，可替代放棄屈從或陷入絕望。他表示，這些看似帶有破壞性的行為，也是一種表達渴望更好的支持環境，可以涵容幼稚的行為而不會懲罰。希爾德與溫尼考特都認為，對於受苦的小孩來說，憂鬱與絕望造成的傷害遠比宣洩更為嚴重。「如果小孩開始惹事生非……這傳達出希望」。如果治療師能理解破壞性行為的惱人衝擊，與其行為所表達的期待之間的矛盾，個案將更有能力理解與寬容破壞性行為，並減緩羞恥感與罪惡焦慮，以及隨之而來的「強迫性適應」（或「屈從」），此時我們才得以讓探究行為，並發展出更具創意且成熟的行為。對於藥物誤用，我們只是將它看為引起羞恥與罪惡感的行為之一，接著產生補償行為來調和心理。

根據昂格（Unger, 2005）指出，比起服從，對抗代表了更高的發展程度。可惜，美國主流的治療體系陷入服從或抗拒的陷阱裡，不斷地告知個案努力徒勞無功，「參加方案」是復原唯一途徑，個案（或戒酒匿名團體成員）僅能選擇：遵從或不遵從。個案即使有

---

10 編註：沃克・A・希爾德（Walker A. Shields），美國精神病醫師。

11 編註：唐納・溫尼考特（Donald Woods Winnicott），英國著名兒童心理學家、精神科醫師與作家。

時覺得這是緣木求魚，但擔心害怕被整個方案拒絕，也許會服從、說謊或違抗。我們經常見到個案為了能成為戒酒匿名團體的「新會員」而謊稱近期內滴酒未沾，個案更經常避談在戒酒之後還繼續抽大麻，因為一旦被發現，不是被迫離開方案，或留下來得忍受降為「新兵」的羞辱感。這種待遇對想要改變行為的人通常有益，但只因方案無法接受就離退個案是不能解決問題的，有時甚至是更有害。

藥物使用的衝動性與「多重意義」

即便在同一個句子裡，每個人對「衝動」與「意義」的解讀也不盡相同，衝動通常是指未經思考的行為，而意義是指深思熟慮地理解一段關係、一項所有物或一種行為的角色與重要性。

如同其他許多行為，藥物使用也是被許多不同原因驅使：享樂與興奮感、放鬆、轉換意識、緩解痛苦與社會化。我們大致上同意，那些強迫性使用藥物的人傾向將感受與衝動轉為行動，缺少決策過程分析及衡量行為可能導致的利弊得失：我到底想要追求什麼？現在正是時候嗎？我應該等到周五嗎？我應該先哄睡小孩嗎？昂格（Unger, 1978）曾針對酒癮治療中的移情現象，撰寫過一篇極具開創性的文章，並發現衝動控制是酒癮問題形成的核心要素，他認為：

> 酒癮反映出潛藏的衝動失調，酒癮者為了緩解內在感受而強迫性飲酒，且無法經受不愉悅或負向感受的不舒服過程，驅使行動的念頭讓人不堪負荷，而酒癮者執著以某個衝動行為來釋放不舒服感，同時也對飲酒本身上了癮。

塔塔爾斯基[12]（Tatarsky, 2003）了解物質使用是一種多元的現象，具有多重意義與目的。

> 物質可被視為多重目的的工具，且經常用來調適。對許多人來說，物質有著重要的個人意義，或發揮維繫生命的功能，在沒有更好其他解決方法，它被認為是不可或缺的……不論用藥者本身是否有意識到用藥動機，任何停藥的討論，往往會引發使用者強烈的焦慮、或甚至想都不敢想。

我們如何以心理動力取向與個案共事？

長期治療

許多人相信短期治療與介入有效，也有許多文獻支持這個想法（see Bien, Miller & Tonigan, 1993; Miller & Rollnick, 2002）。在初級心理健康的領域，臨床工作者也許只有十到二十分鐘可以和具傷害性行為的個案會談，短期治療對於行為改變相當重要，也是醫療場域中不可或缺的一環。然而，有人來到減害心理治療時，生活上已出現多重問題，通常都會迴避治療、或治療無效（物質濫用與精神疾患皆然），因而要建立信任、適應環境、激發改變動機，往往要花上好幾個月或好幾年。

在減害心理治療中心，我們與個案盡可能持續共事，或長或短，定期或不定期會面，端視個案期望，但我們對每一位個案都提供長期治療——在我們私人執業場域和社區方案中。有些個案會持

12　編註：安德魯・塔塔爾斯基（Andrew Tatarsky），美國心理學家，「最佳生活中心」（The Center for Optimal Living）的創始人兼主任。

續留在治療中，有些則間斷性地來，我們對於來來去去的個案依然保持開放，如同我們在第二章中提到的「去留隨個案所願」，且在所有治療場域中都是如此。在我們私人執業場域中，個案也許會來治療幾個月，然後當下決定不想要處理物質使用的問題，抑或是眼前一些問題已獲得解決，並對此心滿意足。當個案無法藉由使用酒精與藥物來滿足自己，或也無法與所愛之人、同事與老闆經營良好關係，他們便會回到治療中。在我們的社區方案中，任何走進中心的個案都可以得到我們的各項治療服務，所有個案與潛在個案都能夠依照自己的期待接洽治療中心，頻率與長短都也依照個案能夠承受的程度調整（我們每次會談設定最多五十分鐘至一個小時，除非處理緊急狀況）。我們相當寬待個案，也小心留意本身對進步或「解決」這些特定觀念之依附，以確保沒有人因治療「失敗」而離開。

治療師的立場：包容、接納與支持的環境

美國主流文化普遍尊崇不沾酒、不碰毒，並不樂見有人處於迷幻狀態，因此，用藥者與用藥文化都被汙名化。由於禁令與懲罰文化和對「失控」的不安，對於用藥、追求歡愉、渴望轉換意識，或是需要撫平內在痛苦而失去理智的人，當他們呈現出藥物所導致的狀態時難免會感到羞恥，這會驅使再去用藥，以麻痺羞愧感，並且讓原本只是「一時失足」，卻復發重回舊態。馬列特（Marlatt）與唐納文[13]（Donovan）（2005）將此現象稱為「破戒效應」（abstinence violation effect, AVE），也就是眾所周知的「X它

13　編註：丹尼斯．麥克．唐納文（Dennis Michael Donovan），美國酒精與藥物濫用治療專家、精神病學與行為科學家。

的」（f—it）效應：「我喝了酒，我前功盡棄了，不如就喝個爛醉算了」，如同塔塔爾斯基（2003）優美的描述：

> 這種自我貶抑的傾向，可能會讓個案看不見自己作出的改變，也看不見（暫時性的）故態復萌其實是邁向改變必經之路，理所當然是可預期，而其中有許多可茲學習之處。這種羞愧感也會被投射到治療師身上，治療師預期自己也會飽受批評，因此阻礙治療。基於上述原因，在社會上與治療情境中，致力為物質使用者去汙名化，是減害心理治療中的重要價值之一。

身為減害心理治療師最重要的態度是，必須要開放心胸地接納個案所使用的藥物與藥物使用，同時願意接受他這個人（個案）。治療師必須透過增強「個案用藥其來有自」的觀點，創造一種接納藥物使用的文化，並邀請個案談一談藥物使用調適心理的議題。為了營造接納的環境、或如同佛教所說的概括承受，治療師以身作則示範對個案選擇的因應方法給予同理與尊重，並且相信，在別無他法情況下，藥物使用是（或曾是）可以處理問題的合理方法，此時治療師才得以對於藥物在一個人生命中的重要性感到好奇與興趣。這有兩個目的：首先，它有助於反轉社會創造，且被個案本身所內化的刻板印象，再者，它可引發個案對自己的選擇與適應感到好奇，從而開啟探索的歷程。

其二為創造適宜的「支持性環境」（Winnicott, 1960），對於藥物使用者來說，支持性環境包含幾個重要的元素。對治療體系懷有深切、卻不無道理誤解的個案，他們需要可以來去自如的藩籬，因此可提供一扇可敞開、也可緊閉的門，供人自由進出的辦公室和團體教室，再依治療環境或彼此信任程度適度調整。支持性環境需要規則，但僅供治療師與治療環境去遵守與維護，而非強制個案遵守。如同可以來去自如的藩籬，規則也無太過嚴苛，適度地讓個案稍微中斷治療、遁逃一下子，等個案想清楚了、再回到治療中。不過，治療師需要嚴格謹守治療架構，治療師必須要隨時在場，時時刻刻提供援助，若需要變動時程，必須要儘早告知個案。若空間佈置需改變，也應該個別與團體治療中討論，若非緊急狀況，否則不應更換治療師與諮商師。

其三，治療師必須要耐得住個案極端的行徑。史巴尼茲（2004）是一名當代精神分析師，據他所述，攻擊性在前伊底帕斯疾患[14]（自戀、邊緣型人格、精神病症）的發展中扮演相當重要的角色，攻擊性可能向外爆發，如同自戀或邊緣狀態在失望時刻會出現暴怒，攻擊性也可能為了要保全客體而轉向自我，甚至不惜讓自我碎裂崩解，精神病即是如此，我們可從上述角度去理解用藥個案可能會經歷及經常呈現的極端行為。另一種極端狀態是自我毀滅的藥物使用，這個就像在慢性自殺。舉例來說，有一名患有愛滋病個案，因持續使用快克嚴重影響飲食、加劇消耗性症侯群（wasting syndrome）與腹瀉症狀，他每個週末都開趴狂歡，接著躺在床上三到五天，讓身邊的人（家人、同儕與員工）相當苦惱；在詢問為何持續這種自殘的用藥方式，他說：「我只有那時候才能跳舞，我愛跳舞，我想要跳舞跳到死」，若是在其他取向的治療環境下，這位個案老早就被趕出治療，根本不會有人有機會聽見這段對話。

14　編註：在心理學上，伊底帕斯情結（Oedipus Comples）指的是戀母仇父的一種心理狀態。而前伊底帕斯疾患，所指的便是在伊底帕斯情結形成前的階段所呈現的症狀。

為了體現包容的態度，治療師應該持續實踐減害的核心原則：**不論個案決定要服用什麼、或拒絕服用什麼，我們決不做出任何懲罰性的回應**。個案所處環境早已充斥著懲罰——大家總說那是他們活該——治療師或諮商師無需再加重傷痛。我們也要記得一件顯而易見的事：身為治療師，我們並不真的有權力改變一個人、或限制個案去做！我們能做的，不過就是將未能服從我們的目標或期望的個案踢出治療罷了。我們應褪去懲罰性角色——執行懲罰，或剝奪個案的自由、權益、或甚至接受治療的權利——我們應走下權威神壇，紓解服從或抗拒的難題。援引一位減害團體成員所說的：「沒有人告訴我來這裡該做什麼，我才有機會靠自己想清楚，我才有機會聽見自己的想法，並自己做決定，這是我來到這裡的原因！」

關係精神分析與減害心理治療

以關係精神分析的角度進行物質誤用的治療，**既不是**純分析式的歷程（分析師位高權重的在一旁觀察與詮釋個案的生活與人生故事），**也不是**直接指導的歷程（諮商師位高權重地告訴個案順應的「方案」〔Rothschild, 2010〕）。羅斯希爾德（Rothschild）發展出一套關係精神分析式的減少傷害心理治療方法，她說：

> 減害心理治療與關係精神分析皆仰賴雙人模式，治療上治療師與個案需通力合作。兩者皆從使用者內在心理動力與外界環境的脈絡下理解物質使用，且強調用藥者是完整的個體，用藥只是他們生活的其中一個面向。

對於這個治療取向，有三個主要資訊來源：使用者的人生經歷、用藥的特定本質與使用者使用的方式、以及個案與治療師的關係動力。羅斯希爾德說道：

> 這種治療方式「接納個案與分析師之間的關係並不僅是資訊的來源，更是治療改變的機制。從個案的故事中，意義逐漸展現出來，過往經歷水落石出，移情與反移情關係也有所轉化。」治療關係是拓展覺察的動力，也是成長的沃土。

她繼續解釋道，誤用藥物者往往曾受創傷、或在近期生活中遭逢創傷，為了因應傷痛而解離，卻損害了自我反思與自我覺察的能力（藥物是非常有助於解離狀態）。在與治療師此時此刻的互動中，個案開始認識自己的各個面向，羅斯希爾德告誡道，解離的人往往容易設立不切實際的治療目標，因為他們不清楚是受什麼驅使而去用藥物。治療師的任務是努力覺察使用者與藥物關係的全貌，除了要瞭解及擺脫「害處」，也要看見其中的「益處」。用藥可以保護個案免於暴露於傷害之中，或可以提供安撫、放鬆或刺激。在治療中促進動機式晤談的認知歷程，治療師可以溫和地鼓勵個案運用決策平衡工作清單，細探個案不想改變的緣由。如果個案急迫地下定承諾做出劇烈改變，此時也要面質個案及探討過於求好心切的心情。

要達成這些任務，治療師必須覺察誘發現象的發生，是因治療師受個案的行為、個案本人或其經歷所勾動的感受。個案可能會誘使治療師展現對改變的熱忱，讓治療師跟風似地期盼個案能戒除、減少或改變用藥方式。這樣誘發與主流文化「推崇禁毒與戒毒」的價值觀不謀而合，「在所有的物質使用治療中，都有一個目標（或隱微或外顯）就是噤聲、甚至『抹殺』一個人對物質使用入迷或喜愛的面向」，如果治療師能對來自個案與文化上的各種誘發保持覺察，即可持續「讓個案感受到治療師理解物質使用具有某些功能，這些功能同樣需要被理解與重視，個案使用物質的『事實』並不會受到治療上的脅迫。」（Rothschild, 2010）

協助個案處理感覺

對各種感覺的容忍能力（尤其是焦慮、無聊感與人際衝突）似乎是控制住用藥衝動的關鍵。漢茲安（Khantzian）、哈利戴[15]（Halliday）與麥考利夫[16]（McAuliffe）（1990）相信缺乏情感調節能力是成癮最重要的核心問題。根據昂格（1978）所說「治療分析師並不會積極想要消除成癮，但是會請個案細細體驗成癮深層的感覺」。大衛．庫柏[17]（David Cooper, 1999）在一篇關於物質濫用精神分析團體的文章中，指出「團體的任務必須被廣泛界定為：發現、揭露及解決情感管理上的困難」，庫柏與芬加雷特[18]（Fingarette）（1998）看法一致，他也認為一個人最終決定喝酒與否，乃取決於飲酒之正面與負面動機所達到的平衡，無關乎疾病，庫柏說道：「若團體治療師能同理而精熟圓融地詮釋（酒精）濫用者在團體當下所經歷錯綜複雜的移情反應，將逐漸提昇個案對痛苦情感的容忍。」（1987, p.7）庫柏確實會建議這些成員戒酒，但仍

15　編註：柯特．哈利戴（Kurt Halliday），美國心理醫師與作家。

16　編註：威廉．E．麥考利夫（William E. McAuliffe），美國精神病學家與作家。

17　編註：大衛．庫柏（David Cooper），南非／法國著名精神科醫師。

18　編註：赫伯特．芬加雷特（Herbert Fingarette），美國知名哲學家與作家，作品內容涵蓋思想哲學、心理學、倫理學、法律和中國哲學等。

持續與未戒酒者合作：「心理治療會持續治療與任何其他自我毀滅的行為，以及個案的矛盾依附。」

在與重度飲酒或用藥的個案共事時，我們往往由強烈依賴藥物，且經常無法承受緊張狀態的個案開始著手，不論是關於目前或過往創傷、精神疾患、努力求生存、多重失落、或僅僅是未能用藥（或無法變正常）的想法。我們的工作即是敞開接受個案帶來的各種感受與故事，這需要治療師保持一定程度的情緒中立（雖然情緒回應也是治療中很重要的一環）；一顆耐得住藥物和悲慘故事的心臟，有能力傾聽身體受虐、性虐待與被忽略的生命經歷；當我們穩定沈著面對怵目驚心的故事或行為時，這也讓個案感受到，如果我們可以從他們的故事中存活下來而沒有崩潰，也許個案也能做到。

上述這些技巧都是良好的臨床工作所具有的特徵，不幸的是，我們卻打造一套拒絕所有故事進來的治療系統，阻礙全面性治療且影響療效。減害心理治療創立的初衷，即是要將藥癮治療帶回臨床工作的場域之中。

探索使用藥物的意義

高華德[19]（Goldwater, 1994）在他所寫的一篇關於衝動的文章中，指出衝動的、行事經常不加思索的人比較容易引發攻擊事件，也容易因應情境而做出攻擊性的反應。「惡性循環意指人們受到壓力或內心渴求而起了衝動（念頭），一旦付諸行動，則能暫時釋放壓力或滿足需要。不幸的是，衝動行為形成後遺症，導致壓力與需要一再重現，從而變成長久的行為模式」。當使用藥物者已經習慣

19　編註：尤金・高華德（Eugene Goldwater），美國心理學家。

總是採取特定行動來因應感覺與衝動，將更容易招惹藥物相關的麻煩，而大多數用藥者都明白此理，而有意如此。雖然高華德並非在談論藥物使用，但他指出，由於衝動行事的人與環境發展出負向回饋循環，往往較容易陷入貧窮，缺乏資源的處境。

塔塔爾斯基（2003）建議道：「由於物質扮演相當重要的功能，在思考如何調整物質使用模式之前，我們必須先『揭開』物質對使用者的多重意義，探索繼續使用物質的狀態下可能的替代方法。」他談及在衝動與緊隨而來的行為之間創造一些空間，而要如何創造這樣的空間即是減害心理治療的核心。一般來說，我們會邀請個案述說最近一次衝動行為的經歷，並詢問藥物相關的問題：用什麼藥物？使用多少量？感受如何？和誰一起用？同行者用什麼藥物與用多少量，及其他用藥經驗的特殊細節。接著，我們會問「最終你有得到預期的效果嗎？」，再問「你知道你期待的是什麼嗎？」、「那是什麼？」、「你何時冒出這樣的想法？」、「然後怎麼了？」，我們不斷探尋這些問題，直到找到讓他們決定用藥（或出手打人、或衝著房東飆罵髒話、或任何這類衝動而自我毀滅的行為）的關鍵要因。至此，我們便問「在你決定[20]使用藥物或打人或飆髒話的那一刻，你有想過任何不同的回應方式嗎？」、「想不到？你會想重新決定、跟我一起想想其他做法嗎？」

這個過程沒有字面上看起來那麼簡單，我們沒那麼容易讓個案說出用藥的故事，「不能談論藥物」的觀念早已深植人心，且已習慣如果使用或談論用藥將會遭致懲罰或排除，對於用藥者以什麼方式換取藥物，如何煙吸、注射、狂飲、鼻吸、塞肛門（將甲基安非

20　原註：儘管對於個案而言，那與其說是個決定，不如說是個反應，但是使用「決定」一詞很重要，這樣才能將衝動的個案由此瞭解到，決定權確實掌握在他／她手中。

他命注入肛門由微血管吸收藥物）或其他千百種自我欣悅的方式，要用藥者坦言這些細節是很尷尬的。因此，治療師在邀請個案談論這些故事時，運用融入（joining）與重新詮釋（reframing）的技術是非常重要的。

融入與重新詮釋

「如果打不過他們，就加入他們吧」，史巴尼茲（2004）在談論融入技術時曾提及這個古老諺語。融入是指用來「調整」（modify）（或支持）個案的自我、軟化抗拒的技巧，融入的目的是希望治療師能讓個案感受到「我和你一樣」，這是為一種自我和諧（self-syntonic）與鏡觀（mirroring）的技術。要在減害心理治療中營造這種感覺，治療師會說諸如「你出門前當然會注射一點速必呀，不然你何時才能有這麼美妙性愛？誰不會想呢？」或「這真的不怪你，你已經告訴房東會晚點交房租了，但他還三番了次追討，當然讓你發火。」或「難怪你會出手打他，他真的把你惹火了。」[21]，一旦治療師融入情境中，個案將更能談論用藥細節。融入能夠讓人在治療師的陪伴下重新體驗物質濫用的情節，融入能減輕被他人評斷的焦慮而能夠有思想上的自由。如同珍妮・利特的一名個案，他因為嗑了速必被人踢出家門或趕下床，經常會在凌晨兩、三點在舊金山街上閒晃，並對著珍妮・利特的語音信箱留言咆哮，「憾事依然沒變！」如同一位團體成員所說：「在團體裡談一談之後，我才知道我是怎麼想的，因為團體裡的人們可以了解我，

21　原註：在贊同打人的個案這類例子中，包括了誇張、放大和矛盾的要素，目標不只是在於融入個案的情境，也是在激發對方「呃，我的決定不是那麼妥當，這讓我惹上不少麻煩」的這類反應。如此一來，才會開啟重新思考原始衝動的過程。

而且不會有人命令我該怎麼做。」

有時候，治療師會誇大情事、或比個案更入戲（也是動機式晤談所謂的擴大〔amplification〕技術），在此狀況下，治療師也許會挑選個案所提一段不愉快的互動經驗，或舉與伴侶或醫師的例子，當個案描述在互動被激怒、或情緒沮喪時，治療師脫口說出「這也太不像話了吧！她**怎麼敢**這樣對你！」減害心理治療師說不定還會多咒罵個幾句。如同最近珍妮·利特的團體中一位成員所說的，很多情緒都受「禮節規範」壓抑，或人們早已習慣屈服與順服，在融入的過程中，如果治療師能替個案說出受壓抑的感受，將會讓個案感覺在更深層上獲得理解。

高華德（1994）在一篇關於衝動的文章中，回憶起他與其母親的一段互動。

> 那時我約莫十歲，在學校裡有一個男孩老是纏著我、煩擾我（我記不得中間究竟經歷了什麼，而這就是衝動行事的人典型的狀態，他們只會記得最終的爆發，對事件如何演變成最終局面毫無印象）。直到有一天我覺得受夠了，在放學之前，我們正好在打掃美術教室，那時我拿了一瓶顏料罐、直直往那個男孩臉上砸過去，接著便跑出學校。當我回到家時，我告訴媽媽我剛才做的事，她看著我、並說『你一定非常生氣』，拿顏料罐砸那個男孩實在很爽快過癮，不過那一刻，我想只有唯一一件事可以超越一切：我媽媽帶著關愛的理解、欣賞與慈藹，她所關切的當然不是我所做的事，而是我的感受。

高華德的母親幫助他辨認激起衝動背後的感受，透過這個過程，她幫助他變得更為成熟、更有能力理解自己的衝動與行為之間的關聯。

這些技巧不僅能讓人更成熟，而幻想或思考的能力，也有助於解決服從或抗拒的兩難。減害心理治療師有責任要融入個案用藥的心理狀態，幫助個案理解這一切。治療師需放棄對個案用藥的成見（或自以為是的權威），重新詮釋用藥的意義、看見其適應的功能，如此才能幫助個案釐清服從或抗拒的困境。透過提供一個在情感上理解抵抗心理的介入措施，治療師才得以軟化個案對治療師或轉變本身的內在期待的抗阻，不致讓個案落入矛盾狀態。當個案過於服從他臆測治療師或方案所設立的治療目標，也就是個案「強迫性順應」（Shields, 1999），治療師可以予以面質、質疑個案想要戒除的決心，並提出一些不用如此服從的原因，藉此融入個案——「拜託，你才剛說在用冰毒（速必）之前，你從來沒有過這麼美好的性生活，你怎麼會想到要戒掉呢？」，減害心理治療師仍持續重新詮釋藥物使用為適應性的行為，儘管受到來自內在或外在不要使用藥物的壓力。

情緒交流

史巴尼茲（2004）提出情緒交流比詮釋更有助於病患的治療概念。雖然詮釋一種對心智或認知行動的解釋，增進彼此理解，但對於在發展語言能力前便已陷入困境的人來說，幫助不大。我們也認為，在處理有受創傷經歷個案時，詮釋也派不上用場，因為許多個案的創傷也發生於語言發展之前，此時，以感性反饋個案非語言的溝通內容才有助益，就如同上段故事中高華德母親所做的，以及我們討論過的融入。情緒交流是讓人們感受到被理解的方法，主而增進自我理解。

協助個案發展幻想力

根據高華德（1999）所說，在兒童發展的歷程中，幻想必須要愉悅有趣，才會優先於「衝動行事」（motor discharge），同時幻想也必須懷有對最終需求能得償的希望，如果少了希望，幻想會很痛苦，因為它提示了我們的缺失或匱乏。高華德（1999）與昂格（1978）都建議，在與衝動型個案工作的方法就是讓他們在治療中找到樂趣，順帶一提，這也是在衝動與行為之間創造空間的方法。治療師需要夠可靠、夠激勵、也夠有趣，個案才會想要再前來治療，且預期與治療師的互動會相當愉悅。此一現象為個案（尤其是受創傷個案）發展想像未來的能力，因為未來（至少在治療中）並不是乏味無趣的。一旦建立起可靠穩定，並讓人樂於其中的治療，治療師便可以開始請個案談談自己較痛苦的故事，或者治療師在經歷反移情時，可找尋個案未曾表達的創傷感受，透過這樣的歷程，故事可以變得更為多元豐富且立體，更能夠用來反思個案生命經驗的全貌。

意料之外的交流

南希・麥威廉斯[22]（Nancy McWilliams, 2010）於美國團體心理治療協會的報告中，引用了一項治療師對個案的回應研究，如果治療師對個案出現的反應是感覺他「不正常」、而不是鏡映情感，將

22　編註：南希・麥威廉斯（Nancy McWilliams），美國著名心理學家與作家。

會對個案形成衝擊。當治療師第一次在情感上融入個案，並給予出不同的回應，個案會有更多的進展。舉例來說，如果個案受傷了，治療師也許首先會傳達同情，但接著卻心生怒火；一旦個案生氣，治療師則表現出悲傷。在治療師與個案之間情感的落差將開啟個案對環境嶄新回應的可能性。

在一開始，減害心理治療師對於藥物使用的接納，並理解為適應性導向，會令個案感到驚訝。每位來到治療的個案都預期會有戒除目標套牢在自己身上，當臨床工作者並沒有特別期待什麼、也沒有打算干涉個案用藥，個案將會眼睛一亮、並感到釋放，防衛將會降低，接納新資訊的能力會增加，唯有一項風險：由於內化刻板印象——個案深信自己的行為、選擇或用藥是很「糟糕的」——個案也許會對治療師的接納半信半疑。佩特・德寧曾與一名有著嚴重酒癮問題的女性進行幾次會談，在第三次見面的時候，這名女性踉蹌而醉醺醺地前來治療，當佩特詢問發生了什麼事，為什麼喝酒後還決定來治療，這名女性回道「我不認為你真的相信我有酒癮問題」。然而，在我們的經驗中，個案其實很快地便能度過半信半疑的狀態，並能放鬆地安心進行治療，在治療中表達各種想法、感受、衝動與行為，而不用擔心說出口會遭受情緒或身體上的報復（被趕出治療即屬一種報復）。

處理抗拒

羅森泰[23]（Rosenthal, 1988）在討論團體心理治療上抗拒現象的文章中，建議我們可以透過「覺察並轉譯出隱藏在抗拒行為之中的

23　編註：勞勃・羅森泰（Robert Rosenthal），德國裔美國著名心理學家。

情緒訊息」來處理抗拒，在減少傷害治療團體中，情緒的訊息往往關乎團體成員持續依附其所使用的藥物，雖然成員們也想要治療有所進展，可以減少或停止用藥。有位成員案例，他以不常參加團體來表達抗拒，減害治療師會假設，缺席代表他對於改變仍存矛盾。團體帶領者也許會介入處理，運用隱喻在團體中提到他所使用的藥物：「如果我跟你一起施打速必，你會不會多來團體一點？」這類介入通常會在團體中引發一陣爆笑，並激發成員興致探索團體內與團體外行為的差異，而團體內外行為的差異也反映出我們好壞二分的傾向。換句話說，「好個案」會來參加團體，而「壞毒蟲」會缺席、在外面嗑藥。

羅森泰運用他所稱的「預後介入」（prognostic intervention）來處理抗拒，預後介入會預測抗拒的發生，並率先加以處置。舉例來說，團體領導者可能會說「你們覺得團體會試著說服你們戒除用藥嗎？」或「你不來參加團體，是因為你已經對老調重彈感到疲乏了嗎？我們讓你感到無聊嗎？需要我為你在團體加點料嗎？」。另一種處理抗拒的方式，是融入抗拒（Ormont, 1985），在減少傷害治療團體中，治療師會融入對團體約定的抵制，例如沒有付費。舉例來說，「我這個月一定沒有做得很好，今天是這個月的最後一天了，但你還沒有付費給我！」如果依舊無法穩定出席、或仍沒有付費，帶領者也許會轉向到團體：「我們是否應該要幫強（Jon）付團體費用，一直到我們變得更有趣而吸引他前來參加團體？」因此，領導者將注意力集中在個案對藥物問題解決進展緩慢的挫折感，以及對團體感到乏味（相比藥物帶來的興奮刺激）。我們也許要嘗試更多方式鬆解個案對治療與改變的抗拒，就像是拿不同的工具嘗試鬆開生鏽的螺絲。此一觀點，意在了解不要改變的理由，而非解決抗拒的原因。

處理移情與反移情

在心理治療中，移情指的是所有個案對治療師的感覺，通常被認為是緣自於本身生命中與他人連結與互動的經驗，反移情指的則是治療師對個案的反應。在精神分析發展早期，反移情被認為是治療的阻礙因子。由於治療師私下有未解決問題，或治療師私人問題被個案觸發，導致治療室中出現不舒服的感受，這種感受若不能被分析而消解，就會投射到個案身上，並被加以詮釋。成癮與精神病被認為無法治療，起因於個案未能建立起移情狀態、也無法吸收詮釋，而這些都是治療上主要的技巧。然而，現今反移情被看作是進入個案感受、經驗與生命歷程的一扇窗（Grayer & Sax, 1986）。

蓋納[24]（Geltner）寫過許多反移情相關文章，且即將出版一本書籍（see e.g., Geltner, 2006），根據他（個人溝通，2010）所述「在與個案工作時，治療師的感覺——也就是反移情——往往會複製個案過往的模式，包括個人精神內在與人際互動，並在治療師身上引發同樣的感受，個案得以傳達難以直接用語言表達的生命經驗，其中包括導致個案需要治療的問題。」因此，治療師需透過浸淫在自己的反移情感受中來理解個案及回應。蓋納繼續說道「以此一角度看待反移情感受，且當與個案相處時治療師保持情緒一致，將有助於治療師留意造成個案前來治療的問題，以及個案在治療關係之外的生活狀況。」治療師必須要努力分辨出哪些感受與反應是個案所誘發，自己帶進治療關係裡又有哪些，誘發指的是任何受到

24　編註：保羅．蓋納（Paul Geltner），美國精神科醫師與作家。

行為、溝通、某個人或其過往經歷而產生或激發的感受，蓋納繼續說道「不論治療師是否會將這些感受與自己過往經歷混淆，重要的是治療師需思考在個案生命脈絡這些感受如何變得有意義，而非只是治療師自身的經歷而已。」

要區分反移情是「客觀性」（由個案所誘發的）或「主觀性」（源自於當事人自己的人生），蓋納勸告，客觀性反移情應該總是第一前提，他說道「忽略客觀性反移情、或過於著重我們個人的人生或心理意義，等於忽視個案想要為彼此感受承擔責任的善意。」如果真要說的話，我們身為治療師應聽從影集《法網遊龍》（Law and Order）在每一集結束時出現的警語：「如有雷同，實屬巧合」。在反移情的領域下，主觀性反移情並不會因扮演次要角色而削減其真實性。主觀性反移情可能會受治療師自身的人生經驗、或對特定族群或行為懷抱態度或偏見的文化所驅動，換句話說，如果治療師總是有某種特定反應——舉例來說，善待喪夫的寡婦、厭惡施虐的父親、或對屢次酒駕仍持續飲酒的人感到挫折失望——這些跡象都顯示出，治療師對個案做出自己所認同或不認同的行為，出現主觀性反移情反應。那些主觀感受與反應，需要透過督導或治療的歷程予以檢視，避免滲入在個案的治療關係裡，如此才能與個案經驗產生共鳴。

深究我們對個案所做的反應，一定有其效用，甚至也許很精準，因為那反映出個案的內在生命，而對於個案自己內化社會對藥物使用的態度與刻板印象，我們同樣深有共鳴。身為臨床工作者，並不代表我們絲毫不受自身文化的價值觀所影響。伊姆霍夫[25]

25 編註：約翰．E．伊姆霍夫（John E. Imhof），美國臨床醫療社會工作學者。

（Imhof, 1995）回顧關於物質濫用治療中反移情與態度障礙[26]（attitudinal barriers）的文獻，他建議「治療專業對於物質濫用者與飲酒者的部分態度，反映出普遍社會態度。」在我們與用藥者共事中，文化信念、政策與法律是「反移情」形成的重要基礎，事實上，我們甚至會說藥物政策與法律的制定乃奠基於反移情之上，在大多數藥物治療方案中懲罰性作法亦是如此。我們的厭惡、恐懼或無助感，往往超乎個案內在的感受或我們自己的態度。透過融入個案，而不是在治療中保持全然中立，我們也許可以與個案並肩面對社會對他們的態度，而個案與我們的感受也會在治療場域中浮現出來，它們往往反映在文化灌輸之下我們學習的信念。

昂格（1978）在一篇關於〈在酒癮治療中的持續性反移情〉（Sustaining Transference in the Treatment of Alcoholism）的文章中，把酒癮描述成將一切化為飲酒行為的衝動，避免去經驗到內在的不舒服。他主張，在要求完全戒除的文化下，治療師被要求「讓個案停止喝酒……這觸使治療師感覺到，自己該**做點什麼**——個案的衝動行事也引發治療師衝動行事。」對於改變的渴望，臨床工作者往往是受個案對現狀的難耐所誘發，而這也關乎治療機構與相關法律對用藥或過量飲酒懷有批判與懲罰性態度。雖然有些臨床工作者談論衝動行事為一個誘發，臨床工作者卻不去檢視本身受環境影響所激起個案去改變的渴望。物質濫用引發親朋好友、同儕與專業人士想要控制用藥者的衝動，因而發展出一系列懲罰性策略來制裁不願意服從戒除的使用者，或說我們已經與其他勢力聯手在美國創建一座禁慾國度。

26　編註：所謂態度障礙（attitudinal barriers）指的是對於他人在行為上、感受上以及假設上能力有所缺陷的狀況。

減害心理治療挑戰了主流治療文化、公共政策，以及美國超過百年對成癮與復原的預設立場，它也挑戰了政策制定者與治療專業，並相信用藥者需要一些照顧，且在用藥狀況下，他們在照顧自我健康、感情與用藥上有能力做出合理的決定。減害心理治療師如何發展出一些方法，以便精準地接收個案所傳達的內容？為避免陷入批評、誤解個案的反移情困境之中，釐清本身對於嗑藥的道德信念是很重要的。要與使用藥物的個案工作，自我探究是每位治療師的首要任務。蓋納（2006）將治療師比喻成鋼琴、將個案比喻成彈奏者：「被觸發的反移情，如同一曲個案在治療師心上演奏的旋律。」為了要讓個案能夠彈奏鋼琴——意即觸發治療師內心的感受——治療師本身生命裡必需要有許多**可以被彈奏**的感覺，治療師所能感受到的範圍越廣，個案便擁有越多音符可以彈奏。換句話說，治療師越有能力經驗到個案所傳達各種非語言訊息的感覺，就更能理解個案完整的經驗樣貌。為了要達到這點，治療師必須要能克服或漸漸理解個案所「彈奏」的感受，不致於太受刺激而衝動行事。在治療師這一方，拒絕提供治療、或將個案轉介到藥物治療方案、戒酒或戒藥匿名團體往往是治療師衝動行事的展現。在治療原本被認為無法治療的思覺失調個案，史巴尼茲（2004）在他的理論中說道，當代精神分析不在於診斷，而是一套關於技術的理論，因為分析師是處理被觸發的感覺，因此，沒有任何人不能或不應該治療，每個人都可以治療的。如同其他個案一樣，思覺失調的個案（以及——連結到我們所在討論的——用藥者）有能力喚起治療師內在的感覺，而那些感覺是可以被理解與處理。

在我們的經驗中，治療關係裡最不容易的是出現厭惡，身為治療師應該要創造支持的環境，我們認為支持性環境是友善的、甚至是有助益的環境。如同我們在第一章討論倫理部分中所說的，助益是倫理實踐評量指標之一。然而，溫尼考特（1958）指出「不論治療師多麼喜愛他的病患，依然無法迴避治療師也會厭惡個案、害怕個案的事實，而治療師越理解這點，就越不受厭惡與恐懼所驅使而去為病患做些什麼。」我們由衷同意這點，如果我們的工作是去接收及切身體會個案所誘發的感覺，我們需要有能力經歷厭惡，我們可能會因為個案令人反感、或讓人失望而厭惡他們，我們也可能會埋怨個案生命中虐待他的人，或怨恨惡待藥物使用者的機構或社會。唯有意識到自己懷有厭惡，我們才能處理它，並決定要如何介入才對個案具有療效。

在藥物治療與減少傷害替代療法之中的反移情陷阱

當治療師以二分化模式與個案工作，反移情的困境於焉產生，治療師或諮商師受限於某種系統的想法與規則，或被周邊文化影響，而以乾淨／染毒、離開治療／復元中、使用中／戒除等詞彙來思考個案，治療的目標是要達到改變，改變則同等於具體的行動，而唯一被認可的行動只有一種。

在減害心理治療中，藥物使用就如同其他行為一樣，其發生具有光譜，而藥物使用的改變也如同其他行為的改變一樣，改變是多重向度的，有時用量較少而變得比較憂鬱，有時用量較大則引起法律問題；有時使用量較大來迴避自殺念頭，有時候以上全包。在減害心理治療中，治療的目標是學習、並（我們希望）漸漸地轉向到安全而較健康的使用方式。然而，如同前面所述和在第七章終將討論的，如果治療師只忠於特定的結果或某個目標，便會落入引發屈服／抗拒動力的陷阱之中。

另一個經常讓人大失所望的想法是，我們可以「解決」問題，我們總是懷有一份解決困難的幻想或願望，這無非又是另一個單向式思考：我們會幫忙某個人解決問題，此後就不用再回來治療了。事情通常不會照腳本進行，在與物質濫用者工作時，我們主要是去引導他們學習如何與內在的張力共處，而不要馬上衝動性使用物質（Unger, 2005）。沒有所謂「解決」，也沒有所謂毫無張力的狀態，只有在張力與緩解之間的循環、以及出現更多張力。然而，在與有藥物問題、有自我毀滅或危險行為的個案共事時，會經驗到的張力，可能會讓治療師去探尋且推著個案去尋求解決之道。

最後，另有一個與上述相關的願望，即所有治療師都希望與個案的合作可以「成功」。在成癮治療中，個案戒除使用即是成功的指標，對諮商師、戒酒無名會的互助者，或以戒除為目標的治療師來說，有多少個案能保持清醒、清醒多久，即象徵治療成功與否。在傳統心理治療中，治療的目標想當然爾即是改變、解決與成功，治療計畫也是依此而定，因為這已深植在我們的文化中、我們對個案與其行為、或個案本身的焦慮，我們通常不會去深究。至於減害心理治療師在與重度用藥的個案共事時，我們會培養容忍，以及與模糊、風險、危險與恐懼相處的能力，不會為了讓個案有所不同而衝動行事。

案例說明：喬安（續前）

喬安的治療的規畫是考量她前來治療的多重問題，以及她不願意深究的童年經驗。精神分析式治療相當重視要覺察過往經驗、目前型態與困境之間的關聯，我們致力於運用此時此刻在治療之內、或治療之外的互動，連結至個案早年經驗與關係。然而，喬安卻要求治療中不要觸及她的早年經驗，那麼治療究竟會如何發展呢？

進入治療時喬安正值二十七歲，她對自己與他人關係總是很不穩定而感到困擾，其他面向也明顯地呈現不穩定。她在失去了父母後住進了孤兒院，在孤兒院中她的哥哥自殺，而她則飽受虐待，之後與祖母養成一起喝酒習慣，這些都與她的問題有關，過往依附與被拋棄的經驗對於理解她的困難很有幫助。她在女同志社群裡缺乏穩定的支持系統，而她在改變人際關係與藥物使用上的自我效能相當低。

治療所面臨最亟需處理的議題，是她極為恐懼會再次被拋棄，以及她隨之做出的反應。在那些時刻，她沒有能力調節與容忍內在情感，導致嫉妒感爆發，並對他人索求無度，她會以自我傷害的行為來抵制情緒爆發，且這威脅了健康、生活與治療。我特別關切她注射古柯鹼的狀況，她會接連好幾個小時重複注射，在短時間內注射大劑量，導致她發炎膿腫，需要醫療急救。這樣的行為模式（尤其她還有使用其他藥物）雖然複雜，但並不特別危險。讓人特別在意的是她的靜脈注射行為，這對她有特殊的象徵意義。一開始使用時是無意識，不過後來她則選擇以這樣的使用方式來表達她隱晦又相當真實的自殺傾向，只是用藥期間，她矢口否認這點。

一旦喬安戒除藥物，便出現強烈自殺意念。像這樣的戒斷症狀，顯示她已對藥物形成依附，而失去藥物將會把她打入深淵。顯然地，酒精與藥物儼然成為她主要的支持系統。她曾嘗試將十二步驟會談發展成替代的依附對象，然而卻不見進展。為了要讓減低治療對喬安的威脅，我必須要了解她持續使用藥物的關鍵需求為何。

喬安拒絕探索任何童年經驗，若我朝那些經驗探問，即便只是非常表面的資訊，她都會立刻潸然落淚或驚慌激昂，因此很難與她進行深度心理治療工作。然而，喬安在人際互動能力相當好，她能夠告訴我何時應該要停止探問，她運用迷人魅力吸引我的關切，每次會談開始與結束，她都會給我一個可愛的回饋或表情，這無疑會被解釋為一種誘惑。我選擇視為她與人建立連結的方法，因為她渴求與人有所連結，因此，我不為此做任何評論，僅只表達我對與她一起工作抱有希望。

喬安與我擬定了一份漸進且相當詳細的初步治療計畫，我並沒有堅持非要談論她的童年不可，但我讓她知道，我無法想像在不探究早年經驗狀況下可以處理她目前感情問題。我也沒有堅持她非得立刻改變藥物使用的行為，相反地，我讓她理解探索藥物使用、行為與感受之間的關聯會很有幫助。

先不論我心底希望能引導她慢慢地走向改變，在三個月後，喬安自己提出了一份關於藥物使用的短期目標，她的企圖心著實令人眼睛一亮：

- 不再注射古柯鹼
- 減少飲酒量至每天最多兩杯
- 限制維可汀服用量至每天最多三顆
- 一週僅能鼻吸一次古柯鹼
- 停止抽大麻

我沒能說服她應該從比較溫和的目標開始著手，尤其這只是短期目標。她當時自信高漲，不過我不認為那是真切實在的自我效能感。又或許，她其實是想讓我對她刮目相看。我並沒有反對她的目標，而是鼓勵她表達任何她與藥物之間各種面向與矛盾心情，我順利地讓她明白，她的過度飲酒與她跟女友爭執之間，有著清楚的連結，因此，喬安開始萌生想要減少物質使用的念頭。

有趣的是，在展開治療十周之後，我注意到她來到治療時身上帶有酒氣，她白皙皮膚也泛著紅暈，她解釋前一晚喝了四杯酒，其中兩杯是要讓自己冷靜下來，以便走進我的辦公室。她信誓旦旦地認為，飲酒能幫忙她更自由地表達自己，但其實她最需要酒精幫忙的是緩解來到治療會有的劇烈焦慮。雖然我避開她沉重的童年議題，但仍免不了會做些連結，為了能幫忙她處理焦慮，我在治療中特別增加一些促進情感寬容力的工作。由於我無法讓她聚焦在她對感受及想法，使得情感寬容力的工作一直很枯燥乏味。

在某一次她整個周末都在施打古柯鹼之後，發生明顯的突破。她感到非常沮喪，並擔心這麼做可能會造成她神經系統永久性損傷。此時，喬安第一次開始對自己為什麼要這麼做產生興趣。雖然我小心避免提供任何建議，喬安有能力理解她使用粉末型古柯鹼與靜脈注射古柯鹼，其實是兩種天差地別的行為與經驗，受到全然不同的內在狀態所驅使。粉末型古柯鹼單純是娛樂性使用，在社交場合一邊跳舞或聊天、一邊與朋友共享。然而，她總是在獨自一人時施打古柯鹼，沒有人知道她這麼做，為什麼她需要如此呢？在幾次會談之後，喬安注意到每當她感覺到模糊且強烈不舒服或憂鬱時，她就會注射古柯鹼。我留意到，每次注射完，她其實感覺更糟。因此我問她是否其實是在自我傷害，她聽了我這麼說，驚慌失措地盯著我、並點頭說「是的」。她震驚了一陣子，不過接著開始談起她無時無刻都想死，而藥物與酒精經常能讓她忘卻這種念頭。她也說，這與兒時在孤兒院裡的感受如出一轍，她聯想到她哥哥自殺，我將她注射古柯鹼一舉連結到她的自殺意圖，而她同意。我們制定了一份計畫，每當她強烈地渴望注射古柯鹼便聯繫我，在接下來的幾個月中，她曾幾度這麼做。

她繼續每週前來治療，但拒絕我增加會談頻率的提議，她不再來治療前飲酒了，同時也停止每晚喝酒。自從她發現自己其實能在未飲酒狀態下與人發生有趣的互動，而且如果保持清醒，她比較不會在人際互動上惹麻煩，她便養成了只在獨自一人時才飲酒的習慣。她依然堅持自己在某些其他時刻會需要酒精，我將酒精稱為她的「抗憂鬱劑」，提議也許我們可以到藥局找到更適合她的抗憂鬱劑，然而她拒絕，她表示自己試著避免定期性用藥，並不想要再混入更多藥物。[27] 我將喬安的抗拒詮釋為她想掌控自己的用藥、自行依照當下所想要的效果來調整服用的劑量。她同意我的詮釋，但我終究未能說服她，較為穩定的藥理效果也許可以處理她的情緒與衝動。如果是一般狀況下，我通常會更積極地以這點說服她，因為抗憂鬱藥物往往能在持續飲酒的同時仍有效減緩憂鬱。然而，喬安另有使用精神刺激物質，那些物質與抗憂鬱劑大多不易共效，而她體內已經含有那些物質的成分了。我不得不同意她的決定，也許再服用更多藥物對她來說並不是好事。

喬安持續調整自己的藥物使用，在一年的治療之中，她僅只一度注射古柯鹼，與女友相處時，她越來越能夠掌控自己的憤怒與嫉妒，她持續努力改善。不過，在忍受痛苦與悲傷的感覺上，她進展

27　原註：這是用藥者與飲酒者的典型邏輯，他們會使用各種品質不明的物質，但卻不願意服用抗憂鬱藥。就他們的觀點，他們所用的藥物通常在他們的掌控下。主動用藥會造成某種用藥者所強烈需要的效果，讓他們感到能夠積極處理自己的痛苦。抗憂鬱治療藥物無法以這種斷斷續續、需要才用的方式來使用，因此被視為無用武之地。

不大，她也不想談論這些。由於當初聚焦治療的症狀既已消失，她就開始用逃避戰術來阻礙治療的進展。

當喬安結束治療時，她不再服用古柯鹼，飲酒量也降低到每週幾杯的量，也重返校園。可惜的是，她離開治療的時候並沒有任何親密關係。她遠離其他女人一段時間，這帶給她一些平靜，讓她能改變與藥物的關係。然而，我很遺憾未能繼續陪伴她走過這段歷程，並與她展開一段新的關係。我從中學習到，個案不僅會以自己的步調改變與前進，也掌握了治療的限度。

結論

我們希望本章節能夠提醒治療師們，儘管藥物使用是一種行為，有效的治療往往不在於改變此一行為，而在於對此行為的理解，也是這份理解賦予了個案選擇與改變的力量。更進一步來說，這份理解是發生在個案與治療師建立起信任關係之後，治療關係是療癒環境的一部分，讓個案能在其中真實地體驗及感受自我。我們以身作則展現不帶評斷、尊重、好奇且關切的態度，並希望個案也能培養這些特質及能力。

【第七章】動機與認知行為對減害心理治療的貢獻

減害治療，是一個複雜的模式，結合了理論模式、臨床的介入策略以及態度等。本章將焦點放在認知行為研究和理論的貢獻上，這些觀點和理論涉及了人們會不會改變的原因、我們能做什麼來促進個案所發現的改變，以及增強個案改變成功率的策略及技術。我們在減害治療模式中，結合了許多這類的概念及策略。

動機與行為理論

動機理論

自我決定論概述

自我決定論（self-determination theory）是動機的基本理論，適用於各種文化，而且既可以描述動機，也能夠具體指出促進或阻礙動機的因素（Ryan & Deci, 2000）。動機涉及了定向的能量以及持續性，採取主動而非被動的立場。動機可以是內在或外在的，也就是說，我們可能會有一種內在的傾向，去做某些事情（內在的），或是我們會因為他人的肯定，而發展出一種傾向（外在的）。普遍來說，內在動機的行為較為健康，且會提升自尊和快樂的感受。促進內在動機的因素有三個，這些因素能引導臨床工作者：勝任感、關聯性和自主性（在這種模式下，需要理解自主性並不意味著獨立，而是一個人內化了他的文化，這些價值觀，無論是獨立的或集體的，都被接納成為自己的）。阻礙動機的因素，包含了外在的控制、強迫、疏遠，以及獎勵與懲罰。阻礙動機的最後一個因素，特別是對於權變管理的有效性研究來說，可能看起來是違反直覺的。然而，這類研究只有在積極給予獎懲時，才會顯示出效果。一旦治療結束，且不再提供外在支持給個案，酬償的效益便會逐漸消失（Petry et al., 2001; Carroll & Rousaville, 2006）。換句話說，沒有了內在動機，改變是沒有意義的，且可能完全不會發生或不會持續。

動機式晤談的理論

動機式晤談（Motivational interviewing, MI），是我們對於複雜歷程以及改變動機的重新理解。臨床研究者已對這一新的理解做出了重大的貢獻，並開啟了革命性藥物依賴治療的可能性（Miller & Rollnick, 1991, 2002）。

在評估個案接受傳統藥物依賴治療的動機或準備程度時，通常會依賴像是「跌到谷底」等概念，也就是說，一個人必須經歷非常負面的結果後，才會接受治療。對治療的抗拒，可以視為是缺乏動機的指標。在心理健康的領域中，無法如期赴約、遲到，或是在會談中，用所有的時間談論「次要的」議題等，都可以解釋成缺乏動機。在心理健康和藥物依賴的領域中，臨床工作者通常認為自己較不需要負責強化動機，也不知道該如何做。這樣的被動性，再加上藥物治療中的對抗性方法，造成許多個案拒絕治療，或是很早就退出治療，導致留存率和結果欠佳。

許多關於藥物依賴的文獻也依據否認的概念，以及治療的動機，來解釋與患有物質濫用障礙症的人們工作時所遇到的困難。動機式晤談奠基於多種假設，與藥物依賴工作所使用的傳統假設相反。米勒（Miller）和羅尼克（Rollnick）[1]（1991, 2002）指出，動機在個體中不是一種穩定存在的特質；相反的，它是一種具有彈性的狀態，存在於人際關係模型中發揮功能。由這個角度來看動機，代表著治療師具有獨特的能力和責任，來強化個案的改變動機。動機式晤談認為，治療師或諮商師不是改變本身的媒介，而是個案在探索自已對於改變的願望、矛盾，以及抗拒時的催化者。本章後半部所談論的動機式晤談技術，其意味著治療師與個案站在一起，而非引導或跟隨個案，我們想要呈現的是，治療師在路途上與個案並肩奔馳，同時指出沿途的風景，並且詢問個案 注意到了什麼。正因不採取任何的立場，才能夠讓個案的動機浮現，並朝向改變的道路前進。

認知行為模式：自我照顧、自我效能、因應、以及改變階段

認知及行為治療模式的領域很廣泛。此領域的研究和臨床試驗已進行了幾十年，由憂鬱、到焦慮，再到疼痛控制，試驗的對象很廣泛。藥物依賴的文獻也涵蓋了許多認知行為的理論，以及實證模型，能為減害的臨床工作提供資訊。當我們身為心理動力取向治療師，發現人類的心靈在心理分析理解上的深奧豐富，認知行為治療方法也同時具有許多優點，並為減害治療增添了必要的歷程。認知行為治療模式奠基於紮實具體的研究；這種模式令人一目瞭然而且容易讓個案理解，因此在後設的層次上，是以個案為中心的；認知行為治療是積極正向的，且能夠注入希望；也為時間限制的考量，

1　編註：威廉．理查．米勒（William Richard Miller）與史蒂芬．羅尼克（Stephen Rollnick）都是美國臨床心理醫師，兩人曾合著《動機式晤談》（*Motivational interviewing*）一書。

提供了一種選擇，對許多人以及在許多情況下，認知行為治療具有很大的優勢。

認知行爲治療與物質使用

認知行為治療模式，假設可以利用制約原則（將藥物使用與愉悅的經驗或情況連結起來）、模仿（觀察他人的行為，尤其是個案本身想要接觸的對象），以及認知中介（cognitive mediators），像是「需要」藉由喝酒來放鬆，或是認為利用某種特定的藥物，可以讓自己更有吸引力等，來理解濫用藥物及酒精的情況（Rotgers & Davis, 2006; Rotgers, 2003）。這些模式清楚的說明大部分的行為，包括藥物使用或或濫用是由學習而來，而非由生物驅力所驅動。情境以及其他環境的因素在此理論中顯得格外重要。因為有問題的物質使用是學習而來的，所以也可以利用相同的機制，讓它「被戒除」。戒除有問題的行為，對於能有機會去實踐不同的行為來說，是很重要的部分。這樣的實踐機會，對於成功的改變很重要。除了這些模式的行為部分，認知在行為中的角色，顯示了一個人在外顯行為中，內在運作的方式。行為的認知中介涵蓋了期待、信念、成功或失敗的記憶，以及與前述幾項相關的情緒。這樣的因子，會創造強烈的動機「在幕後」影響著行為。幫助個案發現、表達，以及修正這些認知，會增加行為改變的機會。有四個值得重視的部分，能夠影響一個人處理藥物使用的能力：自我照顧、因應、缺乏知識以及自我效能。

自我照顧

就許多面向來看，個案的人際關係對他自己而言，在本質上是認知的或行為的。前面的章節，討論了人際間和內在的困境，其他可能導致，或與物質濫用障礙症共病的問題，則會以特定的行為方式，滲透到患者的日常生活中。藥物成癮其中一個最痛苦的部分，就是民眾很明顯不關心自己的整體健康。用藥者可能忽視了營養、健康問題以及個人衛生。他們錯過與醫生的預約、工作面試，以及約會。用藥者彷彿達到了混亂或成癮的程度，卻對那些讓旁觀者——無論是朋友、家人或是治療師——感到困擾的負面後果無動於衷。

因應

物質濫用的適應模式認為，由於發展不良，個體進入青春期或成人早期時，會出現適應性的失敗。他們可能會經歷到在人際關係中極度害羞或其他的障礙、難以完成任務、學習缺陷、或憂鬱，而因此感到很痛苦。為了因應這些問題，他們會積極的尋找補償機制——可能是人或是東西，其中包括藥物和酒精，這些補償的機制，能夠支撐他們自己技能中的弱點。若使用藥物作為因應的「工具」，來面對特定的適應問題，他們可能會因此融入個體的因應策略中，最終成為他們獨特的因應方式。

一個人可以是因為問題，而導致物質的使用，但也可以是因為使用物質，而產生問題。一個在學校難以專注的孩子，可能因為注意力缺陷障礙症，或是父母關係不和睦的影響而飽受煎熬。如果因為注意力困難所導致的結果，而讓孩子覺得難堪，他可能會藉由使用藥物獲得慰藉或是力量感，而因此干擾了他學習的能力。重要的是，如果個案在因應的不同領域中出現困難，就需要憤怒控制（anger management）或減壓（stress reduction）等特定的技巧訓練，而且能以個別或團體的形式進行。舉例來說，甲基安非他命和性愛的組合，目前尤其流行於男同性戀群體中，而這需要額外的技巧來增強傳統的性愛行為。布勞恩–哈維[2]（Braun-Harvey, 2009）已發展出一種特殊的團體介入，主要的焦點著重於詳細地談論性愛，這麼一來團體成員能重新學習，在不使用甲基安非他命的情況下做愛的知識及技巧。他指出，與甲基安非他命的使用者進行治療之所以會失敗，通常與諮商師沒辦法與個案自在的討論這些成癮情況中的性愛部分有關。

對於有嚴重成癮的個案來說，回溯性地分析童年期、青少年期以及成年期，個案因應的優勢與弱勢，是治療中很重要的部分，如此，治療師可以理解他們用藥是為了什麼。許多作者討論過生活技巧的重要性，以及人們在面對日常生活中，遇到問題時所要面對的危險（Marlatt & Donovan, 2005; Peele, 1991）。缺乏技巧的例子，包括不良的溝通技巧、無法解決衝突、缺乏自信、無法忍受痛苦的狀態、無法用身體或語言表達感覺、閱讀或計算能力欠佳、無法拒絕他人，以及不良的衛生及飲食狀況。雖然這些問題中，有些可能是因為過度使用藥物或酒精造成的，我們也不應該假設，在個案使用藥物前，這些問題並沒有以某種形式存在。臨床工作者可以利用行為檢核表以及晤談，詳述不同的問題，並嘗試確認哪些問題在開始物質使用前，就已經存在了。

缺乏知識

瞭解到許多個案缺乏對世界的基本知識，常會令我們感到錯

---

2 編註：道格拉斯・哈維－布勞恩（Douglas Braun-Harvey），美國著名性愛健康作家、訓練師和心理治療師。

愣，而這些基本知識我們從小就能掌握。有些個案無法管理錢財（即使不會因為購買藥物，而有金錢方面的壓力），從未看過帳本或從不認識有銀行帳戶的人。有些個案不知道萬一他們打翻一杯水該怎麼辦：有些人會大叫、有些人會清理灑出的水，但孩子則會因此僵住不動。有些人無法使用大眾運輸系統。曾有位大學畢業的個案不知道太陽是東升西落。當我問她這件事時，她說：「當我還是孩子的時候，家裡總是吵吵鬧鬧，我覺得我當時根本沒注意到。」這樣缺乏知識的情況，最常在一些童年時經遭受過嚴重忽視、或是有其他嚴重及慢性創傷的個案身上看到，他們吸收日常生活知識的正常歷程受到阻礙，且這些阻礙並不一定會明顯地表現出來。在與不知道該如何學習、事情如何運作的個案工作時，缺乏知識的情況會導致技巧訓練沒有效果。如果個案不曉得「不」的概念，那麼建議他們練習拒絕喝酒就行不通。舉例來說，「不」所表達的意思，在他們的家庭中，只代表著爭吵，或代表著其他家庭成員受到威脅，因此總是說「好」。為了評估個案使用新資訊的能力，尊重並提供與世界有關的基本資訊給個案，以及角色扮演的新技巧，是很重要的。在培養技巧上，無法積極主動的治療師可能永遠也不知道治療為何不如預期順利。

自我效能

一個人擁有能夠掌握、或是影響特定情況的能力的信心，對於努力改變的結果來說是很關鍵的。人們需要在自己的生活中，感覺到自己是有力量和控制感的。沒有了力量感、自信或自我效能，就很難走上改變的道路，更不用說繼續改變了（Rotgers & Davis, 2006）。自我效能是預期和技能所組成的產物。預期是一種認知中介，它通常會決定人們是否會真的行動。一般來說，人們會預期自己成功或失敗。大部分的人如果預期自己會失敗，就不會嘗試。人們所經驗到的自我效能範圍，由他們生活中全面性的領域（例如：我很聰明，可以解決問題）。到特定的領域。例如，瑪莎（Martha）是位充滿自信、口才伶俐的女性，她覺得自己售貨員的工作很簡單。她能自信地展現自己，她能用自己的銷售紀錄，來證明自己工作中的自我效能感。然而，在她的私人生活中，瑪莎難以準時支付帳單，有許多債權人打電話來催收帳款。她為自己無法「集中精神」準時支付帳單，感到尷尬和沮喪。她的自我效能感在這方面相當低落。成功或失敗的經驗，往往直接來自於自我效能以及實際技巧上的差異，或是缺乏實際技巧。一個已經戒酒的人，可能會發現自己能夠輕易在朋友家中拒絕喝酒（高自我效能），但可能會對於即將來臨的婚宴，感到非常擔心（低自我效能）。透過治療，監控個案普遍的自我效能感，以及在特定領域中的自信，以便優先對自我效能高的部分努力，之後處理自我效能低落的問題，這是非常重要的。瞭解個案相信自己在哪方面具有效能、哪方面的能較欠缺，有助於治療師客製化治療方式。

自我效能和因應技巧，是治療中最有價值的兩個部分。太多的心理治療涉及了痛苦的回憶，以及緩慢治癒內在傷口的歷程。幫助人們在短時間內透過認知工作以及技巧訓練改變特定的行為，這對個案及治療師來說都是有益的。改善因應技巧，能讓人們感到樂觀，並且再度堅持於勢在必行的長期內在工作。

我們如何將動機及認知行為方法整合進減害治療中呢？

自我改變

我們由自我改變開始，因為有很多人在沒有外界介入的情況下，透過酒精和其他藥物自行解決問題。狄克禮門堤（DiClemente, 2003）將此稱為「自然改變」（natural change）。皮爾（Peele, 1991）將其稱為「成熟蛻變」（maturing out）或「自發性復原」（spontaneous recovery）。他引用的數據中，將近 75% 經歷過藥物相關問題的青少年以及年輕的成人，在他們三十歲時，沒有物質濫用障礙症。生活的改變——婚姻、孩子、需要負責任的工作——終究比用藥更重要。儘管很難得到精準的數據，但 30% 或更高比例有藥物問題的成人，被預期能夠不依靠治療或是自助團體的協助就解決藥物問題，且許多有酒精問題的人也一樣（Sobell et al., 1996）。瓦利恩特[3]（Valliant, 1995）在他對「酗酒」自然史的研究中，顯示每年有 3% 的酗酒者自行戒酒，同時有 6% 藉著治療或自主團體的幫助成功戒酒。我們都知道，戒菸者大部分不是在尼古丁片或諮商的幫助下成功。狄克禮門堤指出，自我改變者（self-changers）利用了許多類似於在治療中會教導的歷程或工具。許多自我改變的人在酗酒的早期歷程中，嘗試過治療或戒酒無名會的十二步驟，但並未選擇持續這樣的方式。身為治療專業人員，我們必須認知所有個案獨力解決問題的潛能。

儘管自我改變明顯存在——我們都認識幾位自我改變者——

3 譯註：喬治・伊曼・瓦利恩特（George Eman Vaillant），美國著名精神病學家，多年來致力於開發藥物與酒精成癮疾患的治療方式。

波利維[4]（Polivy）和赫曼[5]（Herman）（2002）認為，普遍來說，人們對於自己改變的能力都太過樂觀。在他們所撰寫一篇有關奢望自我改變（false hopes of self-change）的文章中，作者指出人們習慣性地堅持於改變行為或模式，結果失敗，接著以一種他們捲土重來在所難免的方式，來解釋這次失敗（然後再次失敗）。為什麼人們會身受「錯誤願望症候群」（false hope syndrome）之害呢？波利維和赫曼（2002）認為人們會失敗，是因為他們低估所要付出的努力、所需花費的時間，以及他們所需要的堅持。此外，改變常會發生無法預期的後果，而這個後果可能會讓他們很不舒服，像是如果他們減了 50 公斤，他們可能會失去之前與一樣體型龐大的朋友所形成的團體情誼。在大部分的行為改變中，故態復萌的比例是如此之高，以至於「統計數據很難讓人知道，我們應該要對一勞永逸的改變有多麼困難感到震驚，還是應該要對需要準備到什麼樣的程度，人們才能再次嘗試，而感到驚訝」（p.678）。那麼，為什麼人們會屢敗屢試呢？作者提到「若人們將自己的失敗，解讀為自己沒有能力成功，他們可能會停止繼續努力。」（p.682）相反的，人們傾向將責任歸咎於一些可變的內在或外在因素上。他們會說那是因為自己不夠努力（內在歸因責任），或是他們用錯了方法（外在歸因）。不論是哪一種方式，他們都會相信，如果他們下次改變了這些因素，他們就會成功。然後循環又會再次開始。人們似乎不願意接受，有些改變或許就是辦不到，因為改變本身實在太困難了。

治療的含義很明顯。鼓勵持續的努力，來扭轉頑強的難題，

4　譯註：珍妮・波利維（Janet Polivy），美國心理學家，飲食行為專家。

5　譯註：彼得・赫曼（Peter Herman），美國心理學家。

會讓我們的個案容易故態復萌，並且導致失敗。只有設定較小、較實際的長期性目標，人們才能夠在藥物使用上，做出顯著而持續的改變。在我們的經驗中，在嘗試進入下一個階段前，個案需要花費較多的時間在「高原期」，意即穩定狀態。例如，如果個案想要停止每天吸大麻，那麼他／她最好一開始先每週停止吸食一天，且持續這麼做，直到覺得可以輕易做到為止。接著就可以開始其他的改變，以此類推，直到達成目標，或是修改目標。成功之後，自我效能的提升會增加下一步驟成功的可能性。當我們覺得個案正在做超出他們能力所及的事情時，我們就是在阻止他們嘗試改變。

動機式晤談

動機式晤談（Motivational interviewing）是一種治療策略，也是一種與個案談話的方式。「晤談」（interviewing）一詞，應用與蘇利文[6]（Sullivan）（1954）所使用的「精神病學晤談」（psychiatric interview）一詞相同的方式來思考，也就是，它是一種長時間的探究，同時蒐集資訊，以及建立治療關係。蒐集訊息本身僅是「晤談」的一小部分，發展治療關係是最重要的。米勒（Miller）和羅尼克（Rollnick）（1991, 2002）將這個策略係分為兩階段詳述：（1）建立個案改變的動機，以及（2）強化個案對改變的堅持。動機式晤談的所有階段奠基於一些主要的原則，這些原則包括對個案表現出真誠的尊重，且相信透過協助，個案能夠對成癮行為做出負責任的決定。雖然動機式晤談是減害治療的基礎諮商方法，我們也期望將它的精髓完整在本書中呈現，但我們強烈推薦《動機式晤

6　編註：哈利．史塔克．蘇利文（Harry Stack Sullivan），美國著名精神病學家，著有《精神病學晤談》一書。

談》一書給讀者，因為在這個簡要概觀中，我們不可能完整呈現動機式晤談的精髓，或是詳細闡述比爾・米勒和史帝夫・羅尼克細膩的著作。

動機式晤談的原則

表達同理

治療師藉由讓個案知道，自己理解個案的問題是如何形成的，且欣賞及欽佩他們處理問題所做的努力，以及「理解」他們所遇到的障礙，以此來傳達治療師「理解了」的感受。將「我理解了」實際說出口，是非常有效的。

創造不一致

治療師重視個案表達自己的覺察，覺察他們的行為是如何造成生活上的難處。例如，「所以聽起來，你擔心吸大麻可能會妨礙你準備期末考試」。治療師指出那些個案曾提到的不一致處，是很重要的一點。

與抗拒纏鬥

矛盾是正常且健康的，而抗拒則傳達出選擇改變以及邁向改變的訊息。它也同時是自我強度（ego strength）的象徵。如果治療師發現，在向個案建議想法時，聽到「對，但是」的回應，治療師應該停下來，承認自己誤會了個案的願望或是步調太快，接著反映個案對於改變的矛盾心態：「一方面，你覺得這些年你酗酒的問題越來越糟，但你完全無法說服自己必須戒酒。我們現在來回顧看看，我們所做的計畫的優缺點。」

支持自我效能

研究一致的顯示，有自信能夠做出改變的人，會較有可能成功改變。有些人制定了野心勃勃的計畫。但是，對治療師來說，這些聽起來可能過猶不及或是虛張聲勢，而往往會被個案認為是有自信的表現：「所以，聽起來，你覺得即使每天都用古柯鹼，你還是非常確定只要你決定了，就可以戒掉。這樣很棒！我們來談談如果你決定了，你會怎麼做。」

建立改變的動機

發展改變的動機沒有一定的時間長短。對某些人來說，改變的歷程相對來說較快，只需要幾次會談的時間。其它人可能需要一年或更多的時間，才能建立明確的動機。讀者可能知道下列所述的介入方式：基礎羅傑斯式談話技術[7]（Rogerian method）的修改版本，特別是對於積極與反映式傾聽的部分。羅傑斯式談話技術與動機式晤談主要的不同在於，針對個案的哪些陳述應該受到關注和反映，在臨床決策上的差異。反映與藥物使用相關的陳述；任何直接或隱含的，改變藥物使用的意圖；以及對改變的樂觀態度，都被認為是**自我動機的陳述**（*self-motivational statement*），或稱**改變的談話**（*change talk*），這是治療師反映時主要的重點。引發並且反映自我動機的陳述是一門藝術，治療師要謹慎地由個案所說的話語中選擇，且抗拒自己的衝動，不去強調及著重那些並非源於個案的陳述

7　譯註：由美國心理學家卡爾·羅傑斯（Carl Rogers）所開發的一種尋求妥協、避免辯論、解決衝突的談話技術。

或感受。這種治療中過度的強調，我們常常稱之為設陷阱，或是治療操弄，不應存於動機式晤談的早期階段。治療師並不是要嘗試教育或改變個案，而是要讓自己瞭解個案，並向個案反映自己所關心的問題。動機式晤談初期階段的主要策略，稱為 OARS。

O—詢問開放式問題（open-end questions）。

A—確認（affirm）個案的經驗。

R—反映（reflect）個案所說的話。

S—總結（summarize）個案表達的想法和感受。

詢問開放式問題，需要個案的想法—不僅止於回答「對」或「錯」。這能夠鼓勵個案內省，避免出現問答式會談形式中會出現的問題（應問「你如何看待你的工作和藥物使用的關係？」，而非「告訴我你與藥物間的關係。它是如何與你的生活中共存？」）。肯定個案的故事，是一個重要的部分。我們必須在一定程度上，真正理解個案的觀點，我們才能真誠的說「你當然這麼做了。」。還有一種策略，除了簡單的反映外，就是將溝通分成部分，用較短的形式回饋給個案。總結與個案的對話，因為這個過程可以讓治療師有機會更正錯誤的解讀，也讓個案可以更詳細的說明（「讓我看看，到目前為止我有沒有理解你所說的。一方面，你的朋友擔心你喝酒喝太多，但你並不覺得你比他們喝得多。另一方面，你不喜歡宿醉，而這個狀況最近變多了。我有漏掉什麼嗎？」）

一旦個案參與了辨識問題以及「改變談話」，治療的立場就可以轉移到肯定並詳述個案所擁有的改變技巧、提醒他過去的成功，並表示治療師明白個案確實有一定程度的自我效能。為了能更準確地辨識出，就個案所討論的問題上他所處的改變階段，決策平衡的工作在這裡很重要。在臨床實務中，使用動機式晤談，會產生誠實、訊息豐富且具治療性的互動。個案會感受到被尊重、賦能，而治療師會感覺自己與個案以及他的問題行為並肩努力，而非對立為敵。再次強調，將成癮的人看作是遇上問題的人，而不是有問題的人，是很重要的。

強化對改變的堅持

動機式晤談的第二階段中，在思考期已經做了足夠的工作，這個階段矛盾感是最為強烈的，個案可以決定自己準備要改變的事情。諮商師或治療師必須認知改變即將發生時的準備度、注意風險並幫助個案制定改變計畫。晤談的介入包括摘要或總結個案目前的情況、詢問個案對於改變想法的相關問題，並且在需要時給予可能的建議，最好以選單的形式提供給個案。在這個階段，風險涵蓋了低估持續出現的矛盾感、過多的解決方法，以及在個案有需要時，給予太少的指引方向。實際制定計畫包含設定目標、探索和嘗試各種選擇，以及決定何時改變。制定計畫時，考量到在改變過程可能遇到的障礙，以及如何應對這些障礙是很重要的。制定計畫後，檢視計畫，並引導個案堅持實行這個計畫，也是重要的！

簡短動機式晤談

不是所有的諮商師都有機會提供長期治療，以追蹤個案在改變階段的自然發展。作為簡短的介入方式、被稱為 FRAMES 的動機式晤談技巧，提供了一種有效的治療策略。在基礎醫療機構、急診室以及立即就提出結果和建議的健康檢查時，這種技巧特別有效（Miller & Sanchez, 1993）。

FRAMES 代表著以下的介入順序：

- 回饋（Feedback）：向個案提供有關其飲酒習慣的客觀訊息，以及持這種模式的潛在危險。
- 責任（Responsibility）：提醒個案，他能夠控制任何是否要改變的決定。
- 建議（Advice）：晤談者基於評估和回饋的訊息，給予個案一個清楚的訊息，舉例來說，認為個案應該減少或是戒斷飲酒。
- 選項（Menu）：接著提供個案多種能夠達成改變的可能方法。
- 同理（Empathy）：臨床工作者在整個歷程中，甚至是在建議改變時，能夠對個案保持溫暖、反映以及理解。
- 自我效能（Self-efficacy）：諮商師對個案改變的能力，表達樂觀的態度。

其他簡短介入

許多認知行為治療方法，是以提供簡短介入使用為目的而設計的，有些甚至只需要一次會談的時間。許多短期的模式，透過設計，幾乎不提供我們所認為屬於認知行為治療任何一部分的技巧訓練。反而，它們聚焦在提升對問題的覺察，以及建議人們考慮改變。班因等學者（Bien et al.）（1993）回顧世界各地超過 30 份的研究，證明了許多不同形式短期動機增強介入的高度效能。其他短期介入就包含了基礎技巧的介入。這些治療形式的例子，包括教導個案在喝酒前，先計算自己的酒精性飲料或喝水量。關於酒精短期介入的長期性研究，指出他們不只在介入期間有助益，其助益也隨時間而增加。這些方法似乎是透過加速個案回復到規範性的飲酒，且減少任何可能已增加的飲酒量，進而發揮作用（Baser, Kivlahan, McKnight, & Marlatt, 2001）。

不同改變階段的介入

將個案目前的改變階段與介入方式配對，是一種有效的方法。以下是一組在不同改變階段中認知介入的建議。這領域已經相當發達並被利用於設計治療方案和個別治療（Prochaska et al., 1994）當中。這包含精確地評估個案在每一個問題上的改變階段，並頻繁地重新評估改變階段，需留意個案會在不同階段間游移不定，有時每天都有所變化！以這裡所建議的方式進行介入，回應個案當下的動機陳述，是一個很好的方式。

- **懵懂期**：因為此階段的明顯特色是，是缺乏瞭解或誤解，因此須徵詢個案的**許可**，以提供關於藥物作用的訊息；嘗試讓個案的行為連接情緒；在藥物使用與他們其他目標和價值之間建立起不一致性；切勿迴避討論藥物和酒精；切莫建議或催促個案去行動。
- **思考期**：探討矛盾；不要選邊；發展出決策平衡；這是所有改變階段最為重要的，因為決策平衡給了藥物、狀態、及背景環境最完整的解釋，且讓個案充份探討複雜的藥物經驗，逐步灌輸希望，也是這個階段重要的介入。
- **準備期**：關於改變的談話（change talk）會開始發生，同時優先擬訂計畫；鼓勵個案承諾去做一些改變；支持自我效能；制訂實際的改變計畫；嘗試去進行改變；評估成功的可能性：「對，但是……」及「如果這個不可行呢？」

- **行動期（Action）**：協助個案採用「適合的步驟」（right-sized steps）；也就是，從想要進行的較大行為改變中，確立出較小的部分；並探討「這會如何發揮效用？」；為高風險的情況做出計畫；支持自我效能；增強小改變；制訂預防復發計畫。
- **維持期**：須慎防太過自信；制訂預防復發計畫；選擇一個在個人及文化上皆相關的支持系統；探討「這會如何發揮效用？」；在心理治療中，專注於其他議題及未解決的發展問題。
- **復發期**：就嚴格的意義來說，這不是一個治療階段，且隨時都會發生。將復發視為一個學習機會；將責任歸咎於計畫，而非個人；應該問「是什麼沒效？」；以及自問「我（治療師）遺漏了什麼？」並重新開始計畫。
- **終止期**：雖然這已經由改變階段的描述中（see www.prochange.com）刪除了，但我們發現事實上，人們的確「克服了它」，且在世界上來去自如，不用擔心會復發。我們回顧並檢視改變的進展，依個案的需要持續解決其他的生活議題，或是，如果個案想要的話，我們會終止治療。

準確地評估改變階段，以確保改變階段的工作與發展治療關係保持同步。有些個案可能看起來接受治療關係中斷，但缺乏進展的情況則顯示出治療師步調太快；其他個案則會很快地抗拒介入方式，則是工作者不夠敏感他們目前的改變階段。其他的策略可以根據治療師本身的理論取向繼續發展。然而，重要的是須要謹記，要使用像是詮釋和面質的技術，或像是探討移情的歷程等，通常必須要等到關係建立得夠穩固。一旦治療師可以安全地使用這些技術，而後便能幫助個案應對任何改變階段。

技巧訓練

大部分錯誤願望症候群研究的關注焦點在於，人們自我改變的努力上。如果我們加上專業的幫助會如何呢？文獻中包含了許多治療方法的研究，這些方法仰賴專業人士的參與和自我改變的原則。接下來所要介紹的其中三種方法，已廣泛地受到研究，且有益於幫助出現酗酒問題的民眾建立一個更好更健康的飲酒模式（*BSCT*，引導自我改變，BASICS）。其他的方法雖無經驗證據，但已歷經多年的「實地試驗」（field trials），似乎廣受大眾歡迎而且效果卓越。不幸地是，這些模式（除了《酩酊恍惚？》〔*Smashed'n Stoned?*〕之外）無一提到除了酒精之外的藥物使用。將這些技巧轉換到這些藥物的使用上也許是可能的，但需要建立指引（如：安全限制）。我們在第八章會討論物質使用管理的方法。

酒精適量訓練（alcohol moderation training）或控制飲酒的介入，有著大量的文獻佐證，且有超過四十年的實證研究。對於此項研究精彩的文獻回顧，主要著重於 2000 年到 2003 年間所進行的研究，參見薩拉丁[8]（Saladin）和山塔．安那[9]（Santa Ana）（2004）。這份文獻回顧，強調了四種對於控制飲酒的策略和研究發現：行為自我控制訓練（behavior self-control training, BSCT），適度取向線索暴露（moderation-oriented cue exposure），引導性自我改變（guided self-change, GSC）治療以及減害。作者為這些介入

8　編註：麥克．薩拉丁（Michael Saladin），美國心理學家。

9　編註：伊莉莎白．山塔．安那（Elizabeth Santa Ana），美國精神病學家。

做了總結：

> 控制飲酒介入強調了一項概念，就是可將過量酒精飲用的危險性模式，改變成一個相對適度飲用的持續性模式，這不會產生明顯的負面結果。總的來說，這些治療並不假設每個濫用酒精的人都能達到持續性安全飲酒的模式，而是承認這一潛在的結果，是一個可接受的，且與戒酒相一致的實際目標（Saladin & Santa Ana, 2004, p.176）。

行為自我控制訓練（BSCT）已受到廣泛研究，且似乎非常成功。它的目的在於讓飲酒過量或過度的人，重獲自己的意識去控制他們的飲酒行為。行為自我控制訓練所取決的概念在於，形成酗酒問題的原因，至少有部分是因為人們不注意自己的飲酒方式、他們在壓力下喝酒的傾向，以及喝酒時的酬賞經驗。此方法涵蓋了幾個治療面向：（1）對飲酒及飲酒衝動的自我監控；（2）設定明確的目標；（3）控制飲酒和拒絕飲酒的比率；（4）在行為契約中，具體說明堅持遵守目標的獎勵和後果。（5）辨識及管理過量飲酒的促發因子；（6）飲酒行為的功能性分析；以及（7）預防復發訓練（Hester, 1995）

由索貝兒和索貝兒[10]（Sobell and Sobell）所發展的引導性自我改變（GSC），是另一個經過廣泛研究的模型，用於穩定問題酗酒及發展更健康的模式。它被採用為一種短期介入技術（Sobelle et al., 2002），而團體治療近期也是如此（Sobellet al., 2011）。它包含了

10 編註：馬克（Mark）與琳達・索貝兒（Linda Sobell）夫婦兩人都是美國臨床心理學者，以索貝兒與索貝兒的名義共同著作心理學相關書籍。

協助個案評估他們的飲酒程度，以及關鍵的飲酒模式及促發因子。個案能依照自我評估的結果設計自己的模組。引導性自我改變也提供線上課程，其中包含「喝酒輪盤」（Drink Wheel），以預估一個人的血液酒精濃度。

《酩酊恍惚？》（*Smashed'n Stoned?*）是一本雜誌風格的著作，改編自索貝兒的引導性自我改變，出自飲酒及藥物相關問題風險的青少年之手、也是為了這類青少年而設計的。由諮商師利用雜誌風格的規範手冊、帶領小團體探討安全、做決定、因應同儕壓力、因應情緒，以及其他有關青少年使用藥物的議題（紐西蘭酒精諮詢委員會，2006）。

適度管理（Moderation Management）是一套自助式課程，協助成員評估自己的飲酒模式，制訂更好的控制計畫，以及支持彼此度過困境。這套自助課程在美國的一些城市以及線上舉辦會議，為男性及女性的飲酒限制，包括飲酒量和飲酒頻率等提供建議。他們也同時使用一些由專業治療師撰寫的規範手冊《理性飲酒》（*Responsible Drinking*）（Rotgers, Kern, & Hoeltzel, 2002）。

BASICS（Brief Alcohol Screening and Intervention for College Students，大學生短期酒癮篩檢及介入；Dimeff, Baer, Kivlahan & Maelatt, 1999）包含了對基準線的評估，隨後是有關學生與同儕相比飲酒情況的個別化回饋，此課程包含：

- 訓練自我監控血液酒精濃度，以及適度飲酒的技巧。
- 為可能涉及增加重度飲酒風險的情境，進行訓練並預先做好準備（例如：社會壓力，負面情緒狀態）。
- 訓練辨識及調整酒精效果預期（例如：安慰劑對比藥物效

應）。

- 訓練替代性的壓力因應技巧（如：放鬆及有氧運動）。
- 訓練如何預防復發，以增強飲酒行為的持續改變。

藥物教育

由英國哲學家法蘭西斯・培根（他也同樣被視為實證主義之父）在 1597 年所提出且經常被引用的格言——「知識就是力量」，有著許多可取之處。我們發現，人們在擁有資訊以證實自己的選擇和決定時，較不會感到困惑，而且更有賦能感。因此，藥物教育可能是一個強而有力的改變方法。然而，在我國藥物教育的努力方面，許多人普遍認為，民眾可以在孩子還小的時候透過恐嚇的方式來「灌輸」孩子，以防他們日後對藥物的使用（Skager, 2004, 2005）。像是 DARE（Drug Abuse Resistance Education 藥物濫用防治教育）等的教育計畫並不提供資訊，而是將焦點放在藥物使用的**預防**（*prevention*）上，透過誇大危險和災難的故事進行宣導，而扭曲他們在教育方面的努力。結果，他們的目標群眾觀察到大多數人使用藥物並不會受害，因而忽視了所有的訊息，而其中有些訊息可能事實上是有用的。這項證據顯示了這種所謂的教育不僅無效，而且會導致危險的實驗結果。

我們的青少年對藥物使用的狂熱，創造出一種治療產業，在許多情況下，這種產業對其父母無法找到其他資源的青少年來說，造成了嚴重的傷害（Szalavitz, 2006）。創造以同儕為基礎的計畫會是更好的方法，這允許青年人坦白地討論心中目前的想法。這些計畫的內容可能涵蓋與酒精和藥物使用的風險及助益有關的正確訊息。對民眾來說，尤其是青年人，與我們給予他們的保證相比，他們更容易被微妙且複雜的情況所說服。UpFornt 即為這類方案。UpFornt 為舊金山灣區的一項高中生藥物教育計畫，它已經發展出一種以同儕為基礎的常識性取向。透過引導學生們自己的知識的課堂活動、同儕導師、支持團體，以及為有藥物使用問題的學生個別諮商，這個計畫成功吸引了許多學生參與（詳細計畫說明參見 www.drugpolicy.org/docUploads/beyondZeroTolerance）

認知行為創傷及情感管理治療（Cognitive-Behavioral Trauma and Affect Management Treatments）

許多創傷、情感管理，以及物質濫用專用治療模式，在治療複雜的用藥者身上顯示出極大的療效。我們的許多治療師都已接受過這些介入的培訓，並將它們融入實務中。如果是我們沒有接受過訓練的部分，我們會轉介至其他治療師 / 課程計畫。在轉介專業治療時謹慎留意很重要，大多數治療師與多數計畫並非減害取向，因此必須假設戒斷為主要的介入結果，甚至是開始治療創傷的一項條件。儘管它們著重在將戒斷作為治療目標，對那些不想戒斷者的吸引力卻十分有限，而這些都是充分地整合在雙重診斷治療模式。接下來要介紹的前兩個介入，尋求安全（Seeking Safety）和辯證行為治療（Dialectical Behavior Therapy, DBT）已受到廣泛研究及操作；正念練習和身體療法（Mindfulness practice and somatic therapies）雖然嚴格來說並非認知行為治療，但因為愈來愈多的研究支持對它們的運用，且介入方式中有部分同樣可以被製成說明手冊來施行，因而在此進行討論。

尋求安全

尋求安全（Najavits, 2001）是一種已手冊化的 16 週制團體療法，其效果是針對創傷及物質濫用，它的主要目標是為成員同時建立內在與外在的安全機制，以及達成對精神藥物的戒斷。尋求安全的主要原則為（取自 www.seekingsafety.org）：

- 安全為首要目標（幫助個案獲得關係、思想、行為與情緒上的安全）。
- 整合性治療（同時處理創傷後壓力症候群和物質濫用治療）。
- 聚焦於理想上，以抵銷在創傷後壓力症候群和物質濫用中所喪失的理想。
- 四個涵蓋面向：認知的、行為的、人際的、個案管理。
- 關注臨床過程（幫助臨床工作者處理反移情、自我照顧及其他議題）。

雖然尋求安全可同時被運用在團體和個人形式，但是團體工作允許個別個案感受同理及支持彼此克服極端疏離的經驗。工作內容包括了能以任何順序進行的二十五個主題模組，包括創傷後壓力症候群：重拾力量；當物質控制你時；誠實；請求協助；劃定關係界線；讓他人支持你的復原；健康的關係；同情；創造意義；統整分裂的自我；照顧好自己；因應促發因子；自我培養；紅旗與綠旗；以及擺脫情緒上的痛苦（基礎訓練）。

因為我們相信要在十六週內達成戒斷，對許多人來說是不切實際的目標，我們已要求同事擴展這個方案，以使其符合減害的需要。針對尋求安全融入減害取向當中，彼德．戈耶茨[11]（Peter

Goetz）（personal communication, July 20, 2010）提供了以下說明：

在配合使用莉莎・納佳維茨[12]（Lisa Najavits）所發展的尋求安全模式工作時，我採用了一種減害的方法。這個模式為處理藥物與酒精濫用（此後稱為藥物誤用）共病問題，以及未解決的創傷，提供了一個有用的小組模板。我的方法概述了幾個納佳維茨工作的關鍵模組，這些模組將藥物使用放置於一整片資源上，提供那些為了創傷中固有的削弱感、尋求安穩的任何個人來使用。關於被提及、未被提及、潛在的或需要發展的資源，也提供了概述。在處理一定比例的藥物誤用與創傷活化時，需要不斷衡量兩者之間的平衡。隨著受創的個體調節自己內在狀態的改變及發展的能力，這個平衡會（經常地）有所變化。藥物使用既是一種資源（在某些方法中），也可能會成為再度受創的條件，這種矛盾的情況明顯存在著。這項工作的基礎原則是正念（mindfulness），正念一詞在現今普遍被使用。藉由正念，我想表示的是對於個人追蹤（和導向）內在狀態、生理感覺、情緒、認知與行動，行為或由行為所引起的衝動等觀察能力的相關能力。我的工作利用團體參與、創意與機會來提出新的行為、可能性、安全地與自我及他人連結的方式、減少不堪負荷的風險、調整個人的潛能、增加他們煥然一新的機會。我發現最有用、簡潔有力，且具有最大影響力的，是那些關於安全、界線、設定意向、內在運作一致、基礎訓練，以及利用感覺

11　編註：彼德・戈耶茨（Peter Goetz），美國心理治療師。

12　編註：莉莎・納佳維茨（Lisa Najavits），美國精神病學家。

與一般日常經驗作為資源的主題。

根據與戈耶茨共事的一位減害治療中心治療師法蘭斯克維斯克（Franskovisk）所說：

> 〔尋求安全〕團體的核心焦點，是幫助人們能更加覺察自我本身以及他們的經驗，包括讓他們使用藥物及酒精的想法和感受。這是一種經歷他人一起加入的經驗……成員能探索藥物和酒精的交互作用，以此作為處理自己經驗的方式，且因此產生計畫，在持續修正計畫的同時，這會讓他們在與藥物和酒精的關係中，做出更有覺察意識的選擇（個人溝通，2010, 5, 15）。

辯證行爲治療

辯證行為治療（Dialectical Behavior Therapy, DBT）的創立者瑪莎・林納涵[13]（Maraha Lineha, 2003）修改了辯證行為治療，來處理物質濫用個案的問題。林納涵指出，許多研究證明辯證行為治療減少了邊緣性人格障礙症患者的物質濫用，他們是在辯證行為治療修改後，第一批使用此治療的群體。辯證行為治療起初是為自殺個案所開發的治療方式，它是非常具有結構性的取向，協助個案藉由遵守行為的「階層」來處理危機——首先是自我和其他破壞性行為，接著是治療破壞性行為——在發生任何其他交互作用之前。在這些有時候會僵化得令人惱怒的討論之後，很多的治療會訓練個案發展

13 編註：瑪莎・林納涵（Maraha Lineha），美國著名心理學家與作家。

情感調節技巧，主要是透過利用正念來訓練個案。一進入治療中的這個部分，個案就會對此讚不絕口。

辯證行為治療的目標是，幫助人們處理接納與改變之間的辯證。一旦被督促著要改變，人們便會抵抗。然而，接納常常會讓人們感覺到他們的問題變小了，且忽視了他們所遭遇到的痛苦。林納涵將「同時擁抱接納及改變」（p.2）比喻為十二步驟方法，尤其是寧靜禱告文：「主啊，求祢賜我平靜的心，去接受我無法改變的事，求祢賜予我勇氣，去改變我能改變的事，求祢賜予我智慧，來分辨兩者的不同。」（p.2）。同時，她提出「矢志不移地堅持完全戒斷，以不評斷、問題解決的反應方式，來因應復發的情況，包括降低過量、感染，以及其他不良後果的風險」（p.4）。林納涵很明顯地受到了減害療法的影響！

雖然我們對「矢志不移地堅持」將戒斷做為首要的治療目標感到懷疑，因為這是治療師驅動的目標，與個案目標選擇及自我決定相違背，但我們確實發現，分類當下的需求，以及同時鼓勵接納與改變是有助益的，且這正是我們日常實踐的一部分。在自我決定的精神（Ryan & Deci, 2000）以及動機式晤談（Miller & Rollnick, 2002）的原則及實務中，我們偏好提供一種認知結構，讓個案在任何情況、任何時刻，都能在此結構中決定自我需求的階層。

正念練習

「正念被定義為對於此時此刻的情緒、想法與感覺的一種意圖性、接納性，以及無批判性的全神貫注狀態」（Zgierska et al., 2009）。在他們回顧有關物質使用障礙症的正念冥想研究中，作者們找到初步的證據，證明正念冥想以一種物質使用疾患的可能治療方式而言，安全且有效。馬列特（Marlatt）在 1970 年代預防復發以及減少傷害的突破性研究，將治療由奠基於個人經驗及普遍接受的智慧，帶領至更受人尊崇的實證基礎模式上。近期馬列特將他的注意力轉移至正念以及它對成癮行為影響的研究上（2008, 2010）。在監獄群體的研究中，他發現冥想練習能減少壓力和改善因應能力。

大部分的正念練習，包含了專注於呼吸上的覺察與控制，以及整體的覺察訓練（注意一個人的身體的姿勢、感覺等，並且不回應或反應的能力）。雖然通常不會被包含在正念練習中，但我們可以說所有的心理治療都是一種正念練習，因為正念練習在某種程度上，會要求個案增加對問題的覺察或以新的觀點來看待問題。不論是那一種心理治療的取向，都會專注在感覺、想法、和身體上，目標在於讓個案更有意識的控制決定與行為。有些實證研究支持，在治療關係的情境下，心理治療能透過止觀注意（mindful attention）的方式，導致正向的神經生理改變（Seigel, 2010）。現今已有許多專門的正念練習及大量關於正念的文獻，而其中有些文獻已著重於物質使用及誤用的問題上。

身體治療

身體治療（Somatic Therapy）最早由西方的威廉・賴希[14]（Wilhelm Reich）所開發，意指以身體為基礎的治療，且包含多種的身體工作、身體覺察練習，像是身體經驗療法（Somatic Experiencing）（Levine, 1997），以及生成性身心學（generative

14　編註：威廉・賴希（Wilhelm Reich），美國心理分析學家，佛洛伊德主義馬克思主義代表人物。

somatics）（Haines, 2007），以及雙側聚焦療法（bilateral focusing therapy）像是動眼減敏及重新處理治療（EMDR）（Shapiro, 1997）和其他類的技術，例如「敲打」（tapping）（Feinstein, 2008）。（參見，例如：情緒釋放技巧；Mercola, 2010 [*eft.mercola.com*].）。

海恩斯（Haines）致力於研究「基本生存反應」（foundational survival response），這是在壓力或創傷性事件發生期間，當大腦停止思考時，原始大腦和壓力反應系統所驅動的自動反應。最終，因為這樣的中斷，阻礙海馬迴儲存對事件有意識的記憶，因此經驗會被身體「記住」。這個歷程會因為卻乏「釋放歷程」而更加惡化。換言之，在這種情況下人沒有機會哭喊、受到安撫，或是接受一位溫暖包容的對象所撫慰，讓整個人可以放鬆與重新振作。海恩斯舉了南非城鎮居民對暴力事件反應的例子。在事件發生之後，進行了儀式性歌舞活動的城鎮裡，居民們展露微笑並相當投入與他人的互動，沒有再發生更多的暴力事件。而那些沒有進行這類創傷後儀式的城鎮，居民們變得更加孤立，且發生了更多的暴力事件。

身體焦點療法（Body-focused therapies）使用非語言的方法，讓人們聚焦在自己的生理狀態上。身心治療包括治療性談話與身心學的身體工作，以促進心理生理上的釋放。身心學漸漸地被納入心理療法，並有助於瓦解西方心理—身體分離的概念。至於將觸碰（Touch）引進心理治療中，則有倫理上的疑慮。在我們社區方案中工作的一位治療師，與海恩斯一起研究生成性身心學（generative somatics）。因為她不僅與有創傷史的人共事，也與日常和危險為伍的人共事，她並未對個案使用觸碰的方法，除了在她非常熟悉少數個案時，他們會花費大量的時間討論有關觸碰方法的使用。相反的，她利用談話技術，讓個案描述他們生理的感受和狀態，並透過動作幫助他們改變身體上的感覺，以及使用放鬆冥想，幫助他們進入心靈中安靜的空間。她與她的個案有許多出色表現。多數個案在治療中變得更暢所欲言、對服藥變得更加信任、更能控制他們的藥物使用、能得到並維持居有定所，以及在他們的創傷事件重演時，蒙受較少的傷害。

無論是動機上的、認知上的，或身心上的，在任何詳細的治療計畫中，都必須涵蓋近期所發展的研究和方法，以幫助受創且具有物質濫用問題的人們。

案例說明：丹

丹（Dan）三十六歲且單身。他在開始治療時，在當地一家商務機械公司擔任銷售經理。他擁有商業行政的大學學歷。因為朋友在治療等待室時看到我的手冊，便將他轉介來就診。丹含糊的承認他有藥物問題，但不願意提供詳情，也未指出他想要為此做什麼。他的主要擔憂在於金錢問題，儘管他對公司財務有絕佳的管理能力。他顯得害羞和焦慮，且不敢與我有眼神接觸。雖然丹先前並沒有過治療的經驗，但在過去一年裡，曾參加過幾次戒毒無名會的聚會，但是他並不喜歡這樣的團體型式，或者不想要承認自己無能為力。然而，他曾試著參與計畫，且聯絡過計畫的贊助者，但他們都「合不來」。他提供了一些其他細節，他告訴我的家族史十分粗略。丹只說道，他的父母親是看在三個小孩的份上才住在一起，但他們交談不多、相處也不融洽。他自己在二十歲結婚但在兩年內離婚，原因是他「喜歡與其他人發生性關係」。

儘管我們想要遵循動機式晤談的原則，像是只詢問開放性問題，因為丹的防衛，讓我們的工作成為了問與答的形式。我無法引起他興趣去探索他不願談論的事情，而我愈是試著聚焦在我們的溝通上，他就變得愈不想溝通。我對我們的互動型態感到不安，但我繼續收集訊息、找尋任何跡象顯示他可能想要轉向更具互動的形式。顯然這個目標很難達成。即使丹說他想要停止使用藥物，但他無法說出任何想停止的理由，也不能說明持續使用藥物的原因。

丹選擇使用的藥物是甲基安非他命（methamphetamine），雖然他也將酒精與速必（Speed）混用。他的使用型態非常特定。他不會在週間使用，而是直到週末或出差時才用。他會在注射甲基安非他命後，走入俱樂部或酒吧，然後喝點酒，讓自己放鬆。他會在酒吧搭訕某人，接著到旅館內發生性關係，且他們會整夜持續使用i 速必與喝酒。有時候他是與多人發生性行為，且通常沒有任何保護措施，常常會持續到週一早晨，當他需要回家與準備上班時才會結束。丹看起來似乎有著狂飲狂樂的生活模式，且沒有給我任何訊息顯示他可能有生理依賴的狀況。因為他強迫性的著迷於甲基安非他命，一旦開始狂飲狂樂就無法停止，加上他的性行為方式可能會導致負面的結果，因此，他的情況符合物質依賴的診斷條件。

在他明顯迴避提及任何伴侶的姓名或性別後，我詢問他的伴侶中有多少是男性。（使用「有多少」而非「有任何」的措辭，是詢問性行為歷史問題最好的方式，因為這樣能避免「是或否」的答案，且傳達給對方一種理解，即很多人擁有同性的伴侶，即使他們認為自己是異性戀）。他暫停且沉默了很久，久到我以為他沒有聽到我的問題。過了一段時間，他才輕聲地回答「是的」，接著陷入不安的沉默中，並瞥了一眼我的反應，卻沒有與我對視。我選擇不做任何評斷或詢問，並繼續以一種公事公辦的態度進行治療。對我來說，與個案如此的迴避歷程或探問的情況並不常見，但丹的舉動是要我對其保持距離的一種警告。

丹沒有社交網絡。他的父母住在其他州，且他也鮮少與父母、哥哥和妹妹聯絡。他總是獨來獨往，很少與同事外出，除了一位大學時期的老室友目前住在同一區域外，也沒有親密的好友。這位朋友意識到丹的藥物問題，也盡其所能的提供幫助，但當丹有一天從週末狂飲狂歡清醒過來後，對「脫口說出」自己的問題而令自己感到羞愧。

丹從未尋求任何情緒或行為上問題的協助，也沒有精神科介入的歷史。除了他的藥物問題，他起初並沒有出現任何符合精神疾病診斷的條件，雖然他的極度冷漠和社會孤立，讓我認為他有精神分裂或迴避的特質。丹有時候確實想要自殺，但這只發生在狂歡之後，且這似乎不是憂鬱症的一部分。

臨床的議題及主題從一開始就顯而易見。情緒疏離、對性行為感到羞恥，以及無法與其他人溝通或形成依戀關係，讓丹變得難以與他人建立聯繫，且是以內省為導向療法（insight-oriented therapy）難以治療的個案。他的社交困難，為藥物依賴打造了養成的溫床。雖然丹很明顯地需要藥物問題方面的協助，但他卻惟恐讓他人知道太多私事。我決定扮演一位諮詢者，而非治療師，希望能與他建立公事公辦的關係，讓他在保持距離的情況下，仍能在我的協助下獲益。我使用了某些焦點解決治療的概念和技術（Berger & Miller, 1992），讓丹參與一段合作關係。例如，我強調他所做出的任何小改變，都證明了他沒有被困住，而是已經成功地達到了有效的改變。我也經常提到他在制定計畫和執行計畫上的能力。我強調他在事業上的成功。如此聚焦於此時此地（而非他時他地），是幾種認知行為模式的典型作法，看來似乎很適合他。

利用這個新的方法，丹適應了治療的工作。他說他想停止週末的狂歡，但害怕自己可能無法抗拒那些強烈的渴望。當他在描述這些渴望時，很明顯他所謂的「藥物渴望」實際上是一種不舒服的感受，尤其是孤獨感和性愛張力。然而，我並不認為他已經準備好去面對這些感受。我幫助他聚焦於他使用藥物最為明顯的促發因子上——即將到來的週末。我採用支持性與教育性的策略。我向他建議許多可供選擇的自助書籍，讓他閱讀（見附錄D），並指導他完成工具書上的練習（Harvath, 2003）。我提供實事求是的支持及鼓勵，並在對於他成功與失敗的回應上，很少展現出情緒。縱使丹還沒有改變他的使用模式，我也決定教育他預防復發的方法，教導他與促發因子有關的概念，以辨認出特定、高風險的情況，並事先擬定對於渴望和誘因可能有效的回應（Marlatt & Donovan, 2005）。

丹在開始治療後，立即在兩個週末使用了速必，我們討論了從星期三開始，當他期待著週末來臨時，所感受到加劇的緊張感。他的期待導致了有關他是否要使用藥物的強烈天人交戰，在這段天人交戰的期間，他會譴責自己的軟弱。我說服他，在天人交戰開始時，練習思考中斷法（thought stopping），我沒有在治療中詮釋我看待超我衝突的觀點，以及他內在世界的懲罰本質，因為這必然會造成反抗。他使用速必與性愛之間的關聯，顯露出了這樣的動力。無論丹事實上是否為同性戀，他對男性的性渴望有著強烈的負向感受，且只能在改變了意識的狀態下，才能沉浸在其中。這些衝突可能會干擾他的戒斷目標，但這並不是去探究的好時機。我也向他建議去參加一個非常大型，且沒有贊助商的戒藥無名會團體，但他並沒有什麼興趣。我之所以如此建議，是因為這個戒藥無名會的形式，提供了一個特定的行為計畫，而這個計畫可能對他和我的治療工作有所幫助。此外，藉由參與大型的團體聚會，丹可以避免在與我的治療中，讓他感到不自在的人際接觸。

在參加約莫四個月的會談後，丹停止了使用藥物。他持續接受額外三個月的治療，但在這些會談的期間，除了每週回顧他不使用藥物的行為策略，他沒什麼其他想說的了。他決定結束治療，而我也沒有理由要他繼續治療，因為他似乎不需要更多的支持，且明顯地不想談論除了藥物使用以外的任何事情。

大約在六個月後，丹與我聯繫，並提到他已經加入了一個戒藥無名會團體，這個團體的規模很大，讓他不需要去談論私事。他戒斷藥物又過了四個月的時間，且在那期間沒有發生任何一夜情。我為他感到高興。很明顯地，一對一接觸的方式對他來說壓力太大了，但他利用我來發展策略達到目標，且最終找到一項方案，提供了符合他所需的結構，也沒有太多的人際接觸。

結論

本章僅開始讓讀者們明白屬於認知行為領域下的治療取向所具有的差異性。雖然我們傾向認為，只有認知或行為方法，才是證據為基礎的治療，但很明顯地，即使是更全人取向的方法，也被證明是有效的。這些所有的方法的共通點，是仰賴於穩固、尊重的治療關係，以及認同改變會隨著時間發生。這些方法的其他相似之處，是這些治療模式對組成要素或階段的關注，且認清改變的歷程會根據治療師的技術水準獲得促進或受到阻礙。

下一章將帶領讀者進入物質使用、濫用，以及治療在生理觀點上的領域。這樣的生理學觀點呈現了導致行為、思考和感受的經驗基礎，而這些行為、思考和感受則可能導致了最終的物質濫用。

【第八章】生理在減害心理治療中的角色

到目前為止，我們將大部分的焦點，放在我們生理—心理—社會模式中，社會心理的面向上。在本章中，我們會討論生理事實（biological realities），對治療可能性的影響。我們先由神經生物學開始，瞭解我們的大腦在使用或不使用物質、以及在創傷與破壞性依附的影響下，是如何運作的，這為本章稍後關於用藥管理以及藥物成癮方面的討論奠定了基礎。

大腦以及藥物的神經生物學

人們一開始為什麼要用藥呢？所有的藥物都會改變意識、影響我們對世界的感知、改變情緒，而且有時候會改變我們的行為。促使我們去改變日常生活經驗的因素是什麼呢？要嘗試回答這個問題，瞭解我們的大腦如何運作，以及改變我們思考的化學物質是如何影響大腦的功能，將會很有幫助。這些知識能讓我們依序理解物質使用如何能夠帶來幫助，或是造成問題。

有鑒於個體在依戀、情感以及因應技巧等面向上的差異性，若當我們在理解及治療藥物使用和濫用時，將在神經生物學和精神藥理學方面所取得的最新進展作為主要考量，就會過於簡化。然而，擱置上述因素而採用純粹的心理社會或社會文化方法，就會有所侷限。某些臨床工作者對於科學感到不安，因而接受心理學理論，將其作為一種迴避新興及困難素材的方式。某些人則恐懼醫療藥物會侵佔入他們的工作中。近期有關心理學家和生物學在治療憂鬱症上處方特權的地盤之爭，加上在生物精神病學中「腦研究的十年」[1]（decade of the brain）的影響（Gabbard, 1992），使得許多臨床工作者、受過醫學訓練的精神科醫師和心理治療師等，都渴望找到一種「正確」的方法，從自己的角度來闡述心理病理的基本或主要原因。基於成癮的因素中，明顯有著生物學的部分，因此成癮的領域尤其是此類地盤之爭的沃土。在2000年代，美國藥物濫用研究所（NIDA）主任明確地表示，成癮是一種「大腦疾病」。他主張：

> 在過去的幾十年間，有個核心的概念隨著科學的進步不斷在演變，那就是藥物成癮是一種大腦疾病，它是由最初自願使用藥物後隨著時間逐漸發展出來的。藥物成癮的結果是，幾乎無法受到控制的強迫性藥物渴求、尋求和使用，即使沒有造成破壞，也會干擾個體在家庭及社會中的功能。這種疾病需要正規的治療（Leshner, 2001, p.1）。

近期研究發現的報告中，經常伴隨著將相關性等同於因果關係的想法。不能僅僅因為某人可能帶有某種基因，且最終導致酒精依賴，就指稱是這種基因導致酒精問題。換個例子來說，不能僅因為某人有著不快樂的童年，我們就能說不快樂的童年是日後酒精問題的原因。許多因素都與酒精和藥物問題有關聯，或是有相關性的（Kranzler & Anton, 1997）。那些堅持要找到純粹生物的或心理原

1　編註：腦研究的十年（Decade of the Brain）指的是1990年到2000年間，由當時的美國總統喬治．布希大力推動，加上國會圖書館以及國家衛生院所屬的國立家神衛生研究院的參與，所進行的一項科學計畫，希望藉此提升美國國民對於腦部研究的了解與重視。

因的人們註定要大失所望，且他們也讓我們其他人註定要接受不適當的治療模式。我們試圖整合起將大腦神經生物學與行為、學習、人際關係、環境，以及個案所帶來的任何其他要件，藉由每個體為上述因子及用藥變嗨賦予意義。由於我們相信，全方位全面的減害治療師需要對於藥物使用和誤用，在生物學方面有基本的了解，因此本章旨在傳達一些神經生物學上所提出的基本理解。

大腦

基本功能

大腦接收、轉遞，並且評估訊息，再依此訊息提供指令。大腦內充滿神經細胞，以及連結這些細胞的神經纖維。在大腦中，神經細胞是訊息的中樞或傳遞者。它們包含了基因的編碼，以及讓我們的身體及心智運作的藍圖。它們同時透過電荷，使用纖維攜帶訊息由一個細胞送到另一個細胞。在這些纖維之間，存在著間隙或突觸（synapses）。神經細胞會製造化學物質，當電脈衝（electrical impulse）透過細胞運送時，細胞裡的化學物質會被釋放且漂浮在突觸上，它們短暫附著在突觸上，接著傳遞到下一個細胞，並從「原（home）」細胞傳遞訊息。舉例來說，當你被火爐燙到手時，你手上的神經纖維透過你的脊髓傳遞訊號到你的大腦，在此訊號被轉化成為「哎喲」。這個訊息而後被更多纖維傳遞製造大腦的自然止痛劑——腦內啡（endorphine）一它被指令喚醒並做出反應。這些細胞遵隨指令並釋放腦內啡，腦內啡再轉而附著到下一個細胞，這所有的過程都能充分緩解疼痛，讓你能去思考並將手放到冷水下沖涼。一但腦內啡（或任何其他化學傳遞物質）已傳達了它們的訊息，它們則會透過**再吸收**（reuptake）的過程，被它們的原細胞再吸收。回到「原細胞」後，等另一個電脈衝再次將它們釋放到突觸進行作用。

神經傳遞物質

在大腦中有許多在細胞間傳遞訊息的化學物質，它們被稱為**神經傳導物質**（*neurotransmitters*）。其中一些最重要的化學物質，正是酒精或大麻等藥物所能影響的。這些神經傳遞物質與感覺和情緒有關，且常常控制它們，也與許多精神障礙和情緒問題有關。有些神經傳遞物質——諸如多巴胺, 血清素，及腦內啡等——頗為著名；其他則較鮮為人知。以下我們將說明最重要的神經傳遞物質的簡要定義，讓讀者了解藥物是如何在大腦中運作的。

- **多巴胺（Dopamine）**出現在大腦許多不同的區域中，是最為人所知負責愉悅感受的神經傳遞物質。它也與動作和邏輯思考統合有關。娛樂性精神藥物（drugs）可能直接對多巴胺產生影響，或者影響另一種神經傳遞物質，而此神經傳遞物質再對多巴胺產生影響。「治療性精神藥物（Psychoactive medications）諸如百憂解（Prozac）或抗精神病藥等，往往不會刺激大量的多巴胺」。透過將大量的多巴胺注入突觸（或防止它的回收，視何種物質的作用），我們經驗到「快感」（the rush）——第一次欣快、放鬆或興奮的愉悅感——那是如此的滿足和值得。多巴胺與大腦的生存區域是直接相連的，任何刺激這些區域的事物創造了一個「啊啊啊。那感覺很棒。再來一次。」的反應。多巴胺解釋了為何多數人重複那些愉悅的或減少痛苦感受的經驗，這就是為什麼我們有些人會無法擺脫用藥！

- 去甲腎上腺素（Norepinephrine）是大腦其中一種自然激素，它能提高警覺和集中精神。它也負責複雜的對抗或逃避（fight-or-flight）反應，對抗或逃避反應是**人類壓力反應**（*human stress response*）的一部分。這一系列的化學反應，讓我們在準備處理危機時，藉由將腎上腺素注入我們體內，讓我們能快速思考，並且更敏捷地移動（順帶一提，腎上腺素 adrenaline 也被稱為 epinephrine，它與大腦中的去甲腎上腺素是一樣的化學物質）。這樣的能量輸出會釋放壓力荷爾蒙，隨著時間的推移，它會損害我們的免疫系統，使我們更容易生病。
- 血清素（Serotonin）在大腦中扮演許多複雜的角色。它會影響或控制心情，且最為人所知的是它與憂鬱有關。低濃度的血清素似乎也與攻擊、易怒，以及經前綜合症（Premenstrual syndrome, PMS）有關。它幫助調節睡眠、食慾和性功能。某些血清素細胞與產生幻覺相關。血清素也可能調節其他神經傳遞物質的作用。如果我們沒有足夠的血清素，其結果會造成神經傳遞物質的失調，影響其他的狀況（焦慮、恐慌，疼痛敏感等等）。
- γ 胺基丁酸（Amino Butyric Acid, GABA）能放鬆大腦。有時候稱之為「腦部鎮靜劑」，它會抑制腦部的特定活動、過度活動或過度興奮，同時讓更高階的認知歷程不受影響。透過 γ 胺基丁酸的釋放，我們感到冷靜但保有警覺。沒有 γ 胺基丁酸的正常供給，我們會感到焦慮及擔心。我們也處於癲癇發作的風險中，因為少了 γ 胺基丁酸的正常供給，會導致大腦有過多的電位活動。γ 胺基丁酸能夠鎮定電位活動。

- 腦內啡（Endorphines）是幾種與疼痛感知及疼痛控制有關的化學物質。它類似於在大腦中的鴉片藥物。疼痛有許多不同種類，包括身體和情緒上的痛苦，而緩解情緒上的痛苦可能是此類神經傳遞物質工作的一部分。或許這是為什麼釋放腦內啡，不僅減輕了疼痛，也讓我們有一種幸福及快樂的感受。
- 花生四烯乙醇胺（Anandamide）——來自梵文的阿難陀（ananda），意指「極樂」（bliss）——它就像是大腦中的大麻。花生四烯乙醇胺在 1992 年被發現能活化位於大腦不同區域的大麻素受體（cannabinoid receptors）群：下視丘、海馬迴、小腦以及基底核，這些區域分別負責調節飲食、記憶、協調，以及無意識的肌肉運動（Iversen, 2000）。大麻素受體也對四氫大麻酚（tetrahydrocannabinol, THC）反應敏感，四氫大麻酚是大麻的活性成分之一，會模仿花生四烯乙醇胺的活動。
- 穀氨酸（Glutamate）廣泛分佈在大腦中，並刺激以產生不同的活動。如果 γ 胺基丁酸是大腦的「煞車」，那穀氨酸就是「加速器」。作為一個改變思想或情緒的化學物質，它的作用尚未完全被理解。
- 乙醯膽鹼（Acetylcholine）在大腦和身體許多不同的部分產生作用，它在大腦中的主要功能，是依序傳遞指令到肌肉系統（像是告訴你的手遠離熱燙的火爐），以及幫助記憶形成。

這些是與情緒、心情及行為有關最重要的神經傳遞物質。一旦熟悉它們是如何作用的，就很容易看出「娛樂」或「濫用」藥物，是如何與這些正常的大腦功能並行的。它們藉由增加、降低或模仿，或以某種方式影響神經傳遞物質的釋放或再吸收來作用。實際上，這意味著大腦被串連起來，以接收、辨識這些化學物質，並將它們的訊息作為大腦「正常」功能的一部分。神經傳遞物質作為大腦「正常」日常功能的一部分而釋放，與它們因為攝取娛樂性藥物而釋放，兩者之間的差異在於藥物的效果更好、更快且要大得多。

大腦酬賞機制

神經生物學領域的研究正在發現並提出有關生物系統、經驗以及大腦最終結構與功能之間相互作用的理論。在愉悅和酬賞系統、依附、壓力和創傷等領域的研究，顯示出一種相互關聯性，這使得「生物心理社會」一詞變得生動起來。對酬賞中樞的研究（e.g. Gardner, 1997; Schore, 2003）非常廣泛，且顯示出神經傳遞物質多巴胺，是在服用精神藥物後，造成「快感」（the rush）或酬賞的原因。這導致人們接著推測有關阻斷多巴胺的可能藥物，從而減少藥物（在生理上）的吸引力。其他研究指出，大腦中低濃度的多巴胺受體 D2（Dopamine receptor D2，簡稱 D2R）可能提高對精神興奮劑（psychostimulant）的愉悅反應。這樣的發現指出，提高多巴胺受體的濃度可能也會抵消使用興奮劑所帶來的酬賞（Volkow et al., 1999）。透過使用醫療藥物來模仿或阻止藥物在大腦中作用，這一概念是奠基於一種新的理解，即某些藥物會產生愉悅感。目前的研究指出，多巴胺與使用酒精、尼古丁、古柯鹼和海洛因等精神藥物所產生的快感或興奮經驗有關。

似乎所有的精神藥物都會在一定程度上影響多巴胺（Gracer, 2007; Stahl, 1996）。例如：古柯鹼阻礙再吸收多巴胺，導致更多化學性物質在突觸保有活性，而產生持續性的影響。安非他命刺激多巴胺產生。雖然機制尚不明確，但是鎮靜類藥物，像是酒精和海洛因，也同樣影響著大腦中多巴胺的釋放。無論由多巴胺中獲益的機制為何，愉悅、滿足和幸福的感受都是有力的增強物。這也難怪促進多巴胺的藥物是如此的吸引人。

依附性神經生物學

人們通常會對他人發展出強烈的依附性。身為臨床工作者，我們經常看到個案的依附性充滿了衝突和困惑，或是呈現缺乏。我們對於存在於人們之間有著許多痛苦糾結感到好奇。為什麼受虐的孩子對傷害他們的父母保持忠誠？為什麼成人維繫著具有虐待性的關係？當然，許多心理學的理論為此做了解釋，但依附行為的普遍性同樣也指出潛在的生物學因素。在神經生物學研究出現之前，鮑比（1982）提出理論，指出人們就如同動物一般，天生會形成依附性。年幼的人類或動物在面對任何分離的威脅時，會引起壓力反應，出現像是哭鬧或某種運動表現，意圖讓媽媽能夠回來。成人對他們年幼的孩子會有一種互補性回應（complementary response），小孩和成人皆藉由對彼此維持親近，以努力保護連結，維持嬰兒存活的益處是顯而易見的。不那麼明顯但同樣重要的是，這些連結會因為創傷而增強，即使是在主要照顧者手中所受到的傷害也是如此。這四種依附連結類型——安全型、焦慮型、迴避型、和混亂型（Ainsworth, Blehar, Waters, & Wall, 1978; Siegel, 2010）——目前只有透過動物和人類研究，能辨別其生理學上的關聯。有關依附神經生理學的主要研究發現為，孩子早期的經驗確實會促發大腦中的基因表現。特定的基因表達會產生一系列的發育事件，導致我們大腦的重要結構以不同的方式連接。這發現十分強而有力，以致我們現在知道「經驗成為了我們大腦中真正的迴路」（Cozolino, 2010, p.216）。

科佐利諾（2010）指出，雖然科學家以老鼠的發展作為人類基本發展路徑的模型，相較於雛鼠，人類嬰兒維持依賴的時間更長。如此漫長的大腦發育，導致大腦複雜的迴路有機會影響經驗。許多大腦結構都與依附彈性及可塑性、壓力反應與復原，以及社會參與有關。那些擁有豐富而愉悅依附經驗的孩子，會發展出「迷走神經張力」（vagal tone）（來自第十對腦神經的作用，當我們與他人接觸時，它會調節我們的情緒），得以反應並由人際衝突中快速的復原。有受創依附經驗的孩子，並不容易迅速的恢復過來，他們較缺乏彈性。在一個完美的世界中，父母與孩子的安全依附，會導致孩子大腦的中間前額葉區域整合性纖維的發展，並導致良好的身體調節、與他人的協調性、情緒平衡、反應靈活、恐懼調節、同理心及洞察力（Siegel, 2010）。

情感調節及情緒發展

兒童早期大腦發展領域的研究，正深入了解生命經驗和情緒發展之間的相互作用（Cozolino, 2010; Schore, 1994, 1996, 2003; Siegel, 1999）。對年幼的孩子來說，情感生命和依附連結是相互交織在一起的，且在生命的兩年裡最為重要。在這段期間，依附經驗控制及影響著許多重要的大腦化學物質：腦內啡和皮質類固醇（壓力荷爾蒙）。這些化學物質會反過來影響大腦如何發展連結或神經路徑，很大程度上決定情感的表達和依附類型的發展。在大腦的發展中，這些變化自然的發生，並在生命過程中調節情感。正是透過依附經驗和大腦生理的交互作用，多巴胺、血清素和去甲腎上腺素系統才得以成熟。這些神經傳遞物質，反過來也與精神障礙的成因和表現有關。童年早期的痛苦經歷，尤其是重複而且長期的情感痛苦經歷，似乎會讓年幼孩子的情感系統永久性的反應遲鈍、發育不全（Andersen & Teicher, 2009）。

這種複雜交互作用的一個例子，發生在母親和小孩間。臉部對我們來說，是情緒訊息的一種來源。當嬰兒的大腦開始處理視覺訊息時，嬰兒凝視母親臉部表情的經驗中，若凝視被以正向情緒回應，大腦便會釋放大量多巴胺及腦內啡。這些化學性物質與愉悅、降低疼痛和滿足的經驗有關，且是與藥物使用產生的「快感」或「興奮」有關的主要化學物質。這層含義非常明顯。若一個孩子因為缺乏正向情緒經驗或依附而感到有壓力，大腦就不會為多巴胺和腦內啡設定適當的路徑，這可能會導致一個人無法經驗愉悅，或在困苦的時刻找到安撫自己的方式。有些人最後可能會出現情緒障礙或行為失功能的徵兆，有些則會用藥。

創傷的神經生物學

很多有關早期經驗以及它對大腦發展影響的研究和臨床推測，主要圍繞於創傷的議題。這個領域太過廣泛，無法在本書中進行回顧，且將創傷與一般的情緒發展分開是過於武斷的。首先，創傷並不一定是負向經驗急性發作後的結果。持續發生的負面事件可能會導致創傷，而這些事件所引發的反應可能低於任何反應的直接表達閾值。例如，當孩子尋求關注時卻持續受到忽略，孩子可能不會出現，或有意識感受到明顯的痛苦。然而隨著時間的推移，治療的效果變得明顯：一個孩子開始有所行動，以引起他人對他的關注，而另一個孩子則退縮了。在兒童教養方式中的文化偏誤，像是瓦蘭特（1995）所形容的，有時會導致親職行為讓孩子經驗到「規範性虐待」（normative abuse），大多數的人都不會將情緒傷害的經驗視為創傷，因為它們是由文化上認可的養育模式造成的。打屁股就是一個很好的規範性虐待的例子。這個方法並不如過往那樣被接受，但 30 年前沒有人會認為它是具有創傷性的。爭取自立是另一個例子，在美國的我們依然認為自立是成功的關鍵。

當然，許多孩子經歷生理、性及言語虐待。這些影響會壓垮孩子的情緒能力，並導致各種大腦系統永久性的精神錯亂。范德寇、麥克法蘭以及衛塞特[2]（Weisaeth）（1996）的早期研究，為創傷的神經生物學提供了一種銳利觀點。整體來說，范德寇等人提出在大腦中創傷會導致雙相反應，其特點是會過度反應，隨後感到麻木，與之相關的神經傳遞物質為多巴胺、去甲腎上腺素以及血清素。急性壓力期間，大腦充滿去甲腎上腺素（就像在當對抗或逃避反應期間，身體中充滿腎上腺素一樣）。它會產生一系列生理的過度反應，最終耗盡神經傳遞物質。這些過度反應的結果，會引起侵入性症狀，像是反覆想起創傷或過度警覺，包括過度的驚嚇。因長期過度激發而耗盡去甲腎上腺素和多巴胺，因而讓這些症狀持續著。壓力雙相反應的第二部分，包括了像是情感麻木、學習缺陷、動機下降以及情緒抑制等症狀。科佐利諾（2010）描述了慢性壓力對這些神經傳遞物質系統所導致的結果。長期提高去甲腎上腺素的濃度，

2　編註：拉斯．衛塞特（Lars Weisaeth），挪威精神病醫師。

會增加焦慮和易怒程度，也會有過度的驚嚇反應。提升多巴胺濃度，尤其當一個人處於情緒壓力下的時候，會導致偏執妄想、過度警覺及其他知覺的扭曲。血清素的耗盡再加上長期的刺激，會引發憂鬱以及具攻擊性的反應。高濃度的壓力荷爾蒙、皮脂類固醇，可能導致對海馬迴的損害和隨後記憶的問題。

在早期的工作中，范德寇（1988）解釋痛苦和創傷性的壓力，會因為腦內啡的釋放，而造成壓力誘發的痛覺缺失（Stress-induced Analgesia）。大腦中這種鴉片類化學物質的長期過度生產，會導致依賴與退縮的循環，這類似於海洛因和嗎啡成癮。近期的研究支持這樣的發現，並詳細闡述了長期刺激內生性類鴉片系統（endogenous opiate system）（去甲腎上腺素）所帶來的影響。記憶、認知和現實檢驗（reality testing）的損傷，與情感遲鈍和解離有關，而這常見於創傷倖存者身上（Cozolino, 2010）。我們在某些受創者身上所看見的感官刺激尋求和危險活動，可能是他們在刺激不足時（因為鴉片耗盡）感到焦慮而做出的反應。冒險則激發了壓力反應以及去甲腎上腺上素的釋放。邊緣性人格障礙症的自殘行為和其他症狀，可以看作是受創者的內生性類鴉片系統長期過度激發而耗盡的一個反應，自我傷害的痛苦會喚醒內生性類鴉片系統。

這對於未來可能麻醉性成癮的影響顯而易見。雖然很容易了解孩童早期創傷和對鴉片類藥物成癮之間的關聯，麻醉藥物在引起腦內啡消耗循環所扮演的角色，以及這種消耗是否是永久性的，目前尚不清楚。這種「雞生蛋，蛋生雞」的情景對研究來說很有趣，且對臨床人員很重要，因為它可能有助於從生物學的立場解釋復發，並可能讓我們轉向某些成癮的藥物治療。目前藥物治療強調使用阻斷劑，這些化學物質使大腦對某些濫用藥物所帶來的快感沒有反應。其他醫療方式（如：丁基原啡因和美沙冬）則嘗試以相似效果，但毒害較小且可控制的藥物來取代濫用藥物。當然，與藥物使用有關的社會態度，影響著我們臨床如何幫助有藥物問題的個案的臨床決定。我們會允許使用替代性藥物來減輕情緒的痛苦，還是會把注意力集中在那些阻礙用藥樂趣的藥物上？

創傷不僅僅影響神經傳遞物質。在有創傷史的人身上，負責管理決策、判斷以及衝動的大腦皮質發育並不完全。我們也在這些人身上發現邊緣系統異常，邊緣系統維持及引導自我保護所需的情緒與行為。當一個人處於酒醉狀態和戒斷狀態時，藥物會引起情緒和心情劇烈的變化，它也能驅使人們忽略基本的自我照顧。自我保護的驅動力在受創者的身上可能已受到損傷。另一種創傷所導致的結果，是杏仁核的過度激發，杏仁核評估感覺輸入的情緒性意義，並將之轉變為引導情緒行為的訊號。這意謂著，提醒我們創傷事件的視覺、聽覺和其他感覺，會引發與最初的創傷相應的情緒反應，但未必呼應當下發生的狀況。這些反應接著便會影響用藥的行為。

治療上的意義

這項研究應該有助於解釋，為什麼受到負面童年經驗影響的人會對藥物如此著迷。它應該能解釋，在物質濫用治療中的個案創傷的嚴重程度。但我們仍無法完全理解這其中的因果關係。受創傷的人們缺乏足夠的大腦內部酬賞或去甲腎上腺素系統，並使用藥物取代在生物化學上所缺失的部分，還是他們用藥是為了在生活中獲得愉悅感，否則就會欠缺愉悅感？這個答案可能是以上這些驅力及其他驅力間複雜的交互作用，且因人而異。最終，了解這些機制可以讓我們去計畫相應的治療介入。大腦似乎永久性損害的人，在短期內透過藥物治療來取代功能不全的大腦結構，會比內省取向的心理治療更有效。安德森[3]（Andersen）和泰謝[4]（Teicher）提出了一種藥物濫用的壓力培養模型。他們主張童年時期，巨大和反覆的壓力，會導致皮質邊緣系統內的生理改變，造成孩童對未來的壓力有更高的敏感性，且傾向尋求特定的物質來安撫。

因為這些交互作用的因素，針對那些與個案的物質使用看似無關的面向，我們必須對我們所理解的部分熟習專精，同時幫助個案理解。我們不想忽視藥物對大腦化學和情緒狀態影響的力量，但是我們也不想忽視創傷在大腦產生異常狀態上的角色，以及藥物調節大腦的多種方法。透過對大腦機制的所有研究，很容易忘記當人們開始接受治療時，他們對藥物的使用已經融入了他們獨特的自我防衛和生活型態，並且不再只是一項大腦化學作用的簡單產物。長期來看，多重和並行的介入被證明是最為有效的。

藥物

藥物是改變身體典型功能的物質。精神藥物（psychoactive drug）是直接影響大腦的藥物，會穿過腦血管障蔽（blood-brain barrier）產生作用。當人使用了精神藥物，藥物會進入大腦且影響神經傳遞物質釋放，而後進入突觸。本章前面已對精神藥物模仿、刺激或取代神經傳遞物質進行了描述。換句話說，有些藥物刺激神經傳遞物質的釋放，有些阻斷它們的再吸收，然而其他，如大麻和鴉片，它們代替神經傳遞物質起作用。這些影響依據特定的神經傳遞物質，刺激或是抑制大腦的活動。長期使用精神藥物不僅可能改

3 編註：蘇珊・L・安德森（Susan L. Anderson），美國著名心理治療師與作家。
4 編註：馬丁・H・泰謝（Martin H. Teicher），美國精神病醫師與神經科醫師。

變化學物質釋放的歷程（生理學），也會改變大腦結構本身（解剖學），這些改變是否為永久性的尚不清楚。我們實際上也不知道神經傳遞物質系統是否會因長期性用藥而惡化，或是否使用者的大腦一開始就不太正常，而藥物是嘗試解決的方法。

使用神經生物學設計治療介入

第五章中，我們討論有受創史個案的整體治療方法。下一節專門討論神經生物學知識在幫助人們（無論是否遭受創傷）控制或調整他們的物質濫用時的作用。之後我們會介紹成癮醫學的領域，包括對濫用藥物者的特定用藥策略。

物質使用管理

物質使用管理（SUM; Bigg, 2001）是一種介入方法，用於幫助人們分析他們用藥的特定性質，教育他們可能為了降低傷害會想做出的改變，計畫所需要的目標，並指導他們更多控制使用藥物的技能。這部分是減害治療最具爭議的面向之一，部分原因是因為它明確的否認了主流信念，即成癮的人無法控制他們的使用。畢竟，失去控制的使用就是成癮的**定義**！儘管有經典的研究表明了許多用藥者藉由建立「規則」來控制使用（Zinberg, 1984）, 大眾無法想像這點是真的（有趣的是，許多用藥者本身，主要是那些失控的患者，也持有相同的觀點）。除了有關控制飲酒的廣泛實證（Rotgers, Morgenstern, &Walters, 2003; Saladin & Santa Ana, 2004），有關其他藥物的物質使用管理功效的近期證據，主要是以實踐為基礎，且與個案的價值觀相結合。1960 年代，辛堡在申請進行有關大麻使用的研究工作時所經驗到的困難，現今已大幅增加。因此，此後我們就沒有與非法藥物控制使用相關的新研究。

許多人以及多數我所見過的個案並不想考慮戒除，卻仍決定減少藥物的相關傷害。我們的經驗是，若是給予人們明確的建議，並鼓勵他們以不同的策略去體驗，然後遵循這些策略，許多人便能成功控制對藥物的使用。另一方面，有些文化上反對採取合理且健康的使用方法來因應物質使用。對於酒精，米沙姆[5]（Measham）（2006）借鑑達弗[6]（Duff, 2004）的說法並且質疑道，處於一個「勢在必醉」（determined drunkenness）的文化裡，我們如何培養出「節制文化」，她藉由這一詞來表現在文化上受到推崇、在英國青少年間大為流行的酗酒現象。她認為控制或節制飲酒的責任，必須由酒類產業來共同承擔，因為它們使大眾陶醉於休閒飲酒的形象，以及由此形象所帶來的好處。如果要發生真正的文化改變，這樣的重擔不能單單由個別的飲酒者來承擔。由作者所開發的物質使用管理，運用了行為自我控制訓練中的要素（Hester, 1995），作者將其調整以適用於所有物質上，而不只是酒精。此一介入的完整說明可於《**挑戰成癮觀點：減害治療模式**》（*Over the Influence*, Denning et al., 2004）中找到。我們也使用新的自助書籍中許多的建議來節制飲酒（Anderson, 2010）。

物質使用管理的目的，在於提高個案對自己使用每種藥物的原因的覺察，幫助他們將注意力集中於他們想從藥物的體驗中獲得什麼，並提高他們選擇藥物使用的能力，以達成他們的需求。臨床模式取決於治療關係的發展，在這種關係中，我們幫助個案不但對自

5　編註：費歐娜・米沙姆（Fiona Measham），英國社會學家與犯罪學家。

6　編註：海倫・達弗（Helen Duff），英國心理醫師。

己、也對我們誠實地面對他們所使用的藥物；取決於治療師協助個案評估藥物對其生活影響的意願；以及協助個案做出具體的、有利於改變他們用藥的技巧。具體的物質使用管理技術包括控制、計畫或改變：

- 使用的量
- 預期的效果
- 合併使用的藥物數量／類型
- 使用的頻率
- 使用的途徑
- 使用的情境

如何制定計畫

為了擬定合理的物質使用管理計畫，治療師需要了解個案用藥的模式、使用原因以及他們想從其中獲得什麼。很明顯地，若沒有先建立穩固的關係，治療師便無法開始進行這些工作。個案將這些細節與治療師分享的意願，將會決定他們共同制定的計畫的成效。在我們的經驗裡，個案非常驚訝我們對他們用藥模式的細節深感興趣，我們帶著高度的好奇心傾聽，而且不帶任何批判。在這樣的情緒環境氛圍下，個案會更加實際了解到他們能夠和不能夠達成的目標。制定物質使用管理計畫有幾項關鍵要素：

明確具體

一套物質使用管理計畫需要非常具體和有計畫性。模糊不清的目標讓人無法達到有意識地控制用藥所帶來的快感。表 8.1 是為某

表 8-1　藥物使用目標工作表單						
藥物	當前使用	計畫使用	期望效果	使用方式	場合	何時開始
酒精	5 杯／天	4 杯／一週 ×3 杯	玩樂	飲用	和朋友外出或晚餐時	現在
大麻	每天兩口	每天一口	工作紓壓	吸食	下班後獨自	尚未確定
美沙冬	4 毫克一週末	2 毫克每月 1 次	性歡愉	由注射改為吸食	派對上	萬聖節過後
香菸	1 包／天	戒除	無			尚未確定

位使用了幾種藥物的個案所制定的物質使用管理計畫範例。

客觀中立

最終是由個案決定他將要做出什麼改變。儘管他的計畫可能不會減低所有他遭受到的傷害，治療師支持這些決定是重要的。當然，有些使用模式很危險（如：混用鴉片劑與酒精、混用鎮靜劑和鴉片劑、共用針頭、藥效影響下開車），治療師應竭盡所能讓個案同意優先專注於討論這些危及生命的行為。

支持但要給予回饋

在個案的計畫上，治療師的工作必須既具支持性，又得給予實際可行的回饋。為了做到這點，臨床人員必須對所涉及的藥物具有一定的工作知識，特別是這些藥物是短效的還是長效的。這些藥理學的訊息將決定計畫的可行性。例如，如果個案特定時間使用的藥物是短效的，像是古柯鹼或尼古丁，那將會極難改變用藥的總量。短效藥物很快會自身體代謝掉，造成難以控制的煩躁不安與渴求，這樣的誘惑令人不得不使用更多藥物，且使用後就立刻得到了增強。延遲開始用藥較為容易，最終可以維持連續一到幾天不用藥。相反地，許多長效藥物的總量較容易降低，像是鴉片，因為直到藥物離開體內並完成戒斷，依據鴉片劑的種類，可能會需要四小時到二十四小時，個體對藥物的渴癮通常並不會那麼難以控制。

舉例來說，一位女士計畫在每次飲酒時減少飲酒的次數，由六次縮減為三次，且減低喝酒頻率，由每天變為每週。當我們研究她喝酒的模式、她喝酒的理由，以及她由喝酒中實際想要獲得什麼時，很明顯的這個計畫就不會見效！在戒酒的一週期間，她的剝奪感一定讓她更難以限制自己僅在週末時喝酒，即使她能夠減少喝酒的次數。這樣的計畫危險性在於，實際上可能會導致狂飲模式發生，而非節制模式。我們以更為適宜的短期目標重新計畫，在她著手更具挑戰的計畫前，她可以輕鬆達成這些目標，並擁有成就感。計畫一週內有三天喝三杯酒以及週末喝三杯酒是更為實際可行的。這過渡期的計畫並未遵照於節制喝酒的標準（Rotgers et al., 2002），但短期來看是更容易執行，且仍能減少過量飲酒的傷害。正如我同事薩爾茲·麥克斯韋（Sarz Maxwell）所指出的「聊勝於無」。

協助個案評估進展

評估進展是複雜棘手的，因為支持自我效能是一個重要的成功要素。面對失敗計畫的最好方法是對情境進行功能性的分析：計畫、導致困難的阻礙、個案的情緒反應，以及他當下對選擇的覺察。治療師的角色是將失敗重新詮釋為是計畫上的失敗，而非個案本身的失敗。「哦，該死！我們從來沒去設想萬一你在有開放式酒吧的婚禮中，可能會出什麼狀況！」。這樣的態度所傳達的訊息是「重新開始」，而非個案無法達到他的目標。安德森（Anderson, 2010）的一項新研究為此類詳細的計畫及評估提供了很棒的資源，它提供了管理飲酒的完整步驟、策略及資源。

物質使用管理的可行性？

我們能夠在擁有良好自覺的情況下，幫助個案制訂節制計畫而非戒除嗎？以下為威廉．米勒於《個人溝通》一書中（2009）所述：

> 我已從事酒精和其他藥物治療的成效研究超過三十年，節制（「控制」）使用是我特別研究的主題之一。我們發現雖然兩者都會發生，但目前戒癮比穩定節制的狀況更為普遍。完美的標準是一個問題：如果你將戒癮定義為不再有任何一次失足，這樣的比例相當低。節制的定義也一樣：如果對失誤是零容忍的，結果看起來不會太好。然而整體來說，接受酒癮治療的人傾向戒癮，而當他們飲酒時，他們的飲酒量相較於治療前的程度，下降了大約一半到四分之三左右，此與非法藥物的結果整體來說是相近的。

研究結果必須於戒癮基礎治療的背景下去了解。「完美的標準」明顯地需要依據研究結果調整。此外，依米勒所說，即使期望個案能在治療後戒癮，許多個案也會發展出節制的技巧。如果我們真的積極教導個案節制的技巧，他們成功的程度為何？管理個人問題物質的使用，不僅依賴個案在行為上的努力，還有賴評估時所依據的標準。近期以生物學為基礎的治療發展，為調節人們的神經化學提供了許多幫助，且更有可能改變。

成癮醫學與減害精神醫學：複雜及雙重診斷個案[7]的醫療策略

將治療酒精或其他藥物問題的藥物，與精神共病個案的精神科藥物合併使用，是相對來說較新的領域。對於什麼藥物該或不該用於有成癮問題的人身上，有著許多的偏誤。通常具有濫用或依賴可能性的藥物，像是用於焦慮的苯二氮平類藥物或用於疼痛的鴉片類藥物，會因為個案目前或先前的藥物問題而不能開立處方。雖然我們必須在開立精神科用藥時謹慎小心，且需考量藥物的交互作用，但僅因為有濫用的可能性而不給予有效的治療，這點是不能被接受的。同時接受治療師及處方醫師或專科護理師的治療與教育，個案通常能依循用藥指引且獲得治療的助益，甚至是在使用苯二氮平類藥物控制焦慮或失眠時亦是如此（Ciraulo & Nace, 2000）。當個案不能遵循用藥指引時，減害的醫師或是護理師的處理方式，就如同醫療人員對待其他病人的處理方式一樣。

對於同時有物質濫用以及精神疾患的病人，有一份主要的文獻說明了他們的需求：《全面持續整合照護系統精神藥物實踐指南》（*Comprehensive Continuous Integrated System of Care pscho-pharmacology practice guidelines*, CCISC）（Minkoff, 2005）。此一指導手冊以一個共識小組的工作為基礎，進而產生一份藥物濫用與心理健康服務署的報告：「在管理照護系統中有共病的個體：照護標準、實踐指南、員工的

7　原註：在此部分許多訊息來自於我們與減害療法中心醫療小組成員在超過十年的歲月中所投入的診療時間。感謝 Barry Aevin, MD, Vickie Smith, NP, Esker-D Ligon, NP, Carey Martin, NP, 及 Raj Pardk, MD.

能力以及訓練課程」（Minkoff, 1998）。（2005 年的版本，修訂自 2001 年版本，用於伊利諾伊州行為健康復原管理專案，且也提供網路版 www.bhrm.org.）照護的哲理與減害實務相互一致，且指引顯然是是基於對病患群體的理解。這些指引對醫師提供具有同情心的照護標準大有裨益，但在我們看來，仍無法滿足更複雜患者的病理需求。同時出現藥物濫用、精神障礙和其他疾病的個體，通常會出現一些症狀，而這些症狀通常必須透過被明科夫（Minkoff）[8]的精神藥理學指南所排除的藥物加以控制，例如對正在或曾經用藥的人使用鴉片類藥物緩解疼痛，或使用抗焦慮劑抑制焦慮。

在減害治療中心（HRTC）的幾位正在或曾經與我合作的醫師、精神病醫師及專科護理師，為雙重診斷個案的治療用藥發展了一套理念及引導原則。這項工作的核心是「致力於謹慎且嚴格的檢視，與藥物和酒精使用相關傷害真正的原因」，且了解「有些傷害來自於藥物和酒精使用的直接影響，但其他許多的傷害源自對用藥者的不良社會態度，以及許多傷害是這些因素間的交互作用所導致」（Zevin & Ligon, 2008）。我們書寫章節，以供醫療臨床人員作為決策基礎，且其他治療人員能了解藥物和醫療人員對個案來說，在治療中的角色為何。當治療師、個案管理師和其他人了解各種醫療手段的重要性，個案就能獲得額外的專業措施可選擇。本章節剩下的部分，我們將討論基本原則。可以在我們的官網：www.harmreductiontherap.org 上找到具體的協議或最佳的方法。

醫療人員在社會上有很高的聲望。因此，他們對於倡導和教育的努力而言相當重要。但醫師並不總是認為自己有政治力量或責

8　編註：肯尼士・明科夫（Kenneth Minkoff），美國精神科醫師與雙重診斷先驅。

任來為他們的病人倡導。有幾項運動對用藥者或藥物濫用者的健康與福利至關重要。對於精神疾病和藥物問題者來說，倡導治療而非監禁就是其中一種，這就如同倡導平等待遇、健康保險平等。在美國所有的社區都能獲得乾淨的注射器，對靜脈注射用藥者的健康是極為重要的。最後，或許也是最有爭議的，物質使用障礙症通常會導致失能，而物質相關的身心障礙應該與其他身心障礙類型一視同仁。這意謂著，有權批准身心障礙福利以及具有強大影響力的醫師，需要倡導以翻轉聯邦政府將患有物質障礙症的人排除於社會安全福利保障之外的決定。物質相關的身心障礙於「美國身心障礙者法案」（Americans with Disabilities Act, ADA）之下享有同等的保障。

藥物使用者的關懷性成癮醫療與精神醫學指導原則

減害成癮性藥物的領域是由醫學專業人士始創，他們樂於承擔風險以增進我們理解有效且人性化的治療。以下為減害醫療實踐的基本原則：

- 自主是實踐的基礎
- 同理是療癒的基礎
- 真實是同理的基礎

這些原則引導著常常充滿不確定性的決定。治癒努力的核心是與個案之間的關係，這個關係讓醫護人員與個案一致同意所設定的目標與策略。減害成癮醫療的目標包括維持希望（對臨床人員及個案皆是）、促進健康以及預防健康惡化。為了達到減害，減害治療中心的醫療人員致力於具有實際效果的療法，這些事需要能夠應對症狀、藥物以及物質間的交互作用。在調整、對藥物歇斯底里，以及面對責任時極度恐懼等情況下，會造成醫護人員傾向於拒絕將用藥者當作病患，此時指導原則可以協助醫師和護理師專注於個案身上。

只要有益無害，那就去做！

我們十分投入於對每位病人治療方案的安全性及療效參數進行評估。我們沒有適用所有情況的「可做」和「不可做」。當我們在評估安全性時，我們會評估開立藥物或進行治療是否會傷害病人或任何他身旁的人。對於正持續濫用物質的個案來說，藥物可能安全，但也可能不是。例如，苯二氮平類是特別需要評估安全性的藥物類別。它們用於治療焦慮非常有效的，但作為中樞神經系統的鎮靜劑，開立此類藥物給某些有使用其他中樞神經系統鎮靜劑的個案，如酒精或大麻則是有風險的。然而，苯二氮平類對有使用興奮劑的人來說，不必然是具有風險的。如果安全並非首要考慮的問題，那麼接著就要考慮有效性。這個藥物對不同藥物的使用者是否真的有效？有個老掉牙的迷思是說，抗憂鬱劑對重度飲酒者的憂鬱症治療無效。我們的臨床經驗是這類藥物的效果依據每位病人的情況都不同。

因為這些藥物有時效果很好，所以當臨床工作者制定「不給酗酒者使用抗憂鬱劑」或「不給用藥者在戒除前使用精神病藥物」的全面性原則時，就剝奪了雙重診斷病人有效且迫切需要的治療。我們認為這種籠統的保守立場是一種潛在的倫理議題。一般來說，醫療提供者不能僅僅依某個準則，就拒絕提供藥物給病人（以這個例子所指的是物質使用的個案）。與一般的減害方法一樣，以減害知識為基礎的成癮醫療包括透過研究、倡導、教育和創造具體的治療與治療方案，以發展具體的最佳做法。最重要的是，醫師或護理師同心協力以達到緩解物質濫用病人的症狀與痛苦，對物質使用者來說，這是一種強而有力的訊息，傳達了關懷以及與病患共渡難關的意念，關懷是醫療專業者所擁有的最佳良藥之一！

治療方案綜觀

依優先順序排列，在治療上醫療團隊所處理的顧慮及議題包括：

1. 由酒精和其他藥物所引起的急性戒斷
2. 急性精神症狀
3. 睡眠障礙
4. 急性戒斷症候群（PAWS）
5. 非急性精神症狀
6. 成癮藥物治療

急性戒斷

對於出現戒斷症狀的病人，通常建議使用治療藥物來減輕症狀或阻止可能導致復發的癮頭。有些戒斷症狀很危險，例如：戒斷症狀源於嚴重的酒精和苯二氮平類依賴。其他戒斷症狀，尤其是來自鴉片類和較輕微的酒精依賴，則是非常痛苦的。就這一點，在成癮醫學的領域中，關於緩和性治療（palliative treatment）在減輕生理與心理痛苦的戒斷狀態所帶來的好處存在著些許分歧，艱辛的戒斷並不會抑止人們重新用藥；相反地，它有時會促使人們重新用藥。傳聞中戒斷十分駭人，而且對戒除的一種阻礙。如果我們能開明而睿智地用藥治療，藉此改變那些觀念，或許會有更多人願意接受治療。世上有許多在引導醫療解毒上很好的參考文獻（e.g. Kosten & McCance, 1996; SAMHSA, 1995）。

急性精神症狀

在用藥者身上呈現或出現的精神病、狂躁、自殺意念或行為、激躁、恐慌或導致失能的憂鬱症，即使不會有立即危險，至少也構成了緊急情況。大部分用於治療精神病症狀的藥物，無論個案是否有在使用其他藥物，都能安全地使用。躁症也能以某些藥物安全地治療。憂鬱症則應盡速使用抗憂鬱劑處理。激躁或恐慌狀態可能很危險，且藥物和安慰（reassurance）可能有效。住院治療對這些急性的精神狀態可能是必要的，住院治療通常很短暫，但可以在計畫其他治療的同時，建立基本的安全感。

睡眠障礙

酒精中毒或戒斷都可能導致睡眠問題，而使用藥物特別是利用酒精助眠，是一種典型的自我治療策略。睡眠對於健康和穩定性非常重要，且應該儘快治療。提供睡眠藥物給濫用速必的人，其治療效果可能不會像治療濫用安非他命一樣有效，但可能會幫助他在藥效結束後入睡，進而更快速的恢復平衡。治療剛戒除個案的睡眠障礙是另一個複雜的議題。失眠會增加焦慮且損害判斷力。無論病人用藥的目標是什麼，都必須盡快的恢復正常的睡眠模式。睡眠不足不能治癒成癮！雖然某些睡眠藥物有著自己潛在的依賴性，但是新的藥物似乎能夠長期安全使用。像是按摩、針灸、藥草療法以及睡眠衛教等非醫療的介入，則應該與藥物相互搭配使用。

急性後戒斷症候群

目前有很多關於許多病人急性後戒斷症候群（protracted withdrawal symptoms）的討論。急性後戒斷症候群讓病人受盡折磨，而且可能是復發的主要原因。它的症狀包括了煩躁不安、日常解決問題的困難、失眠症、難以專注、易怒以及不良的壓力管理。急性後戒斷症候群非常普遍，這表示對於長期物質濫用的人來說，藥物治療可能是必要的，而不僅是可接受的（Gracer, 2007）。

非急性精神症狀

下個決定為是否要在治療前期使用某些精神藥物（像是抗憂鬱劑），或是需要等待、看情況使用。如果決定是等待，則我們在等什麼？要等多久？如先前所建議的，急性精神症狀的治療是必要的。這可能包括審慎使用苯二氮平類以及抗精神病藥物。因為精神病藥物是用以治療症狀，並非診斷，因此去了解一開始是什麼引起症狀的並不重要。抗精神病藥物對思覺失調症（Schizophrenia）和刺激性精神障礙（stimulant psychosis）同樣有效。苯二氮平類對鎮靜急性狂躁與恐慌症同樣有效。更困難的是，決定什麼時候開始對其他症狀的類型採取藥物治療。有個很好的經驗法則指出，在缺少清楚的歷史或診斷下，應該只採用治標的藥物，且儘可能使用最低劑量。然而，憂鬱症應該例外。現在抗憂鬱劑很明顯的對許多有低落性情感症（Dysthymic disorder）的患者有效，所以沒有理由拒絕將這些藥物用於這些明確早發低落性情感症病人的身上。許多女性屬於這類，有些具創傷歷史的個案亦同。此外，鴉片劑依賴者的憂鬱症能以抗憂鬱劑成功治療，即使這樣的治療可能在他們物質使用的狀況上無效（Nunes, Quictkin, Donovan, & Deliynnides, 1998）。

成癮治療藥物

成癮治療藥物是為了治療濫用或依賴特定藥物而開發的治療藥物。它們有多種不同的作用機制：它們取代、阻斷藥物所帶來的愉悅效果、降低對藥物的渴望，或是使個體對藥物的反應或是濫用產生不愉悅的反應。例如，數十年美沙冬被用來取代使用非法鴉片劑。它是一種鴉片類藥物，但它的效果持續時間更長，幾乎不會產生像海洛因等作用時間較短的鴉片類藥物所帶來的欣快感。它是非常有效的替代性藥物。然而，它的使用受到聯邦法規非常嚴格的限制及管控，使得它難以取得及維持，許多其他的藥物的作用能阻斷對鴉片劑或對酒精的癮頭。最終，在非正式的情況下，許多人使用大麻來代替許多讓他們麻煩纏身的其他藥物。

治療現行用藥者的精神醫學和成癮醫學

其中一個最具爭議的決定為，是否要提供精神（或成癮）治療藥物給不戒斷的個案。越來越多臨床經驗倡導使用治療藥物於正持續用藥的個案身上（事實上，在不知情的情況下，藥物已經廣泛地運用在有精神問題，但沒有揭露用藥情況的個案身上）。遺憾的是，因為缺乏實證基礎的實踐指南，醫療提供者的處方實踐可能因此受限於他們本身的經驗。例如，許多臨床工作者會開立抗精神病藥，而非抗憂鬱劑，因為他們相信，只要個案是正在使用藥物的，特別是使用酒精，抗憂鬱劑對其就是無效的。其他臨床工作者則顧慮到藥物治療交互作用所帶來的毒性。雖然有些抗憂鬱劑對酒精產生負向反應，但其他的抗憂鬱劑，特別是選擇性血清素再吸收抑制劑，則沒有可預測的負向交互作用，但與興奮劑混用時確實會有風險。抗憂鬱症藥物，特別是單胺氧化酵素抑制劑（monoamine Oxidase inhibitors,. MAOIs）和三環類抗憂鬱劑（tricyclic antidepressants），也會與興奮劑藥物產生負面交互作用。前面所提到的中樞神經系統鎮靜劑，也必須審慎地用於有使用其他這類鎮靜劑的人身上。

用藥不足就像過度用藥一樣是大問題。即使醫療提供者開處抗焦慮藥物給濫用藥物的個案，他們可能會因為沒有考慮到病人會自然而然地需要增加劑量以有效地管理症狀，而開立了不適當的劑量（Stimmel, 1997），以及因為濫用了處方藥物而感到愧疚。疼痛藥物的濫用（例如：服用多於處方劑量的藥物）同樣是普遍的問題，這源自於用藥不足。給可能或確實正持續用藥的患者開立處方的主要問題包括：

- 治療藥物是否引起生理依賴（且可能地加劇依賴症候群）？
- 治療藥物是否具有黑市價值（且因此有可銷售或交易的潛在性）？
- 治療藥物是否與病人選擇吸食的藥物產生負向的交互作用（且有醫療緊急情況的風險）？
- 病人是否有醫療疾病且服用其他治療藥物（這可能與精神病、成癮藥物及娛樂性藥物產生負向交互作用）？

要作這些決定的醫師應該盡可能地接受心理藥物學及非法藥物

藥理學方面的訓練，以便作出有效的選擇。儘管缺少對非法藥物的研究，文獻中仍可發現指引（see Gracer, 2007）。治療中最重要的因素是個案和治療小組間的投契關係。為了提供最有效，且最安全的藥物治療，真誠的溝通和願意嘗試不同的藥物是必須的。

這個討論僅初淺地觸及以良心醫療方法與用藥者共事的可能性。你可以在我們官網 www.harmreductiontherapy.org 的資料來源，找到關於治療藥物更為全面的評論，稱為**成癮藥物典範實務**（*Best Practice of Addiction Medicine*），以及減害的治療方法。

在結合社會心理的介入下，成癮治療藥物是減害心理治療的藥物、狀態、背景環境的重要組成要素。我們的個案大量的嘗試使用各種物質來打理自己的生活。我們的工作是說服他們：我們能幫助他們嘗試治療，且增加他們成功的機會。如同 1960 年代某個廣告所宣稱的：「藥物讓生活更美好」。

案例說明：史帝夫

我（佩特・德寧）在許多年前與史帝夫（Steve）這位病人共事過，他有嚴重的藥物濫用問題，和嚴重的精神障礙症。光是這些問題對他（和我）來說就已傷透腦筋，而他身上的另一種疾病讓治療更為複雜：愛滋病。愛滋病的流行帶給臨床工作者們一種新的疾病挑戰，它主要流行於舊金山灣區的男同志間。早年愛滋病流行的難題在於，當時人們既不知道它如何傳染，也不知如何治療它，需要採取果斷的應對措施。專家及大眾（因病人的堅持）為應對此疾病，不僅發展了新的治療藥物，也發展了新的典範，提供病患在愛滋病及其他問題全面的治療方法。

問題呈現

史帝夫是一位三十二歲的同志，白人男性，他曾多次在一家心理健康診所進行預約，這家心理健康診所隸屬於初級保健公共衛生診所，且為愛滋感染者提供服務。每次他前來求診，治療師為他評估並與他預約後續追蹤看診，他都未能前來複診。在這段未能前來赴約的時間中，他通常都處於危急情況中，這些危急情況與工作上或感情上的挫敗有關，且伴隨著幾個困擾他的症狀。在多年來他第四次前來求診後，我決定去見他並嘗試讓他進入心理治療。史帝夫再次處於危急情況中，這樣的狀況很難讓他討論他先前與門診接觸的經驗。他不記得他曾經見過心理治療師，但他知道自己是診所的病人，並且能夠描述他所接受的愛滋病治療。

史帝夫確診為 HIV 陽性大約六年，他的 T 細胞數量（75）低到危險的程度。除了口腔念珠菌和多種但不明顯的皮膚問題外，他並無其他症狀。在會談時，他的表現略微地興奮與離題、口語表達上有些壓迫，但對會談結構的回應良好。他抱怨自己的短期記憶力與專注力不好，即使正式施測時顯示他一切良好。儘管他的某些回應有些偏執，卻並未顯示他有精神病的思維。

史帝夫的主訴為：他對自己的「生活型態」感到越來越沮喪且不滿意，他將自己的生活型態描述為「派對人生」並嘗試去交一些總是讓他失望的朋友。他認為許多這類的朋友想利用他「外表體面而且輕信於人」。在進一步的談話中，揭露了他曾有過一段長期不穩定的關係，在情感上由快樂到易怒之間劇烈變動著，因而在關係中經驗到煩躁難安而不穩定。他欣然承認物質濫用、不安全性行為，以及其他顯示出他判斷力不好的衝動行為。他的精神病症狀早於用藥，因此，他完全符合邊緣性人格障礙症的診斷標準，並伴隨顯著的做作型及自戀型特質。

他有長達十年的多種物質濫用史，包括：速必、大麻、酒精，以及「任何流行的東西」。他聲稱自己沒有特別的藥物選擇，並無法明確陳述他使用多少劑量和多常使用。雖然史帝夫說明自己在用藥上並沒有防備，但他將話題轉移到對自己生活的咕噥抱怨，以及交友和工作的問題上。他提供了許多例子說明他在性方面的高超技巧，且聲稱他因為受到性愛俱樂部顧客的關注，讓許多嫉妒的老闆因為羨慕而將他解僱。他並沒有興趣改變自己的用藥習慣。

儘管在初談時史帝夫既沒有喝醉也沒有精神失常，但他的確表現出某種認知混亂，無法長時間集中注意力。當他表示擔心自己會失憶時，我替他安排了神經心理的測驗，同時作為診斷工具以及向他強調我想要幫助他。他的醫生熱心地與我合作，提供諮詢並取得醫療記錄，因為她也同樣對他的心理狀態感到困惑。他的醫師覺得他充滿迷人魅力，但指出他常常不配合藥物治療的建議，包括適當的使用抗逆轉錄病毒藥物（Antiretroviral medications）和預防性治療（prophylactic treatment）。

我無法由初談或整個治療歷程中了解到太多史帝夫社會心理史。他出生及成長於南方，且至少有兩個手足。他說他的父親不是「很好」就是「非常嚴厲與霸道」。史帝夫除了說自己愛母親以外，沒有提到任何關於母親的事。他已經很多年沒有與父母連繫，而他們也不知道自己感染愛滋的狀況。

個案公式

缺乏明確診斷益處的治療

我在史帝夫來看診後，立即提供他時間定期與我見面會談。史帝夫定期前來赴約，但會談皆僅維持幾分鐘，且這幾分鐘包括了我詢問他關於用藥、危險性行為，以及找朋友和工作的問題，而對於這些問題，他回應的很少也很模糊。顯然他僅願意提供這少許的訊息，我不滿意也不行。因為他已經逃避心理治療四年，我認為定期與他見面的好處，值得我冒險放下短期內改變他物質使用或性行為的任何期望；因此，我採取了減害的立場。

然而，我確實建議，在例行的血液檢驗中，要擴大包含藥物毒性測試。我與史帝夫談論為何這些測試很重要，利用他自己所擔憂的問題（「我會發瘋嗎？我會得到愛滋失智症〔HIV Dementia〕嗎？」）作為理由進行檢測，同時讓他知道，我認為他在提供有關自己用藥情況的準確訊息上，其能力是受損的。我與他一起誠實面對自己物質使用的情況，並注意不去暗示他，我認為在用藥上，他可能有所隱瞞或說謊。我教導他，有關他所經驗到的症狀以及造成這些症狀的原因，可能是因為他所使用的藥物引起的，而非起因於愛滋病。例如，我警告他速必或古柯鹼會加劇焦慮的情況，且吸食大麻可能會導致認知「混亂」。這樣的合作互信讓我們形成了一支「調查小隊」。我們將一起尋找導致他症狀和問題的原因，並決定治療的歷程。以下這段我們重新建構的互動，闡明了這樣的工作方式：

史帝夫：我今天感覺不太對勁，但不管怎麼樣我還是過來了。

佩　特：我很高興看見你，但是你哪裡感覺不對勁呢？

史帝夫：昨天晚上一開始的時候還好，但我那愚蠢的老闆受不了我得到所有的關注。這個疹子很奇怪，但我的醫師說她無能為力了。

佩　特：我不確定，史帝夫。你是不是對人們感到沮喪？

史帝夫：我不是愛生氣的人，我只是感覺不太對勁。

佩　特：好吧，你有很事多要做，這肯定讓你有點難找出到底是什麼讓你感覺不對勁，是吧？

史帝夫：（笑著說）甜心，你說對了。我今天就是一個犯賤女王，這個有解藥嗎？

佩　特：噢，當然有，你別想難倒我！（我們兩人都笑了）但說真的，是什麼讓你今天變得如此不開心？你昨天有喝酒或使用任何藥物嗎？

史帝夫：我沒有再服用那種新藥了，因為它讓我的胃出了些問題。

佩　特：是治療你真菌感染的藥嗎？你知道，有時候它也會導致疲倦，你也有感覺到疲倦嗎，而且你不喜歡？

史帝夫：我完全不喜歡。使用速必的感覺比任何我用過的藥物都還要好。

佩　特：你遇上的狀況還真麻煩呢。好的藥你討厭，而不好的藥你倒喜歡。還真是不公平，對吧？

史帝夫：你說對了。沒一件事有道理。我只是感覺不對勁，而且沒人可以幫忙。

佩　特：你知道，上次你換藥的時候就發生了這種事。你有一些早期的副作用，而你用速必來解決。這次你何不停用這種藥，跟你的醫師要求換藥呢？你何不同時遠離速必幾天，直到你確定知道你怎麼了呢？

史帝夫：是啊！！你知道，有時候速必也讓我覺得我很怪。可能我應該要一次只使用一種藥物。

佩　特：嗯，如果你願意的話，可以試試看。

我不是很確定這個雙方一致同意的解決方案是否可行，但它無害而可能有益，且最重要的是，史帝夫和我強化了彼此的連結，並承諾共同合作幫助他面對日漸惡化的健康和逐漸悲觀的情緒。

由於病症及症狀可能與用藥情況相互重疊，建立診斷及治療計畫是個持續性的挑戰。史帝夫和我以及他的醫師和個案管理師，一起檢視他特定的主訴、測驗的結果，以及他「客觀的」症狀。我進行了正式的調查研究，來整理及整合這些來源不同且相互衝突的臨床資料。這個調查研究採取了一系列問題的形式，這些問題主要以理解這個病人為主。這些問題的答案有時候會隨著時間改變，因此需要快速改變介入方式。

主要問題

- 愛滋病毒感染在多大的程度上造成了他認知上的症狀？
- 他所使用的非法物質，與他的心理狀態和疾病是如何交互作用的？
- 我要如何建立一個治療團隊，能持續與他一起工作，且不會在診斷與適當治療的意見上有所分歧？
- 當他的愛滋病狀況惡化時，我可能會如何預測他的情緒狀態與需求？

- 我該如何培養與史帝夫之間牢固的關係，儘管他有間歇性和中斷求助的歷史？

治療過程

因為史帝夫很多的症狀可能與他正在使用的各種藥物有關，我嘗試連結不同藥物與他不喜歡的症狀，以提昇他改變的動機。妄想症狀逐漸增加讓他很痛苦，且他注意到，當他吸食大麻時，情況會更為惡化。他決定只在他感覺「強烈」時再吸食。當他變得更疲累時，我們進行了實驗，讓他在某天傍晚時使用速必，且隔天打電話給我報告他的疲累程度。接著他不使用速必，隔日再打電話給我。他很快了解到使用速必只能短暫為他緩解疲勞，且常常讓他隔天感覺更糟。久而久之，這些自覺導致了持續性的行為改變。

在神經心理測驗結果顯示史帝夫並無明確失智的依據時，他對治療變得更為積極，透露自己的感覺、行為，以及困擾他的想法，並且詢問他所服用的特定藥物，是否就是罪魁禍首。我提供他真實的訊息，不過於誇大可能的關聯或危險。與用藥者共事時，避免使用恐嚇戰術來增加動機，是很重要的。讓大家感到驚訝的是，僅在每週會談五個月之後，在史帝夫大部分的毒性篩檢中，顯示出每種非法藥物的結果皆為陰性。當他被問到這件事時，史帝夫承認自己不再「大量使用」任何藥物，因為這些藥物都讓他變得偏執多疑。

結束六個月的會談後，史帝夫開始抱怨自己的認知症狀，他認為這是早期愛滋失智症的徵兆。此次，進行神經心理的再測驗後，結果異常，他聲稱沒有用藥。某個冬日，他從冰冷的湖水邊被救起，他裸體在湖水中游了大概一個小時。當他被拉出冰冷的湖水時，體溫約攝氏 39.9 度，且他解釋是鴨子邀請他加入行列。他被送入醫院治療，並且被診斷出弓形蟲病（toxoplasmosis），它是愛滋病患者身上普遍的一種腦部寄生蟲。治療很成功，之後的磁振造影（MRI）幾乎沒有顯示出任何殘留病變。

史帝夫變得越來越沮喪，並對病情的發展感到害怕。雖然他有時敞開心胸談論對疼痛和死亡的恐懼，但他並沒有按照轉介的要求，參與支持性團體或其他的資源。他持續遠離藥物，但開始使用高劑量的草本藥物，包括一些含有興奮劑的麻黃鹼（Ephedrine）。雖然這種藥物眾所週知具有興奮效果，且有時會引起心悸，但當時還不知它是否能模仿興奮劑的效用。因為他心理狀態越來越糟，他被轉介到一所雙重診斷的居住機構，在那裡他能接受個案管理的服務。因為他對其他居民產生偏執的妄想，以及對他們擺出傲慢和批評的態度，使他的安置變得很困難。醫生開立了低劑量的抗精神病藥物——美力廉（Mellaril），但史帝夫抱怨感覺昏昏沉沉，且不願規律服藥。他同樣拒絕服用抗憂鬱症藥物。

由於他缺乏治療上的配合度，而且當醫生面質他時，他對醫師的敵意不斷增加，讓醫生感到挫折。史帝夫被轉診給另一位他曾經表達欣賞之意的師。這是由聯合治療小組開會討論所做的決定，會議期間，我促使那位不被好評的醫師，以及受到愛戴的醫師之間進行了一場令人不太自在的討論。解釋邊緣性人格結構特質的病人所表現出的忠誠、信任和合作方面的迅速轉變，能幫助減少受傷的感受，讓史帝夫能繼續在同一所機構中持續接受治療。

治療繼續持續了六個月，史帝夫沒有明顯的精神症狀惡化，但有兩次急性弓形蟲病發作。史帝夫承認他沒有規律地服藥。儘管他的精神狀態不佳，他還是規律前來大部分的會談，並與我維持治療關係，但他卻無法直接談論對死亡的恐懼。在這段時間裡，無論是對我或診所其他的員工，他變得更加有魅力和黏人。這種行為包含拋媚眼和靦腆的笑容，而我將它解讀為一種他建立及認同我們之間連結的方式。

結果與預後

史帝夫開始出現改善。我幫助他贏得一項具有追溯效力的社會安全身心障礙訴訟，讓他能搬進自己的公寓，並用這筆賠償金支付支持性照護費用。他居有定所，並避免用藥或維他命補給品。儘管他不願討論醫療惡化及死亡所帶來的排山倒海般的恐懼，他仍規律地前來治療。他會像是和老朋友一起回憶著一般，告訴我他人生中的美好時光。他在一開始對我採取的防衛態勢，轉趨為一種與我之間溫暖與開放的關係。他通常看起來健康無虞，但總抱怨自己感到虛弱和生病。他常常詢問我對關於許多情況下的建議，但隨後就忘記我們曾經談論過這些。

史帝夫在我三周連假前的某個星期四傍晚撥電話給我說道，他感覺不舒服且將要到醫院就診。在我回來後，我得知他在打電話給我的隔天就已去世了。

臨床議題

史帝夫尋求治療的原因，是因為在治療中他能夠自由地表現出自己的問題行為。由於他多次前來尋求治療，但卻沒有採取後續的行動，這個情況使得建立聯繫勢在必行，不但沒有任何威脅性，但也顧及到他的混亂情況來構思。我們僅需要簡短的回顧一下他的治療史，便能夠理解，要求他立刻遵守計畫及戒除藥物，否則將會導致治療再度失敗。他在依附關係方面的困難、他的偏執多疑，以及他對於死亡的恐懼不斷加深，我們需要一種創新的方法來進行治療。然而，在沒有明確鑑別診斷的情況下，治療計畫就變成了一個微妙的歷程，需要進行大量的微調。

史帝夫是在社區健康服務機構中越來越常見的病人典型（Group for the Advancement of Psychiatry, 1987）。這類病人因為紊亂的心理狀態、藥物使用，以及身體的限制，而難以參與並維持治療。他們也會讓工作人員產生強烈的情緒反應而引起爭論，常會因此很可惜地降低了整體病患照護的品質。

在本案例中成功的部分，是藉由密切的關注數個臨床議題，且對史帝夫的問題採用增進健康／減害的態度所達成的：

1. **願意嘗試靈活的參與策略：**

   臨床工作者通常會因為害怕越過某些被武斷劃定的臨床界線，而不敢為病人做一些特別的安排。臨床工作者在面對擁有多重問題的病人時，需要根據他們特定的特質與問題，量身訂作介入的方法。簡而言之，史帝夫的特別在治療中受到包容。

2. **願意處理病人認為重要的議題，而非先入為主的臨床治療目標：**

   儘管無法清楚地表達需求且多次感到不滿，史帝夫仍持續回到治療中。我必須假設，如果我讓他來主導，他的問題會變得更為清楚，且我們能共同擬訂計畫以符合他的需求。

3. **願意擔任聯絡人與個案管理師：**

   對於像史帝夫這樣有多重問題的人，以傳統的治療立場而言，也就是在預約時間的框架內工作，這點必須以更具有彈性的治療關係定義來取代。史帝夫不斷出現的依賴需求挫敗感，可能會在脆弱的治療關係中造成裂痕。與他在「非治療」的議題上，像是住所與安排行程等，能增加治療關係的廣度，且讓他能藉由許多心理途徑去發展對我的依附性。

4. **願意不帶診斷的工作：**

形成特定診斷時所遇到的困難之處，特別是當同時發生器質性症狀及精神症狀時，需要不斷地重新評估、突然改變治療計畫，以及需要臨床工作者的勇氣和冒險精神。隨著愛滋病地盛行，我們的知識基礎也隨之增長。我們多重領域團隊的成員變得能在僅了解一部分特定問題或症狀的潛在原因下，更自在地進行治療。圍繞著正確的診斷去爭論會浪費很多的時間，且無法服務病人。

5. **願意在狀況改變時「交棒」給治療小組中適合的成員：**

臨床工作者若將自己的病人抓得太緊，就像出於無奈拋棄自己的個案，是一樣有問題的。為了確保能對個案的需求有適當的臨床回應，專業領域與權威的議題是需要受到檢驗、討論及解決的。若是因為腦部感染而導致個案的妄想，那麼治療師去詮釋妄想的意義是沒有益處的。史帝夫的幻覺——鴨子邀請他一同游泳——可能具有重大的心理學意涵，但當處理了醫療症狀後，這個幻覺就從他的意識中消失了。

6. **即使個案有使用非法藥物，仍願意開立合法的治療藥物，包括止痛劑：**

治療藥物的議題在同時有醫療、精神疾病，以及物質使用障礙症的病人身上相當複雜，且必須密切觀察。重要的是我們需要記得，對於像史帝夫這樣的病人來說，針對雙重診斷病人的治療藥物指南還不夠成熟完整。具有藥理學專業臨床工作者的團隊必須瞭解藥物的交互作用，且整個團隊必須檢視自己對物質使用病人在於和緩藥物運用上的偏誤。為臨床工作者提供參考資料並進行坦率的討論，才能夠為病人提供最好的照護（Bezchlibnyk-Butler & Jeffries, 1998; Stimmel, 1997）。

結論

佩特與史帝夫的合作突顯了減害的原則。她立即召集了一群專家，並基於病人的請求，及感受到的需要擬定照護計畫。這些提供的服務盡可能地沒有限制或阻礙（彈性約定時間、不定期進行連絡）。此外，她開發出一套處遇計畫，這套計畫假設，儘管使用多重藥物會對史帝夫的心理狀態有影響，他仍能夠參與自己的治療。最重要的是，她小心地將史帝夫所描述的負面情緒經驗，與他使用的特定藥物配對連結。她在將用藥僅僅視為他潛在的心理病理學症狀，和將用藥作為主要關注的問題之間取得了平衡。這一系列的原則和介入，讓她與一位從未維持過穩定關係的男人之間，創造出了有效的治療性夥伴關係。我們相信如果佩特使用傳統的藥物依賴治療方法，結果將大不相同。史帝夫很有可能不會接受定期的照護。如果他有，我們可以想像將會發生充滿拒絕、妄想，以及治療中斷且令人挫折連連的對抗循環。

比起許多我們在一般心理治療實務中所處理的個案，這個案例要複雜許多。然而，這些原則及態度能用於所有個案。自從我們開始使用減害方法，我們對治療成效上的轉變感到驚訝。合作與真誠的溝通取代了抗拒，這種合作與真誠的溝通建立起一種治療關係，而這種關係，正是我們一直以來試圖運用標準動力心理治療技術來建立的。我們將現在所擁有的智慧，歸功於那些教導我們的個案，他們確實知道自己想要什麼，且只要我們不擋住他們的去路，他們就會接受我們的幫助。

第三部
應用

【第九章】社區機構中的減害心理治療

當減害治療師進入用藥者居住和生活的地方時，治療的規則就必須適應社區的生活模式和節奏，且要適應可用的空間。最理想的社區組織會考量到社區中所有的傳統和習俗，並提供有關組織節奏和生活模式的資訊。治療師對個案來說是個入侵者。當減害治療師放棄自己的辦公室、診所或機構，並且正如字面所述，來到個案的所在地時，「從個案的立足點出發」這句格言便顯得再重要不過了。本章會討論我們在社區活動中心（community-based drop-in centers）的工作，在這些中心裡，我們、工作人員以及培訓者都擁有豐富的經驗。

「真高興你來了！」：社區機構中的減害治療[1]

當我來到樓下時，我早已聽到從大樓後方廁所傳來的哀鳴聲。「我一直試想要幫助她，但她就是無法冷靜下來。」社區服務中心的工作人員喬（Joe）說。喬當下的評估是她需要什麼，我點點頭，同意他的判斷。我詢問她的名字，但喬並不知道。他說她經常來，常常處於混亂的狀態，但從來沒有這麼糟過。

又過了幾分鐘，我隔著緊閉的門自我介紹，門突然打開了，一個頭髮濕透、缺了一顆門牙的女人將自己撞向牆壁並尖叫著：「別

1　原註：本節整篇採自 Little and Franskoviak（2010）發表的論文，並獲得 Wiley-Blackwell 出版社的許可。

看我，別看我！」，隨即為她的情緒爆發道歉。一條濕褲子皺巴巴的躺在地板上。她將它拿起來又扔到地上，再撿了起來，並撩起她輕薄花襯衫的下襬，露出了裸露的後背。我將目光看向別處，她尖叫著說，她已經盡量在快了，接著又為了這次的情緒爆發再次道歉。伴隨著一陣抽筋似的動作，她將褲子拉至小腿上，接著她將頭往後一甩並往前輪流伸直兩條腿。

當我跟著她穿過社區中心時，我心中想著該怎麼讓她慢下來，並好好的跟她說話。但她根本就沒有打算要跟我談，她猛力衝出前門，倒在人行道上。她開始搖晃著身體，她的臉先是扭曲並扮起了鬼臉，接著放鬆下來，隨後又皺起了眉頭。快速環顧了四周的來車後，她穿過街道走進了街角的市場。我看著她的四肢以古怪的舞步跨越門檻，並消失在商店裡。這位女性究竟是如何走到生命中此刻的？在舊金山的田德隆區（Tenderloin），當她要離開服務中心時，我幫她撿起她的一包濕衣服和弄皺的香煙盒。她的大腦被多種化學物質掀起波瀾，有些無疑是內生性的生理激素，有些則是她所注射的非法藥物，這些化學物質在她體內引發了一場衝動大戰。身為女性，卻身處在這個主要以操控和暴力來溝通互動的社區街道上，她無疑相當脆弱。她會來到社區中心毫不令人意外，因為無論她處在什麼樣的狀態下，當她出現時，這裡必然有人伸出援手。她知道，即使她無意識地來到這裡，也一樣受到歡迎。

這段案例闡述了社區減害服務的一項基本原則：彈性（flexibility）是開始一段治療關係的關鍵。這意謂著要在街上、等待室，或廁所門外與個案見面並與他們接觸，開始發展信任關係的歷程，讓個案能隨著時間自願進入治療情境中，並開始將這種關係視為一種資源，而非治療師的入侵。這位女士最後終於成為珍妮．

利特的個案，並且已經進行了三年的心理治療，狀況也持續穩定改善。

減害療法在1990年代間由幾位實務工作者（Denning, 1998, 2000; Little, 2001, 2002; Springer, 1991; Tatarsky, 1998, 2002）和一位研究人員（Marlatt, 1998）一起合作發展。在過去的十八年間已發展成為治療藥物和酒精問題者的替代療法。減害治療法奠基於以下的理解上：藥物和酒精問題是多重因素決定，每個人與他的藥物都有著獨特和特殊的關係。任何治療結果都應該具有個別性，每個人有不同的治療歷程和不同的結果。減害和減害療法的原則：尊重、合作、由個案主導的漸進式改變，以及提供行為改變的選項等，支持著個別化的治療方法，尤其在治療師鼓勵個案自己決定是否要前來接受治療時，更是如此。

減害療法的通用原則是：用藥者可以在不必完全停用藥物的狀況下，就可以減少傷害，或是不必用藥物解決他們的問題。儘管減害治療認為並支持完全戒除是有價值的治療目標，但這絕不是唯一的目標，而且只有當個案主動提出時，它才是合理的目標。減害療法的最終目標並非戒除成癮。我們還是要再三強調，減害的目標就是減少傷害！

到目前為止，除了之後會討論到的特殊情況外，減害療法已於診所和治療室等治療場域中發展，這些治療場域提供了治療所需的結構框架，使治療能在其中進行。我們也致力於開發幾項以社區為基礎的計畫，這些計畫使用減害療法來治療患有精神疾病和藥物使用之雙重診斷的個案。在本章中，我們會描述減害療法在三個社區機構中的應用，其中減害治療中心（HRTC）與兩個服務舊金山地區街友的社區組織（CBOs）合作，這些社區組織以不同的社區、社會服務和健康照護計畫為街友提供服務。我們強調了在治療室外進行減害療法的特別方法，以吸引酒精及藥物成癮者進入治療中，尤其是那些像本章開頭案例中的女士一樣，常被許多治療計畫忽視或認為無法接受治療。

社區機構中的減害療法

我們認為社區機構就是民眾聚集的場所，不被認為是正規的治療室、心理健康診所，或進行藥酒癮治療計畫的場域。它可以是任何社區組織附屬的公共衛生或服務機構，或是在很大程度上受到該社區需求所主導。公共衛生機構包括醫療診所、外展計畫、針具更換，以及愛滋、肝炎和性傳染疾病預防計畫等場域。而服務機構則包括收容中心、社區中心、住所與支持服務、食物銀行和就業服務中心。我們的計畫並不是美國唯一有提供心理健康治療的減害療法計畫。舊金山維吉尼亞州街友綜合服務計畫（VA's Comprehensive Homeless Program in San Francisco）中的減害團體最初就是以雙重診斷治療及支持小組（Little, 2002）開始的。而紐約減害教育者計畫（New York Harm Reduction Educators）和聖安減害中心（St. Ann's Corner of Harm Reduction）也在 1990 年推出清潔針具計畫。多年來，他們已經發展出了公共衛生和社會心理支持服務的完整光譜，著重在疾病預防、心理衛生，以及從最嚴重的藥物濫用、疾病，與無家可歸的情況中「康復」（Majoor & Rivera, 2003; Rogers & Ruefli, 2004）。

減害治療中心（HRTC）

減害治療中心提供了七項社區計畫，這些計畫皆與社區組織

（CBO）合作，以服務無家可歸或是低收入戶，或是貧困民眾為主。這些計畫中的其中三個位於舊金山市中心兩個相鄰的街區——田德隆區（Tenderloin）及六街走廊區（Sixth Street corridor）。這兩個街區是該市單人住宿旅館（SRO）最密集的地段—這些曾風光一時、如今正日漸蕭條的旅館，為流動工人、音樂家、藝術家，以及 1960 年代因都市重建而流離失所的居民提供住處。後來，這些區域也成為因精神病院關門而被趕出的病人，以及出監的更生人能夠負擔生活的地方。

現在這些旅館及它們所在的街區，成為舊金山市許多最邊緣人口的家園，也是該市精神疾病、藥物濫用，以及雙重診斷個案最密集的地區。田德隆街區擁有舊金山市 10% 的人口，但也存在著該市 46% 的街友（U.S. Census, 2000）。雖然在田德隆區當中，成長速度最快的族群為拉丁裔和亞裔或太平洋島原住民，但該區大部分無家可歸者或居所不定的成年人，大多是非裔美籍男性（San Francisco Digital Library）。最重要的是，他們都很貧困。相對於整個舊金山市 11.3% 的貧困人口，田德隆區的貧困人口比例為 27.4%（U.S. Census, 2000）。

減害治療中心所進行最長久的社區計畫，位於田德隆健康中心（Tenderloin Health）。該中心主要由舊金山公共衛生部資助，田德隆健康中心提供各種醫療和社會服務給無家可歸或暫無居所的低收入戶人士，以及患有多種精神病、物質濫用、愛滋病及其他醫療疾病的人們。田德隆健康中心設有一間大型的遊民愛滋診所，並與減害治療中心合作。健康中心提供多項服務，每年大約服務六千位個案。 減害治療中心過去持續提供田德隆健康中心的工作人員臨床諮詢，並於 2003 年開始提供個案治療服務。減害治療中心在舊金山市中心招待之家（Central City Hospitality House）——該市歷史最悠久的全天候營運收容中心，穩定發展其治療服務。四十多年來，招待之家以同儕為運作基礎的機構為傲，其使命是建造社區並使其參與者能夠更加自立，使他們能有健康且具有生產力的生活。招待之家的計畫著重於提供基本的服務，像是提供淋浴、電話、中途之家的床位，以及能坐下來喝杯咖啡的地方。此外，它也設有就業中心、藝術工作室以及收容所。招待之家的兩處服務據點每年大約招待超過兩萬人。

減害治療中心的計畫所服務的成年人，雖然可能有伴侶、朋友和家人，但整體而言卻與大多數美國人所處的家庭、社會和經濟結構狀況是脫節的。我們認為這些個案極度複雜，因為不論是對他們自己還是與他們共事的治療師，都呈現出多重需要優先處理的問題。我們將這些個案轉介至其他精神健康或藥物濫用計畫等嘗試，或是這些個案先前在治療中的努力，基本上很少成功。這些個案很多都無法滿足其他診所的高門檻要求，像是需要安靜地坐在診所的等待室、具備足夠的專注力或理解能力來填寫初診文件，或是有足夠的信任感，可以與工作人員一起進入辦公室並把門關上。減害治療中心完全沒有這些門檻，它明確地制定以社區為基礎的計畫，使民眾在不必滿足任何計畫標準的情況下，接受心理衛生和物質濫用治療。在過去一年中[2]，約有一千一百人參加中心的三項服務計畫：其中 33% 是非裔美國人、白人將近 50%、拉丁裔 8%，「其他」身份的大約佔 8%，而美洲原住民、亞洲人和太平洋島民則佔很少的比例。就性別而言，女性所佔比例不到四分之一，而男性則

2　譯註：本書所依原著於 2011 年出版。

佔了近四分之三；3.5% 是跨性別者，這個比例在田德隆健康中心更高（6%），因為該中心致力吸引跨性別居民，其中大多數是非裔美籍跨性別女性。這項外展服務對於將該市最邊緣化的居民納入照顧有很大的助益，因為美國跨性別黑人女性是舊金山區愛滋病毒感染率最高的族群，也是新感染者中人數最多的族群。如同田德隆健康中心的生理女性一樣，跨性別女性也更容易遭受暴力事件（Heslin et al., 2007; Lombardi et al., 2001）。而田德隆健康中心的一些跨性別女性，如同該中心的生理女性，也以性交易維持生計，這使她們更容易在交易過程中受到剝削和暴力侵害。

減害治療中心服務的個案涵蓋了第一軸及第二軸的精神障礙症：其中四分之一的人被診斷患有思覺失調症或其他精神障礙症，23% 患有重度憂鬱症或其他情緒障礙，11%符合躁鬱症標準，以及17%患有創傷後壓力症候群。此外，21%符合人格障礙症的標準，76%被診斷為患有一種或多種精神疾病和一種或多種物質使用障礙症。儘管只有 17%的個案有正式的創傷後壓力症候群診斷，但幾乎所有個案都有個人創傷史：幾乎 100%的個案都有與安置和刑事司法系統相關的創傷史，100%的個案經歷過種族歧視和貧困，100%的個案居住在暴力和虐待事件頻繁的社區環境中。最後，我們所接觸的許多成年人也有醫療方面的共病，包括高血壓、氣喘、愛滋病、C 肝以及軟組織感染等，這些共病不幸地被忽視。許多個案則患有慢性疼痛，且在過去一年中，這些個案大部分至少進出過一次公立醫院急診室。

社區型減害治療的基本原則

低門檻

社區型減害治療的基本特徵之一：治療的框架是依據計畫所在社區之成員的需求所訂定的。在一個社區中，如果居民需要處理生存需求，像是尋找晚上睡覺或吃東西的地方，需要預約才能獲得資源的計畫，就不是社區治療所需要的。這樣的計畫可能適用於食物、衣著和住所等基本需求可被滿足的社區，但對於每天都在努力滿足這些日常需求的社區居民來說，這種計畫的高門檻將成為一種障礙。

在減害治療中心開始制定新的社區計畫之前，我們會先花時間觀察參與者在計畫中的背景環境，觀察工作人員如何與參與者互動，注意參與者的身體機能、需求和使用資源的能力。這讓我們能夠謹慎地創造一種治療結構，能夠將個案和臨床工作者的需求降到最低，來獲得最大程度治療的可能性。在我們的計畫中，個案不需要填寫任何文件來開始治療關係，我們在文件資料庫的設計上，也盡可能簡化治療師所需輸入的資訊。

創建低門檻，意謂著盡可能提供多種進入服務的管道，讓社區成員可以選擇他們獲得服務的方式。提供個案一系列參與治療的選擇，從人行道上的短暫接觸到與治療師的個人會談，再到臨時團體的參與，讓參與者選擇他們想參與的方式。所有的服務都是以開放式為基礎來提供，讓個案可以依照需求，自由進出或改變治療的強度。換句話說，他們可以像使用藥物一樣調節治療的「劑量」（Little, 2002）。提供一個可由每位個案自由選擇的選項和自行行管理的治療規畫，包括決定是否要出席治療，這是一種強而有力的方式，來表達我們尊重的每個人的內在自主性，以及我們願意與他們在任何地方接觸。自主性是一個人對自己行為決定權的表現方式（Ryan & Deci, 2000）。自主性、關係及勝任感，是支持自決力的三個組成要素，而自決力也與個人福祉和健康息息相關。

整合

就像大多數的減害治療是整合性的服務一樣，減害治療中心的治療也是如此。我們對於藥物問題、精神疾病和其他社會心理問題有著同樣的重視程度。個案的需求順位決定每次治療的焦點。我們的計畫團隊是由心理治療師、精神科醫生、精神科護理師，以及成癮藥物專家所組成，而我們的合作機構則提供個案管理和同儕諮詢服務。我們作為跨領域合作的團隊，能夠提供個案的任何需要：藥物、諮詢、住所轉介、就診陪伴、支持小組等。最後，減害治療中心整合了幾種治療方法：動機式晤談法（Miller & Rollnick, 2002）、認知行為技巧訓練（減壓、正念）、物質使用管理（Bigg, 2001）、人生教練服務（財務管理、營養和其他生活技能），以及像打鼓療法（Schultz, 2006）或身體經驗創傷療法（Levine, 1997）等非語言的治療方法。所有上述的治療和介入都在關係心理動力治療的情境（Rothschild, 2007），以及在情感傳遞與連結的現代分析歷程中所進行的（關係取向中替代分析詮釋的方法；Ormont, 1992），這樣的治療方法理解移情和反移情的重要性，並視治療關係為首要的治療工具。

考量過去經驗對現在的影響

每位個案與治療師、減害治療中心，以及我們計畫服務的情境都有著真實和移情的關係。真實的關係是以個案與工作人員和該機構實際遇到的狀況為基礎。服務的時間安排多有彈性？是否常有空房可入住？房內裝潢是否讓人感到舒適溫暖？工作人員是否會以燦爛的微笑和熱情的態度來迎接每位個案？還是只是生硬地詢問「您今天需要什麼」？工作人員與個案相處時是否感興趣、好奇或是焦慮？這些因素以及其他更多因素都會促發每位個案不同的反應，並影響後續的工作歷程。每位前來的個案也都會抱著期待與機構及工作人員接觸。這些期望多半是依據個案先前在其他機構、社會服務機構和治療計畫中的治療經驗所形成的。考量到個案的多重問題，以及這些問題大部分都出現在安置或刑事司法系統中，這些經驗多半是負面的。減害治療師（和其他工作人員）的工作就是透過重複地表達歡迎和肯定、並提供尊重和合作的關係來消除這些負面的期待。

創傷知情

由於減害治療中心的很多個案都有個人和制度上的創傷史，而且他們目前的生活充滿危險，因此社區型減害治療必須有創傷告知的過程。創傷的要素包括脅迫、侵入、失控、無力、失信，通常是意外因素，以及身體和情感上的攻擊。創傷倖存者很難發展出信任。他們會過度警覺及懷疑周圍環境的安全。多數的創傷倖存者會濫用酒精和藥物（Goetz, 2001; Little, 2006）。

計畫的架構和治療師的期望必須考量並理解創傷情況，並且避免重現上述所提的任何元素。減害治療中心的開放式課程讓個案可以自由學習設定自己的界線，這對於從創傷中復元是至關重要的。我們堅信改變階段理論（Prochaska et al., 1992），因此我們尊重個案的智慧和經驗，不會將我們的期待強加於個案，因而讓個案可以獲得深刻而非強制性的治療經驗。

歡迎出現問題行爲的危急個案

減害治療師倘若採取真正以個案為中心的治療方法，就需要包容和理解個案所有行為，而不是去控制它。我們根據個案的狀況調整治療計畫，而不是要求個案配合治療計畫。我們的個案大部分是無家可歸的人，每個人身上都有許多的難題。他們隨身攜帶家當，藏在衣物中的蟲子有時會爬進我們的辦公室。他們蓬頭垢面，衛生條件很差，擁擠的團體室內會非常臭。他們已經習慣如果找不到洗手間，就直接在地上便溺。如果喝醉了或是精神病發作或者只是生氣，他們就會大喊大叫，有時甚至會威脅治療師。

在維護個案和工作人員「安全」的偽裝下，治療計畫經常會設立規則和系統來禁止許多「破壞性」的行為。但比起實際的安全性需要，通常這些大多是為了工作人員的舒適性所規定。減害治療師的工作是探究行為，並將其重新詮釋為可理解的、甚至是具有其適應性的。我們的工作是去相信，行為是個案表達生命的方式。儘管我們不允許任何人受到傷害，而且我們明確制定了禁止人身攻擊或威脅的規則，但我們還是強調，應該要透過探究潛在的問題，而不是藉由禁止行為來緩和問題情況。例如，當「老兄」開始在團體中大喊大叫，堅持他非得用影印機來印他的畫不可時（如果我們不加限制，他可能會印上數百份！），治療師可以透過說：「老兄，你一定對我很生氣。告訴我，我做了什麼讓你這麼生氣？」來介入。透過這種方式，我們將個案的憤怒引向我們自己，而不是任由他向其他成員發洩，因為這很可能會傷害到某人。在某種程度上，我們大部分個案都有危急狀況。所有工作人員都接受過危機評估訓練，並有權在絕對必要時限制個案的行為，但這種情況並不常見。危機預防是我們的首要任務；然而，由於緊急住院治療很少有療效，而且常常會造成創傷，所以我們可能會花幾個小時與深陷危機狀況中的個案談話並穩定個案的情況，以避免危險情況發生。過去一年中與減害治療中心合作的一千一百位個案中，僅有二十五位個案住院治療。

減害治療中心的社區治療

上述的這些基本原則是如何在減害治療中心的社區計畫中實施的呢？減害療法最重要的部分是治療師的態度：在社區實施減害療法的首要條件，便是徹底接受的態度。

關係

最重要的是，我們將我們所做的一切，從最簡單的問候到一段持續性的治療關係，全都視為治療。因為了解關係是所有行為改變的關鍵，我們將所有互動視為建立和維持治療關係的歷程，並且知道關係是所有行為改變的關鍵。我們藉由提供空間和時間，讓個案願意接近我們，或讓個案邀請我們隨著他們的步調接近他們。我們一視同仁地包容所有個案，以及伴隨他們來到治療計畫中所有的行為。我們理解行為是有目的性的，且儘管有時候會帶有自暴自棄的部分，但它卻傳達了有關一個人的人生、感受，以及對當前環境反應的基本訊息。我們培養傾聽的能力，並對於個案的需求和議題，以及與我們與個案互動時所產生的想法和感受，保持佛洛伊德所謂「平均懸浮的注意力」（equally hovering attention）。最後，我們也保持中立性：擱置我們自己的希望和計畫，專注於發現和探索個案的希望和計畫。我們要不斷提醒自己：「這究竟是誰的人生？」

參與

治療始於相遇。在減害治療中心，我們創建一種適合每位個案互動能力的參與模式，並以他／她感到舒適的步調來進行。我們會在計畫所在的機構周圍走動，向人們打招呼、微笑、受到對方邀請時進行目光接觸，每當很明顯有人看起來有話要說時，便停止聊天。對某些個案，我們可能會花上幾個月在收容中心外的人行道上對人打招呼，或是每天提供一杯咖啡給獨自坐在收容中心的人。對另一些個案，外展服務可能需要請正等待看醫師治療膿腫的個案，允許我們陪他們坐在一起，讓他們主動接近我們、傾聽他們想要分享的內容，並表示出想要聽到更多訊息的興趣，如此治療便能在談話過程中發生，而不是透過約診或會談，而個案在這樣的歷程中會自然而然地透露自己的期待。

我們與計畫主辦機構的工作人員合作，如果遇到主辦機構夥伴不知道如何處理的個案，我們隨時可以提供諮詢。我們協助緩解壓力、混亂或緊急情況。我們也舉辦每日的開放式團體，並在機構中四處走動宣傳每日的團體，回答民眾對於減少傷害開放式團體相關的問題。

我們最好的宣傳策略就是口耳相傳。倫尼與他的跑步同伴牛仔說他參加了一個開放式團體，成員可以在團體中喝咖啡，並自由地談論他們喝酒、用藥，或想要聊的任何事情。沒有人會對他們說教。很快地，牛仔就開始出現在團體中，而會與牛仔如影隨行的桑德拉也一起出現在團體中。尚恩在團體中出現過一次，並且表示他不喜歡團體，但他想獨自與治療師會談。透過這樣的方式，減害治療中心的五位治療師和兩名兼職精神及成癮醫學工作人員在去年服務了一千一百名個案。

開放式團體

我們在這三項計畫裡，每週提供十二次我們所謂減少傷害的開放式團體。每次團體長度為一個小時，團體參與者隨時可以前來，且想待多久就待多久。在這個開放式團體中無所謂遲不遲到。成員可能會談論他們與藥物的關係、無家可歸的感受，或是與孩子們脫節有多麼令人難過。團體治療師努力讓每個人都感覺受到歡迎，這通常很有挑戰性：當喬坐在角落裡對著他腦袋中的聲音嘀咕時、埃絲特蜷縮在她的椅子上，希望自己能消失不見，還有蒙帝，他正好走進團體室並與朋友們擊掌，而布魯斯則一直談論著他最近喪母的慘痛經驗。我們設法在大多數時間保持這種多樣性，每個團體最多會有多達二十位成員參加（在一個一般來說僅適合容納十人的房間中），成員來來去去，或站或坐。用一位參與者的話來說：「這是唯一一個可以讓你恣意遐想、暢所欲言，並且總是會被接納的團體。」在去年前來減害中心求助的一千一百位個案中，有三百位個案僅參加了我們的團體。

評估（Assessment）

減少傷害療法是一個相互依存的系統，這個系統不斷產生回饋，我們和個案都使用這些回饋來修正我們正在進行的互動和治療目標。德寧（2000）將這種現象描述為「評估即治療」（assessment as treatment）：治療師對個案的經驗、過去和現在，持續的好奇、觀察和探究，在整個治療歷程中從未停止過。我們通常會經過很長的一段時間才會進行一次正式評估。有些個案比較喜歡在經過幾次會談後，進行一次正式的晤談；有些人則受不了正式晤談，我們只能在跟他們相處的日常中，收集訊息並瞭解他們。我們向個案提供我們的洞察和建議，但只有在我們獲得他們的許可後才能這樣做。我們也注意肢體語言以及人們控制自己和行動的方式，因為許多個案還無法用言語表達他們的經歷。我們不像其他藥物濫用計畫一樣，收集與個案有關的附帶訊息。只有在個案明確表達希望且在場的情況下，我們才會與個案的配偶、伴侶、父母、孩子、朋友或其他所愛的人會面並收集訊息。

個別治療

大約有三分之二的個案都是臨時前來，而會談的時間可能會每天持續幾分鐘，或是每週進行幾次，且每次持續半小時。有時候我們與個案的會談是在門開著的情況下進行的，因為個案心中懷疑和恐懼的程度，可能需要很長一段時間才能建立信任。有的人可能永遠不會踏入治療室。對這些個案來說，治療可能發生於人行道上，或是診間和廁所之間的走廊上。這些會談通常聚焦在當前的危急狀況，並且包含了評估、問題解決及緩和衝突。有時候，在個案瞭解治療師的過程中，輕鬆的談話或幽默的玩笑是會談的重點。社區中的減少傷害治療通常會至少包含了一些心理健康的個案管理，最常見的是社會安全報告和倡導。這項服務至關重要，因為我們在兩個服務站所服務的許多個案都無法遵循預約和檢驗的流程，而這通常是獲得福利所需的條件。

最終，有些個案（在任何時間點大約都有三分之一）會從臨時性的會談轉變為定期會談。當這種情況發生，且個案每周可以接受一到兩次定期的個別治療時，治療就能傾向開始深入，並聚焦於早期生命創傷及其與當前藥物使用及其他行為和情況間的關係——感情狀態、親子關係、健康、犯罪活動、暴力（身為受害者或關係人）、住所，以及我們作為成年人需要面對的其他生活議題。雖然這些會談通常不再充滿危機，而且較容易預測，但對於個案和治療師而言，這些會談還是會充滿強烈的情緒，且往往很痛苦——這些反映的都是美國最艱難的生活處境。

藥物評估和監控

減害中心的社區計畫針對精神和成癮障礙症提供藥物評估和管理。減害中心是舊金山鴉片類藥物成癮門診治療計畫的據點，為鴉片類藥物成癮的個案提供丁基原啡因藥物，以及團體和個人諮商。精神和成癮醫學的工作人員為仍持續使用藥物的成癮者開立精神科藥物。到目前為止，我們並沒有觀察到任何危險的交互作用。我們減害服務的價值——特別是用藥者可以在不必戒除的情況下好轉——傳達了我們對於透過藥物治療來緩解症狀的渴望，希望這樣的做法能夠支持個案改變用藥方式。

案例

以下是曾與我們減害中心社區治療師合作過的四位個案的簡短故事。

凱倫

凱倫（Karen）是一位六十八歲的舊金山白人。她患有思覺失調症。她一生中大部分的時間都在進出州立醫院、養護機構以及急性病房。在逃離了一個中途之家後，她就在田德龍區街頭流浪了十多年；也正是在這段時間中，凱倫接觸到了快克，且因為許多人利用了她的善良和不設限，她經歷到了剝削和虐待。八個月前，凱倫開始來到第六街自助中心（Sixth Street Self-Help Center），中心距離她稱之為「家」的單人住宿旅店（SRO）只有幾扇門的距離。自助中心從從早上九點開放到下午五點，凱倫通常是最早到和最後離開的。由於她的妄想症，凱倫無法身處在很多人的地方，並且迴避去許多提供人們飲食和服務的大型機構。當她開始來到自助中心時，她正在市區另一端的社區心理健康機構接受服務。因為她經常滿身蝨子和臭蟲，所以被要求不得進出那裡的「社交活動室」，所以她與其他人的主要互動都是在第六街自助中心，那裡是酒癮者和快克成癮者的避風港。大多數時候，她來到第六街自助中心，參加開放式減害團體，並簡短地向治療師報到。正是透過這種關係，她的治療師能夠逐步地與凱倫共事。

凱倫在過去的八個月裡有大幅進步。雖然她仍然在吸快克，但她身上已經沒有了蟲子，大多數時候她的個人衛生也保持良好。自從到了中心後，特別是在減害團體裡，她結交了朋友。她在另一間機構的個管師則報告說，凱倫目前與她共事這麼多年來，所見過最好的狀態，並將此歸功於凱倫來到自助中心接受治療。凱倫自己則說：「這是我二十年來的最佳狀況！」

喬治

喬治（George）是一名二十三歲的薩爾瓦多裔美籍男性，2006年被轉介來田德龍的減害中心，以尋求焦慮和鴉片類藥物成癮的協助。在大約三個月的接觸期後，喬治開始和個別治療師共事，在與他接觸的期間，他的治療師主要為他提供危機管理的服務。當喬治對治療師產生了信任並居有定所，他就開始穩定出席會談。在治療期間，喬治很明顯地不僅在憂鬱、焦慮及鴉片類藥物成癮之間掙扎著，他還有嚴重的童年創傷歷史和吸食快克的問題。他的治療師診斷他患有創傷後壓力症候群。

在大學短暫就讀過一陣子後，他留落街頭四年之久，喬治從事性工作賺取藥物使用所需的資金。他已對海洛因產生依賴，並表示海洛因可以有效地控制自己青少年時期的嚴重焦慮。在他無家可歸的歲月裡，他遭受了嚴重的頭部傷害和多重創傷，包括了各種攻擊和毆打。在這段時間裡，書籍是陪伴喬治渡過艱難的依靠。他說道，即使沒有地方可以讓他待著或保存私人物品，他身上總有一本書。

目前，喬治正於減害中心的鴉片類藥物門診治療計畫中接受鴉片類藥物成癮替代療法，並且在藥物濫用上有了大幅的控制。他每週會向治療師報到，服用精神科藥物，也獲准得到了社會安全保障，並開始在社會服務機構實習。他仍持續處理關係議題，偶爾會再度回到失控使用藥物的狀態，而他充滿創傷的過去仍然困擾著他清醒時的生活以及他的夢境。然而，他卻說道：「如果你四年前問我是否有工作，我會覺得你很可笑。但現在，生活中不再充滿危機了，我覺得自己做得還不錯。」

埃塞爾

埃塞爾（Ethel）是一名四十四歲的非裔美籍女性，在候診看醫師時接觸了減害中心的工作人員。埃塞爾是愛滋感染者，也患有思覺失調症及快克成癮議題。她也完全沒有法律的概念。雖然她希望能與治療師「有時間談談」，但卻很難付諸行動，直到她發現治療師的辦公室有糖果。埃塞爾超愛糖果，還有炸雞。

埃塞爾多年來一直無家可歸，可能從她第一次精神症狀出現後就開始流落街頭。她很活潑，很有吸引力，且經常談論一些讓她開心的事。由於埃塞爾有時會胡言亂語，因此可能會很難理解她所說的話；她只能忍受得了短暫的會談。由於她太混亂了，因此無法預約，或遵循社會補助和健康保險的申請程序以支付所需的藥品。她使用快克，並且因為習慣而犯下多起竊盜罪，因此常進出監獄。埃塞爾展現出許多經歷過創傷事件的症狀：她經常出現不適當的性表達、暴怒，並且很容易打架及大喊大叫。她說她難以獨自入眠，而且有時候「我無法忘記想忘記的事情」。

每次埃塞爾從監獄獲釋，與她接觸並幫助她管理眾多需求的過程就會重新開始。

老兄

「老兄」（Dude），就像他對自己的稱呼，是位三十七歲的非裔美籍男子，他在一次開放式的藥癮支持團體舉辦時來到減害中心，這個團體中每位成員者可以選擇是否要談論藥物使用的情況。他帶著三袋陳舊的隨身物品坐下來，開始自言自語。那已經是十八個月前的事情了。從那之後，老兄一直是團體的穩定成員。偶爾他會願意個別會談，但他說：「我喜歡上這些課。這些課就是我的社會學課程。」

老兄是一位音樂家和職業流浪者，小時候被舊金山一個家庭領養並在這裡長大。他曾上過大學，且一直與小組分享他對學習的熱愛。老兄也患有思覺失調症。他一團混亂且身上很臭，其他成員也很難理解他。他經常透過繪畫來溝通，他稱之為「象棋遊戲」，並將之分享給其他團體成員。

由於他有妄想症且很難與別人相處，他一直過著逃避接受服務的生活。雖然他已申請到社會安全生活補助金（SSI），但他的雜亂無章使他幾乎不可能找到必要的補助金收款人。同時，他也一直不願意讓團體領導者提供他在金錢、居住，或其他方面基本需求等的協助，他總是說：「反正我明天就會搭便車離開這裡了。」

結果

雖然減害中心目前並沒有社區計畫正式的結果研究，但我們保存了相關的電子記錄系統，讓我們得以追蹤個案的進展。在過去的一年裡，許多在減害中心社區項目中接受治療的人變得更加健康。大約有三分之一的人可以穩定出席會談，其他的個案則至少會與治療師短暫的會面；而超過一半的人會定期參加開放式團體。在本書撰寫時，大約有 60% 的個案能夠成功地管理他們的物質使用，50% 的個案不再處於危機狀況，70% 的人心理健康的狀況更為穩定，60% 的個案正在服用精神科藥物，以及 60% 的個案有更穩定的居所。

我們也認為治療師的照顧是我們計畫的關鍵「結果」。治療師們必須在任何一天內針對一百種不同的危機和故事展現出彈性和反應能力。正如減害治療師會優先考慮建立治療關係一樣，減害治療師的督導也是如此支持減害治療師，因為他們將所有的注意力都放在社區計畫中許多參與者的身上。治療師每週接受個別的臨床和行政督導，以及計畫協調者的支援。團隊會議每週舉行一次，了解工作人員狀況和提供支持。減害中心的治療師也參加每週由聯合機構所召集的計畫會議和病例研討會。所有員工在前兩年都要參加每週的在職培訓和團體督導，而所有的減害中心治療師每個月都要參加團體心理治療的團體督導。最後，我們支持員工們參加額外的培訓，以充實他們的工作內容、支持他們在專業上的發展、引發他們對個案保持的興趣，並支持他們職涯上的發展。

在減害治療中心裡，治療師應該吸收個案所分享的內容，並且除非個案有立即性的危險，否則不會採取行動。而治療督導的重點之一，即是辨識對個案的反移情，以及這些想法、感受，和知覺如何理解為與個案有關的訊息，以及我們作為治療師自身的發展和管理困難個案的能力。我們強調自我反思和督導工作的重要性。我們相信阻礙了與困難個案共事的原因不是缺乏專業技術，而是反移情，這需要治療師不斷地學習和覺察。最後，我們也會注意職業倦怠和替代性創傷的徵兆，並鼓勵員工休假和進行其他自我照顧的活動。

結論

我們相信減害療法對於照顧雙重診斷的個案來說至關重要，特別是那些無家可歸、貧困，以及被排擠到美國社會邊緣的民眾。二十年來，個案管理已成為社區精神患者的首選「治療」。這雖然非常有幫助並且也確實可以減少傷害，但它畢竟不是心理治療。個案管理並不同意將時間和空間花在陪伴個案漫無目的地枯坐著，而是要談論他們過去經歷的恐懼、日常生活的困難、他們的夢想和希望，以及他們與藥物和酒精的關係。減少傷害療法鼓勵人們探索他們與藥物、憂鬱、焦慮、內在的聲音、與他人、與他們的過去，以及與他們的未來之間的關係。它使用許多技術促使漸進的行為改變發生：動機式晤談、物質使用管理，以及關係心理治療。在美國，減少傷害療法是一種能夠與最複雜的個案工作的最低門檻和最全面的治療方法。我們希望本章的內容能啟發其他臨床工作者在社區機構中採用減害治療的基本原則和治療方法。

【第十章】團體中的減害心理治療[1]

減害團體：自然率真地來

「在這個團體裡，你可以在很嗨的時候來，可以在很低落的時候來，或是帶著任何心情來。我們看到你來就很開心。」安娜．柏格[2]（Anna Berg）在她帶領的每一次開放式團體的開頭都會這樣說。這樣的開場白說明了減害團體的精神。如果說減害團體的設計提供了非常低門檻的治療選項，可能一點也不讓人驚訝。減害團體歡迎想解決各種議題的成員，而不僅限於他們與藥物間的關係，或甚至不是他們與藥物間的關係。成員原有的優點可以得到支持，並且被鼓勵談論任何他們關切的問題。成員會被強烈的接納文化所保護，不會感受到被攻擊，這種文化始於歡迎那些沒有放棄使用藥物的人、那些還沒有決定要放棄使用藥物的人，那些可能選擇餘生都使用藥物的人，以及那些來到團體時還在酒醉狀態的人。事實上，鼓勵成員們出席團體，甚至是在他們剛使用藥物之後（只要他們不

1　原註：本節摘錄並改編自利特（Little）（2006a）以及利特、霍達里、拉凡德、柏格（Little, Hodari, Lavender, and Berg）（2008）所發表的文章。翻印已獲得 Taylor & Francis 出版社的許可。珍妮．利特（Jeannie Little）的共同作者 Kimya Hodari, Jamie Lavender 以及 Anna Berg 在社區機構中做了相當卓越的工作，創立了許多減害團體，且每一個團體都大幅改善了減少傷害的模式，對成千上萬有幸發現並參與他們團體的藥物使用者，提供了不斷擴展的心靈、靈魂和技巧。

2　編註：安娜．柏格（Anna Berg），美國兒童與青少年精神病學專家。

是開車來）。

持續用藥個案的特徵是，他們難以控制強烈的情感，特別是他們自己和他人的攻擊性，極度容易自尊心受傷（通常會經驗為羞恥感），以及在感情的處理上有困難。這些觀察結果與漢茲安等人（Khantzian et al.）（1990）的主張一致，他們主張藥物濫用者的四個主要的脆弱性為：情感容忍度、自我照顧、自尊和關係。為了避免因為難以忍受壓力而導致治療中斷，減害團體非常歡迎這些脆弱的個案「以原本的一面」進入團體，並且以不會期待他們做出任何行為上的改變，作為進入治療的條件。

預期會加入團體的成員會被告知團體治療的目標是：（1）更了解他們與藥物間的關係；（2）理解藥物使用與其他所擔心的生活議題間的交互作用；（3）做出關於改變的決定；以及（4）使用團體的幫助來做出他們想要的改變。這個歷程沒有既定的時間架構。如果藥物使用行為沒有任何變化，也一樣會被接納，且治療會持續進行。

本章總結了迄今為止在珍妮．利特的督導下所發展的減害團體。

物質濫用團體

戒除導向團體

在美國，團體是藥物濫用治療的主流。有 93% 的服務計畫是採用戒酒無名會（AA）及其十二步驟的模式所形成的（Peele & Brodsky, 1991）。不幸的是，這些團體和計畫在治療精神疾病患者的能力上，以及對於持續用藥者的容忍度上都很有限（無論持續使用的原因是成員尚未停止使用或是再次復發）。雖然在十二步驟團體中所傳達的訊息是「歡迎」的，而且沒有限定只有「已經停用藥物和清醒」的人才可以參加，但團體中傳達的「作為 AA 會員的唯一要求是停止喝酒的渴望」這一訊息，就排除了沒有想要停止飲酒（或使用藥物）的人。但根據我們的經驗，「沒有停止使用意願」卻是我們所治療過的絕大多數用藥者的狀態。除了解毒計畫（detoxification）外，一般治療計畫不接受持續使用者加入，並且通常會取消在治療期間復發成員的參加資格。值得慶幸的是，這種情況正在改變，服務提供者對於讓「復發者」留在團體裡一事愈來愈能接受。然而，將戒癮做為治療或 12 步驟的目標，在最重要的層面——人與酒精和其他藥物的關係上，創造了同質性。換句話說，在堅持戒癮的承諾時，每位成員在是否要繼續使用藥物的矛盾心態以及繼續使用藥物動機上，其複雜性可能會因為強調「康復」這類的措辭，而受到忽視。

非戒除導向團體

也有一些團體不是僅以戒癮為焦點。漢茲安等人（1990）就曾發表過與古柯鹼濫用者有關的改良式的動力團體治療，他們主張動力治療從戒癮的第一天就可以且應該開始介入。這種團體模式會讓復發的成員繼續待在團體裡，並且在團體內探索復發議題以及其他成員對復發議題的感覺。多年來萬尼切利[3]（Vannicelli，1997）帶領團體信念是：「酒精成癮者」可以學習適度的使用酒精。此外，酒

3　編註：瑪莎．萬尼切利（Marsh Vannicelli），美國心理醫師。

癮適度管理自助計畫（Moderation Management）是一項研究型的服務計畫（Rotgers et al., 2002），旨在幫助成員適度飲酒。

某些實務工作者也在團體治療中採用動機式晤談法。富特[4]（Foote）和他的同事（1999）應用動機式晤談法的一般原則和FRAMES（回饋、責任、建議、選項、同理和自我效能）模式，以創造一種「自主性支持」（autonomy-supportive）的環境，來進行「團體動機式晤談」（group motivational interviewing, GMI），團體動機式晤談是以四次會談為標準的團體治療。貝拉斯克斯[5]（Velasquez）、史帝芬斯[6]（Stephens）和英格索爾[7]（Ingersoll）（2006）也同樣闡述了動機式晤談在團體中的應用。上述兩組學者都非常細膩地描述了動機式晤談在團體工作中普遍的實踐方法，以及促使成癮行為發生改變的具體介入方式。這些團體原則上都將「停止」、「戒除」和「康復」作為參考點。

減害團體和動機式晤談團體之間最主要的區別在於：減害團體對戒癮沒有相對的參考點，也沒有特別提倡或訓練成員來實踐對物質使用的控制。每位成員的問題都由成員自己 確認（富特等人在1999年所開發的模式也是如此），且如果需要做出任何改變，也是由成員自己提出，而非由團體帶領者提出。本章希望能對藥物濫用團體做出貢獻，提供減害原則和減害療法技術在開放式團體中應用的全面概述，而這些方法的設計旨在吸引狀況最混亂的用藥者。

4　編註：傑夫・富特（Jeff Foote），美國物質濫用治療專家，動機與改變中心（Center For Motivation And Change）共同創始人與共同執行主任。

5　編註：瑪莉・貝拉斯克斯（Mary Velasquez），美國行為科學家。

6　編註：娜涅特・史多克斯・史帝芬斯（Nanette Stokes Stephens），美國心理醫師。

7　編註：凱倫・S・英格索爾（Karen S. Ingersoll），美國精神科醫師。

減害團體中多樣化的重要性

一個能夠歡迎所有用藥者，不論其使用狀態，並且能夠突顯成員間差異性的團體，對於患有雙重障礙症的個案來說，是最具有療效的（Little, 2002）。透過在團體中所呈現出的各式各樣的用藥行為和改變動機，成員們可以更加釐清自己與藥物間的關係。減害團體透過讓處在不同用藥和改變階段光譜上成員間的接觸，來更接近每個成員對用藥的矛盾心理，以及對用藥的慾望，而非保護成員不會接觸到其他藥物使用者。透過這種方式，團體可以包容每個人的內在衝動和衝突。減害觀點認為團體中的療效因子應該是獨特性和多樣性，而非認同。

減害團體的成員在設定未來使用藥物和酒精的目標非常多樣。一般而言，想來參加的成員多半處於藥物或酒精使用的混亂狀態，他們多少對於用藥和酒精的後果都感到不滿。有些人明確表示他們想要停用一種或所有藥物，或者他們希望能夠成功地控制用藥。少數來參加的成員則不太清楚自己想要什麼，但非常渴望加入一個不會預先設定結果的團體，在這個團體中，他們可以按照自己認為最重要的順序來處理他們的許多議題，並且在其中探究他們與藥物之間的關係，進而在之後作出改變的決定。其結果是，減害團體中的成員對於物質使用，在未來存在著廣泛多樣的目標，從減少傷害的改變，到適度減少，再到戒除都有。

減害團體提供成員一個無需親自嘗試、就能夠親眼見證從藥物使用到濫用情況之間連續性過程的絕佳機會！成員們也能親眼見證各種進步和成功的可能性。正如藥物使用是一個從良性的、到有益的、到有問題的，再到致命的連續性過程，且正如這個過程對大多數人來說，需要很長時間才能形成，要解決藥物使用的問題也需要經歷這一連串的過程，且更需要循序漸進，而非如一般所想像與希望的，在一個人「跌落谷底」後，在充滿戲劇張力的談話過後就能徹底戒癮。戒癮是人們遇到藥物問題時，減少傷害的一種重要解方，但它不是唯一的一種方法。減害的做法強調的是**過程**，而不是**結果**。

由於減害團體內的多樣性會引發團體中的張力，學會忍受張力也是成員的關鍵發展任務。減害團體接納多樣的藥物使用模式、情緒困難，以及對未來藥物使用目標的設定，不僅是一種人道的治療方法，而且還能巧妙地為團體成員提供成長的機會。如果根據我們的觀察，假設在這樣的團體中，忍受張力很困難，那麼為什麼不藉由將團體成員帶入異質性團體，而非同質性團體，以提高他們的耐受性及彈性呢？

以下將介紹五個團體，這些團體都是在珍妮．利特的督導下所進行的。

開放式的減害團體

清醒支持團體：建立減害團體的文化

「歡迎」一詞是我們對每位來參加清醒支持團體（Sobriety Support Group）的成員的第一句話。這個開放式團體是美國第一個減害治療團體，於 1994 年在舊金山退伍軍人事務部（VA）的遊民收容中心（Comprehensive Homeless Center）開辦，這個中心提供長期無家可歸且具多重診斷的退伍軍人相關的社會工作和醫療服務。而該團體是為具有雙重診斷的密集住院成癮者創建的，這些病人的門診追蹤狀況很差，或者因為他們複雜的診斷資料或頻繁地重新用藥，而被醫療體系拒之門外。團體在每週一、三、五上午聚會一小時，另外，成員也在其他兩天參加由醫療人員和營養師所帶領的團體。

團體定名為「清醒支持團體」就是要表明它會處理藥物和酒精的議題（在我還未接觸減害觀點前），團體的第一個目標，就是歡迎有雙重診斷的酒癮者和用藥者進入一段真誠的治療關係中，在這段關係中，他們可以自由地檢視自己與藥物之間的關係，並開始逐步改善與藥物有關的問題、精神症狀以及社交問題。這個團體遵守減害原則，對於成員的資格不具任何的條件——不需要「戒除和清醒」，也不需要渴望如此。

清醒支持團體中，第一個減少傷害文化建立的時機，發生在第二次團體會談時。一名無家可歸、具有海洛因和酒精依賴且患有妄想型思覺失調症的成員，在社工師的說服下進入團體中。他的日常儀式是：來到我們中心，停放他的購物車，接著一直睡到中心關門。這一天他先將購物車留在社工師的辦公室裡，隨後進入團體中，坐進我們的圈圈裡，並且很快地就以奇怪的角度偏著頭睡著了。其他七位成員則充滿期待地看著我。其中幾位成員同時參加了其他的治療計畫，而這些治療計畫在團體中是不能睡覺的。我該怎麼辦呢？我於是將焦點放在他的迫切需要——睡覺上面。如果他繼續以這種姿勢睡覺，醒來時他的脖子應該會相當疼痛。我站了起來，拿了幾件夾克，將它們捲成一個枕頭，放在他的頭下，接著再坐回我的位子。團員們不敢相信地看著我。從那一刻開始，一種關懷和溫柔的文化就在團體裡開始出現，且許多團體成員表達出了這種感覺——「我這全多虧了上帝的恩典」。我們團體講求尊重、無條件的接受和關懷的文化，就這麼轟然一聲——或者說「一枕」開始了，也真正體現了「自然率真地來」的歡迎精神。

清醒支持團體所建立的第二個關鍵的減害團體規範，就是強烈堅持開放式團體的形式。具有雙重診斷的個案最為人熟知的特性，就是不能如期赴約，像是持續使用藥物的個案便是如此，而在這些個案中，無家可歸的個案更是如此。此外，這個族群中的許多成員是無法安坐一個小時的，或是當團體在討論擁有療效的議題素材時，無法待在團體室裡。為了因應這些現實，團體歡迎成員在任何時都可以進來，且他們也可以在團體進行中，隨時進出團體室。我們的團體假設每個成員都知道自己需要什麼。由於我們不要求成員完全戒除用藥、定期出席，或是必須在團體中從頭參與到尾，治療師完全放下對於成員治療狀況的控制，且將培養對團體的包忍力的責任，交回個案手中。多年來，成員們多次談論這樣的團體的彈性正是團體帶領者「信任」團體的證據，而成員們具有支持性的回饋也強化了這種信任，像是「你並沒有遲到：你來得正是時候，正好趕上了你 需要的團體。」

第三，清醒支持團體非常尊重多樣性。由於成員間對於成癮藥物的使用、改變目標以及心理健康狀況，存在著非常大的差異——一名同時有參與戒癮治療的成員可能會談論他保持清醒的不同策略；另一名成員是位沒有服藥的思覺失調症成員，則可能會描述他如何透過沿街行乞，來維持每天在快克上的 100 美元的開銷；同時，第三位成員因為甲基安非他命的藥效退去，因為抽搐和痙攣將咖啡不小心潑灑到鄰座成員身上。我們的團體以均等的注意力、耐心和「清醒」的態度傾聽每一個人。

最後，團體中的所有談話都是由成員主動開啟的。當次團體討論的主題都是從團體開始時的暖身過程中自然浮現的，且若是成員不願意，我們也不會要他們說話。一般而言，減害團體的過程中，大約有一半的時間在討論藥物的使用和改變。成員也會談論情緒議題、生存困境、感情、家庭以及治療（例如：愛滋病或精神障礙症治療）的情況。法蘭克，一位清醒支持團體的長期成員，曾經回饋道：「我喜歡這個團體沒有預定流程。我在團體中開始說話之前，都不知道自己在想什麼。當我聽到自己所說的話時，我才瞭解我心裡在想什麼。」

清醒支持團體只有一條規則：成員（和帶領者）必須先徵得當事人的同意才能對彼此提供意見、反應或回饋。這個規則是在團體開始大約一年後，為了因應一位新成員所引發的衝突而設立的。

> 拉希德（Rashid）是一名患有情感思覺失調障礙症的快克使用者，他加入團體後發現成員間自由流動的交談讓他難以忍受。他開始覺得受到威脅，以至在每次團體中都反覆大喊大叫：「你不瞭解我。我是我自己的主人！」並且一邊用拳頭槌打自己的胸口。我與成員們建議我們可能要訂下一條規則：先詢問彼此，並在獲得許可之前，我們都不可以打斷其他成員說話，或給予對方任何回饋。

徵詢同意已成為減害團體的黃金規則，且會在本章稍後的兩個案例中，作為主題再度討論。清醒支持團體成功地建立了一個治療環境，吸引了數百名通常不願意參加其他治療方案的成員。在減害團體十四年的歷史中，我們維持了成員的高度出席率和維持率。在過去十四年內，每年約有一百名新成員「加入」團體，共計近一千五百人。其中，90% 的成員偶爾會返回團體，60% 的成員定期參與團體（至少每週一次）至少三個月。有些人已經是定期參與團體的終身成員。從任何時間區段看來，團體有 50% 至 85% 的成員患有嚴重和持續精神障礙症的雙重診斷；50% 的成員是無家可歸的街友；目前有 50% 的成員持續或積極戒除藥物使用，有些成員則參加十二步驟治療計畫。除了大多數成員都是退伍軍人和男性這項特點外，這是個非常多樣化的團體。

選擇計畫（CHOICES）：建立團體、建立文化、打造計畫

琪米雅・奧達里（KIMYA HODARI）撰文

當團體成員嘗試喚醒坐在團體室角落的金屬椅子上、就像躺在希爾頓飯店溫暖舒適的床上般迅速進入夢鄉的某位成員時，我知道團體正在經歷著些什麼。抱持著這個想法，我去找了一條毯子幫他蓋上。團體成員震驚的反應開啟了討論基本需求的大門：中途之家、食物以及安全感。這位睡著的成員在這裡滿足了以上三種需求之一——在這個團體中，他可以安全地閉上眼睛休息。

選擇計畫（CHOICES Program），旨在幫助解決美國喬治亞洲亞特蘭大市格雷迪健康系統[8]（Grady Health System）的傳染病計畫（IDP）中，日益增加的藥物濫用治療需求。傳染病計畫是一個為愛滋晚期成癮者提供全面醫療護理和服務的門診機構。作為「一站式」的綜合照護系統，傳染病計畫的服務包括成人、青少年和兒科醫療照護；口腔保健服務；營養服務；個案管理服務；幫助滿足食物需求的「伸出援手計畫」（Project Open Hand）；住所援助服務；以及心理健康和藥物濫用治療服務（MH / SATS）。選擇計

8　編註：由美國亞特蘭大市的格雷迪紀念醫院（Grady Memorial Hospital）所經營的醫療系統。

畫，則是傳染病計畫中心裡健康服務的一個部分，是一項長期的門診藥物濫用治療計畫，旨在滿足被診斷為愛滋病晚期，以及具有心理健康和物質使用障礙症雙重診斷的個案之需求。選擇計畫接受所有在傳染病計畫中，接受愛滋病相關醫療照護的成癮者個案。

新團體

很明顯的，在我們具有複雜生物—心理—社會議題的邊緣化族群中，物質使用的增加，對於個案在遵守傳染病計畫所提供的醫療照護和治療方案上，產生了重大的負面影響。心理健康服務中心邀請我加入，並負責開展與執行門診藥物濫用治療計畫。我當時決定從一個女性團體開始著手，這個團體是依據先前我在家庭和兒童服務部門（DFACS）運作了五年的女性新生計畫的經驗為基礎的。雖然先前的團體是強制性的，卻是一個非常成功、受歡迎且賦能的團體計畫，團體聚焦於建立自尊，而非圍繞在無力感上。在這個新的女性團體計畫中，我不讓監督員、法院參與其中，或用家庭和兒童服務部門的強制治療來代替服刑時間或失去對孩子監護權的交換條件。當這個計畫剛推出時，出席率非常低且不穩定。這些女性成員可以選擇參加或不參加。在沒有懲罰的威脅下，我該怎麼讓選擇來參加團體這件事看起來更具有吸引力呢？早在 2000 年，我就在一場伊迪絲．斯普林格主講的研討會上接觸到減害模式。斯普林格在 1980 年代將減害觀點引進美國，介紹這種不具批判性、支持性，以及不論是否持續使用物質的成員、都會受到歡迎的物質濫用治療模式。這對我而言是個重要的啟發，重新點燃我的熱情和創造力。我迫不及待地回到傳染病計畫中心，並開始使用這個模式。起初因為理解減害觀點的人不多，沒有被廣泛接受，且經常被質疑是否為一種有效的物質濫用治療模式，所以我緩慢的進行，沒有大肆宣傳。我們第一個開放式團體的宣傳單張上面，只是簡單地寫著：「擔心健康及家庭議題、物質使用，或只是生活問題呢？……就來加入團體談談吧……星期一上午十點。」

結果，前來參加團體的參與者的數量和穩定性相當驚人。到了下一個申請補助的週期，我們甚至能夠聘請另一位雙重診斷專業的臨床工作者，來協助我們星期一的「保持真實」（Keeping It Real）團體。由於某些成員心理健康的診斷所帶來的挑戰，我們對於一些常被認為是「打斷團體」的行為，需要有非常大的彈性。讓那些由於無法忍受刺激或限制，而無法從頭到尾坐在團體中的成員，能夠依自己的需要來去自如。團體也歡迎那些持續用藥的人，只要他們不中斷其他成員發言的過程。我們相信，只要你出現在團體中必有原因，即使你只是想要待在一個溫暖、安全的房間裡。我們尊重所有來參與團體的理由。

將團體模式擴大爲計畫

2001 年，我參加了由佩特・德寧和珍妮・利特所舉辦的兩日雙重診斷工作坊。利特在工作坊中，聚焦於雙重診斷的減害團體。巧合的是，那時也是我們該將尚未命名的團體擴展為計畫的時機。我們詢問了我們核心團體十二到十五名的參與者，並請他們告訴我們，如果他們想要發展物質濫用治療計畫，那會是什麼樣子。（我們至今仍然遵循著當時團體成員設計的基本課程架構）核心團體反覆強調選擇的重要性，直到它深深觸動了我的內心——選擇的重要性不僅限於處理成癮問題，也在於整個生活的本身。「選擇」（CHOICES）也就成為我們的計畫名稱。

選擇計畫裡沒有「無能為力」這部分。我們相信人無能為力的唯一時刻，就是當人失去選擇能力的時候。星期一，我們仍有「保持真實」團體，成員在暖身後會有開放式的討論，討論範圍很廣泛，由家庭議題、政治到藥物。我們其他的團體，則聚焦於健康的選擇、增強力量、壓力管理（包括冥想訓練）、健康的人際關係，及復發預防等主題。有時候我們會邀請講者來分享，有時候團體成員就能夠提供我們所需的所有訊息。我們還有一個「快樂星期五」（Fun Friday）團體。星期五團體的前半部，是分享週末安全與健康的計畫。而團體的後半部，則是玩團體遊戲、講笑話、跳舞或唱卡拉 OK。團隊合作、解決衝突、學習新的娛樂方式，以及開懷大笑，是我們星期五團體的主題。快樂星期五團體也包含了到動物園、博物館和植物園等地方的參觀旅行。兩年前開始，我們也舉辦了每月一次的「創意藝術日」。

在參觀完植物園後，團體成員們決定在傳染病計畫中心裡，有一座屬於他們自己的花園。他們並將花園命名為「生命花園」。團體成員負責維護花園。花園代表了成員們的希望、信仰和圓滿的生活，對參與了生命花園的成員而言，生命花園是一種與自我、彼此、自然，甚至與某些服務提供者連結的一種存在方式。他們對於負責照顧另一種生命的形式感到興奮、愛護和自豪。當他們關心並看著花園的植物生長和開花時，就能夠瞭解到自我照顧是如何影響著他們自己的成長和健康。

這個團體是如何包容物質使用的？

減害模式提供處於任何改變階段的用藥者支持和協助。選擇計畫團體的某些團體參與者，因受困於做出決定的內在矛盾，而花費了數年的時間，來減少或停止用藥。選擇計畫團體中，「順利地使用」藥物或是尚未準備好停止用藥的成員在團體中受到支持，而非遭受評判或懲罰。對於某些正在維持戒癮的成員來說，團體中有許多持續使用藥物的成員會是一個挑戰。幸好大多數戒癮的成員都不會感受到威脅；團體能夠理解並且重視每個成員的改變歷程。

溫代爾（Wendell）在過去三年間持續參加選擇計畫團體，並且也持續飲酒。在他加入團體時，也同時使用古柯鹼和大麻，且每周使用至少四次。他承認古柯鹼不是他所選擇的藥物，但它已經開始造成最嚴重的後果（由於未配合服藥，導致T細胞數下降，也導致他失業，最終導致他無家可歸）。團體鼓勵溫代爾討論他的進退兩難，那就是他並不想「一次停用所有藥物」，但他的姊姊卻向他施壓，要他一次停用所有藥物。經歷一年的深思熟慮、挫折，以及數次的復發後，溫代爾決定要停止他與古柯鹼的關係。接下來的一年裡，他決定減少使用酒精和大麻，只有在週末時來個「小確幸」！這樣的情況讓他得從中途之家遷出，並搬去與他姊姊同住。為了能繼續跟姊姊住在一起，他必須找一份工作，而他也成功辦到了。幾個月之後，因為害怕工作地點的不定期抽驗可能會讓他失去工作，溫代爾連大麻都決定停用。他現在會趁著放假、回診、或只是想與選擇計畫團體的大家庭分享時來參加團體。他向團體分享自己現在覺得很開心、健康、享受生活，並且還可以保有「週末小確幸」！只不過他現在只喝酒。

出錯的團體規則

就像任何計畫的發展和實施一樣，團體歷程通常是能夠容許改變的。經驗即良師，且並非所有的經驗都是好的。由於涉及了複雜的社會心理議題，帶領團體是困難重重。從事團體工作的新手，通常比較習慣帶著準備妥當的流程進到團體，而當團體中出現的議題與事前準備的流程不相關時，則往往會感到沮喪。多年來，越來越多的帶領者在團體中加入了更多的結構與規則，並開始面質或懲罰團體成員。這些結構與規則之一，就是如果成員被發現身上攜帶藥物，就會被禁止進入團體。

> 羅伯特（Robert）是位持續使用物質的長期團體成員，他最近失去了住處，他來到團體時，有著明顯的醉意，且在團體中不斷打岔。在與他的互動過程中，可以發現他身上也攜帶著古柯鹼。團體成員和帶領者已經約定好，將非法藥品或酒精帶入團體的後果，就是讓違規者暫停參加團體五天。羅伯特則被強制遵守了這項規則。可悲的是，就在那一週，他在街上遭到搶劫且被殺害了。

團體成員因為在那天奪走了羅伯特的安身之地，而感到不安。這項規則立刻受到修改。新的規則是：如果有人因為嚴重違反團體規則，且無法在團體裡修正行為，而被暫停參加團體，最長的暫停時間是三天，且在這三天內，他們會被要求至少參加一次個別諮商，並參加憤怒管理或是自信訓練團體，這些服務在我們的心理健康計畫中都有提供。因此，除非是個案自己的選擇，否則任何人都不會完全失去選擇計畫團體的支持。這個團體後續則是繼續處理這場悲劇所帶來的影響。

這個團體有效的原因爲何？

2006 年，選擇計畫、心理健康和藥物濫用治療服務提供了五百二十七人共四千次以上的服務。根據統計，我們的成員 70% 為男性、30% 為女性，以及 3% 為跨性別者。97% 的成員生活水平低於聯邦貧窮線。最重要的是，我們有些成員是從選擇計畫團體成立的第一天就加入了。我們有些參與選擇計畫團體的成員，甚至本身並沒有物質濫用的歷史，但他們需要選擇計畫團體所提供的無條件歸屬感，以及可以分享自身故事的安全所在。對某些成員而言，這是他們從未擁有過的家。對另一些成員而言，這便是他們的延伸家庭。而對於某些人來說，在因為感染愛滋病毒或物質使用行為，而被自己的原生家庭放棄後，這個團體就像新成立的家庭一般。團體成員經常以「嗨，家人們！」互相問候，或者當他們離開一陣子後再回來時，會說「家人們，我想念你們。」將我們這個偶爾會「失能」的家庭團結在一起的，就是連結、親密感（看見我，into-me-see）、彼此相同及不同之處、學習如何照顧自己和被照顧的能力，以及由工作人員帶頭示範真實的無條件接納。

選擇計畫團體提供了強而有力的免責聲明，利用激勵的概念來保持團體的一致性及成員的人數。當我們在 2000 年開始運作團體時，團體參與者會收到由「伸出援手計畫」（Project Open Hand）所提供的兩枚交通代幣以及一份午餐。現在，我們只提供成員一枚交通代幣，且沒有午餐了。我們的團體在任何一天的參加人數平均有十二至十八位。我們曾經嘗試將團體分為兩個小團體。但成員們反而不喜歡！

團體成員即使是在他們最脆弱時，都能藉由提供無條件、不具批判的支持，而在彼此身上找到力量。一個完美的例子發生在某位戒癮小組的成員又重新開始使用的情況下，好幾位團體中的其他成員，一起到了這位成員吸食快克的地方，並且在隔天將這位成員帶回團體中，去找他的成員都在團體中沒有提起這件事。然而，這位吸食快克的成員在團體中訴說了這個故事，並感謝那些可能「救了我一命的人……如果沒有他們，我可能會無地自容而無法獨自回到團體中。我愛你們，家人們。」

田德隆健康中心的減少傷害支持團體：促進關係並努力學習決策平衡

安娜．柏格（ANNA BERG）撰文

田德隆健康中心（Tenderloin Health）的減害支持團體於 2005 年十一月開辦，它位於舊金山非官方記載的「毒品區」的某個社區機構中，處理持續使用物質者的需求。田德隆區健康中心服務的個案是性工作者及其僱主、用藥者和販賣者、街友和社會邊緣住民，以及有心理及身體疾病患者。此外，這一街區也是舊金山市裡愛滋病感染率增加最快的地區。在團體帶領者開始帶領減害支持團體的同時，田德隆健康中心也提供了各種團體服務，主題範圍由性的健康到愛滋病感染個案的支持性團體——「正向比薩」（Positive Pizza）。該機構具有深厚的團體文化，但卻沒有直接處理物質使用問題的團體。創立減害支持團體，就是為了滿足這個需求。

從 2005 年十一月以來，減害團體每週聚會兩次，時間是週三上午和週四下午，每次一小時的團體。在 2005 年底到 2007 年底間，已有超過兩百五十人曾經參加過這個團體。這個團體充分體現了減少傷害的原則，歡迎成員在團體中做自己、任何使用物質的狀態、精神狀態，或渴望在他們的生命中做些改變等（Denning, 2000; Denning et al. , 2004; Little, 2006）。為了讓團體成員能夠自己調整團體治療的「劑量」，我們鼓勵所有成員可以在團體進行的任何時間點加入，可以自由地離開去休息、抽根煙或上廁所，或是「如果你在團體中就是沒感覺的話，可以隨時離開」。

以下的案例不僅呈現了減少傷害團體的文化如何讓所有成員能夠有所貢獻和創造價值，而且還說明了在開放式團體中如何應用特定的治療介入（像是動機式晤談和決策平衡），來協助成員探索他們與所使用藥物間的關係，以及他們可能（或不可能）為這段關係做些什麼嘗試。

這一次的星期四下午團體會談，共有七位成員參與。以下對話由團體暖身時，傑西分享近況開始。

傑　西：我已經三天沒有用海洛因了，而且目前狀況還不錯。這個丁基原啡因的效果還真不錯。

賴　瑞：（先前有用過鴉片類藥物和苯二氮平類藥物，聽到傑西這麼說後抬起了頭）

帶領者：哇！三天了？感覺怎麼樣？

團　體：（討論丁基原啡因是如何作用的，以及從十六歲就開始使用海洛因的傑西，最近停用海洛因的原因）

傑　西：嗯，我現在還會一直想著的不是海洛因。我是說，丁基原啡因很有效的遏止了我對海洛因的渴望。不是海洛因，我一直想著的是針具。

莫里斯：沒錯！老兄，我知道你在說什麼。我之前也非常喜歡用針具，但自從我發現感染病毒後（莫里斯是愛滋感染者），現在我只用吸的了（快克）。

克里斯：一談到這些，我就有點心癢了。我的意思是，每次我需要去抽血時就很期待。我會閉上眼睛，等著針刺進來，接著就是一陣快感。

帶領者：所以你現在正想著使用安非他命。（帶領者正嘗試將克里斯的話題帶出來。在這次團體稍早的時候，克里斯告訴團體，他把他的抗愛滋病藥物丟進馬桶沖走了，因為他的醫師告訴他，不可以同時服用抗病毒藥物同時使用安非他命）

克里斯：嗯，我整天都在想這件事。安非他命真的能夠給我能量。否則，我可能永遠都不會打掃，或甚至是離開我家。

帶領者：所以你喜歡使用安非他命帶來的某些效果。你喜歡它給你能量。還有其他的嗎？

克里斯：嗯，安非他命也讓我……嗯……感受到更多親近感。我想跟周圍的人更加親近，你懂嗎？

帶領者：所以你有一些使用它的理由。它讓你感受到更多在性及社交上的感覺，也讓你更有能量。那有什麼是你不喜歡的嗎？（帶領者正試圖挖掘潛在的改變動機）

克里斯：嗯，它對我的健康來說確實很不好。當藥效退了之後，我睡了三天。（他沉默了一分鐘）而且我的藥頭，嗯，他把我家搞得一塌糊塗。之後我又得再次用藥，才有辦法打掃乾淨。

帶領者：嗯。看起來用藥需要付出一些代價。在我們團體裡，我們認為只要正在發言的人同意，別人是可以給予回饋的。你是否願意聽聽其他成員對於使用和不使用的理由，有什麼樣的看法呢？

克里斯：（點點頭）

帶領者：（邀請還有在使用的山姆、魯弗斯、和拉里分享他們的想法）

山　姆：嗯，我以前也用過海洛因。但重點是，你必須能夠控制藥物，不能讓它們控制你。

帶領者：山姆，這是什麼意思呢？

山　姆：嗯，你知道的。我以前就是打海洛因跟一些東西，後來失去控制。那時候我因此沒有地方住、開始生病，一切都變得不再有趣了。現在，我不再被毒品搞得一團糟，我會先付房租和帳單，然後再使用它。

帶領者：所以你控制藥物使用方法的一部分，是確保你已經繳完該繳的帳單了。

山　姆：沒錯，而且我會和別人一起使用，以防我喝得太多，並且確定我有吃東西。實際上，我的室友會確定我有吃東西。

傑　西：老兄，你使用哪些藥物呢？

山　姆：速必和大麻。但是我每周只使用幾次安非他命。有時是用古柯鹼與嗎啡及海洛因混用的成癮藥物（Speedball），或是快克。

捷　希：你是用針打的嗎？

山　姆：不是，我大部分是用吸的。

克里斯：我也確定有繳房租。然後我也用速必。大量喝水真的很重要。我也會準備牛奶，以防我太嗨且需要冷靜。我通常是對半喝。

帶領者：所以，支付房租和帳單並且確保有喝水和睡覺，是你控制自己使用物質的一些方法。你怎麼判斷情況有沒有失控呢？

魯弗斯：（打斷）我這裡有一些訊息。第一，把上帝放在第一位。第二，按照聖經的話語生活。第三……。

帶領者：（打斷）魯弗斯，這聽起來不止一個。

魯弗斯：（微笑）第三，愛人如己。第四，交給上帝。

莫里斯：是的，有時候上帝會幫忙。

帶領者：那麼魯弗斯，你和莫里斯可能認為，對某些人來說，當情況失控的時候，信仰可能會有所幫助？**（帶領者正在為患有思覺失調症的魯弗斯「翻譯」，魯弗斯的狀況讓其他成員有時比較難理解他）**

魯弗斯：是的，老兄。

莫里斯：（點點頭）

山　姆：我認為當你只顧著使用物質，且滿腦只想繼續使用時，事情就會失控。

傑　西：沒錯，老兄。

帶領者：所以在我們的團體裡，成員可以在很嗨的時候來，也可以在很低落的時候來，而且你們沒有一定要想戒癮才能來這裡。我想知道現在在我們的團體室裡，是不是也有某些成員時時刻刻都想著要用藥。（這位帶領者正在引導成員回顧減害團體的文化，並且幫助像賴瑞這樣持續使用的成員，保持安全的空間）

莫：（開門進入團體室）哈囉，哈囉。超級大痞子（Slim Shady）來了，感覺就像零下5度，有點酷。有咖啡嗎？

（團體歡迎莫，接著再回到其他成員的近況分享）

這個團體中經歷了什麼？

本次團體歷程顯示出物質使用者行為的複雜性，以及團體文化對於協助成員涵容並探索改變的內在矛盾之重要性。田德隆健康中心的減害團體採用開放的團體模式，成員被鼓勵可以在團體進行中的任何時刻加入，不論他們的用藥狀態為何，不論他們處於改變歷程中的哪個階段。這個已確立的文化，讓他們能夠歡迎在團體開始後才加入的莫，並為賴瑞，一位使用海洛因二十多年的用藥者，提供了一個安全的空間，在傑西正探究自己決定接受丁基原啡因以停用海洛因的好處時，賴瑞就算因為海洛因的藥效而昏睡，也受到包容。而當因精神症狀錯亂且毫無組織的魯弗斯，在團體中傳達上帝的信息時，在帶領者積極地涵容以及為其他團體成員「翻譯」他的話語之下，魯弗斯仍得以保有參與的空間。最重要的是，帶領者謹慎的觀察團體的回饋過程，並確保成員遵守團體的「黃金規則」，以及在尊重每位成員都能夠保有做自己的空間下，維持團體順暢進行。

許多持續物質濫用的人，特別是生活混亂的無家者和精神障礙者，促使物質濫用的相關治療必須具有可近性和彈性。許多濫用酒精或其他藥物的人同時也患有情緒障礙症。藉由提供空間讓莫可以喝到咖啡、魯弗斯可以分享他的預言，以及克里斯可以討論他在性親密感或渴望上所遇到的挑戰，這個團體不僅確保所有人都受到歡迎，也能幫助促進人際交流，以及調節團體成員在適應人際關係的困難、興奮、或失望上的能力。此外，當帶領者指出團體中可能存在並討論戒癮有關的潛在阻抗時，這樣的介入不僅為仍在使用藥物的賴瑞提供了安全的空間，也有助於確保傑西、克里斯或任何其他成員，當他們的改變動機出現搖擺不定時，團體依舊歡迎他們，也因此能鼓勵成員們持續積極地參與減害治療。

決策平衡（Miller & Rollnick, 2002）是一種協助團體成員評估人生抉擇利弊的有效工具。透過鼓勵成員談論他們使用物質的原因、探索因使用物質而造成的潛在傷害，以及探索決策的過程，團體成員被鼓勵成為能決定自己人生的專家。當帶領者關注克里斯以及他對安非他命的渴望時，她利用決策平衡的方法協助克里斯辨認戒除安非他命，所面臨到的一些挑戰（克里斯先前曾在團體中說過，他其實比較想好好服用抗愛滋病毒藥物）。透過鼓勵克里斯探究使用（和喜歡）安非他命的原因，帶領者讓他了解到，他所做的選擇會影響到他生活中的其他層面。藉由運用動機式晤談技巧中所提倡的，在協助個案探討慾望和決策間的掙扎之前，先表達同理，帶領者讓克里斯更容易接受她隨後提出有關使用安非他命的壞處等問題。

這個團體既有的價值，是它歡迎所有的成員，無論他們是否願意改變自己的行為。根據改變階段模式（Prochaska et al. , 1992），漸進式的行動是行為改變的常態，且因為人們生活的複雜性，動機有可能會產生波動。此外，在其他人的支持下走過所有的改變階段，對於做出重大行為改變的歷程來說是最為有效的。因此，歡迎任何改變階段成員參加的減害團體，提供了一個理想的討論空間，以協助參與者進行他們的改變歷程。當克里斯和莫里斯探究他們使用物質的複雜性，以及使用物質的原因和想要改變使用行為（如果有的話）之間的潛在衝突時，傑西則開始討論他決定開始使用丁基原啡因替代療法。山姆提醒了團體減少傷害的重要概念——一個人可能與不同的物質有著不同的關係，而此時魯弗斯也提出了某種想法，雖然與物質使用沒有直接的關係。傑西、克里斯和莫里斯不僅探究了他們與靜脈注射藥物間的關係，也探討了他們與針具本身的關係，進而辨認出儀式的重要性和潛在的促發因子。帶領者透過鼓勵成員談論他們使用物質的現實經驗，而不是要成員照著事先預定的團體流程進行，以努力戒癮和保持清醒，這樣的做法提供了一個可以討論的空間，讓成員能在其中討論實際的安全措施，並在具有破壞性的物質使用模式中，辨識出可能的介入點。

田德隆自助中心的減害開放式團體：在大多數成員都有精神疾患的團體中處理衝突

潔咪・萊文德（JAMIE LAVENDER）撰文

2005 年，減害治療中心（HRTC）的工作人員開始在舊金山市中心招待之家的自助中心帶領開放式減害團體。眾所周知，招待之家是舊金山歷史最悠久的遊民收容所，位於該市最貧困、毒品氾濫程度最高的中心地帶。「自助」一詞準確地描述了這個計畫的模式。幾乎所有的工作人員都是該中心先前的個案，因為他們自己的個人經歷，更能夠理解與支持團體的參與者。減害治療中心是第一個將專業服務引入招待之家的組織。減害治療中心之所以被邀請進入招待之家的原因，正是因為它擁有能接納所有人的低門檻，不論他們物質使用或是其他行為的狀況如何。

招待之家中的減害團體每週聚會四次，且由兩名不同的治療師來帶領。由於招待之家僅有一位個別治療師，這位治療師也同時帶領兩個團體，且因為有幾百位具有雙重診斷的個案前來中心求助，因此，招待之家的服務需求非常大，但資源卻非常少。兩位帶領者都注意到招待之家極度絕望和緊張的氣氛，這也使得團體的情況更加不穩定。以下的團體案例說明了不遵守減害團體的「黃金規則」時會發生什麼狀況。當這個團體發生衝突時，帶領者會努力維持團體的安全感並控制情況。

這段團體歷程從沃倫和山姆的衝突開始。沃倫是來自田納西州的中年白人男同志，是一位持續使用快克的街友，並且是有性侵前科的邊緣性人格障礙患者。山姆則是一位非裔美國男子，也使用快克且很易怒。當時沃倫正在談論他想自殺，以及他向減害治療中心的成癮科醫師發出了最後通牒，要求醫師開具醫用大麻許可證給他。

沃　倫：我告訴他，「如果你不發許可證給我，我就要開始抽快克，而且停掉我的精神科藥物。」（也說道現在他會變成這樣，是因為他小時候被虐待和性侵，而且沒人幫他，他會變成這樣，一切都是社會的錯）

山　姆：（開始給沃倫回饋）

帶領者：（注意到沃倫的防衛態度）山姆，在這個團體中，我們建議成員在給回饋之前，要先徵得對方的同意，因為有時候，對方不想要的回饋會導致強烈的反應，而這會造成衝突。

山　姆：（表示同意並徵詢沃倫同意，沃倫同意他繼續說）你不能把自己的情況歸咎給別人。你應該要為自己負責。

此時，羅納德（一位精力充沛的非裔美籍男子，也抽快克，患有情感思覺失調障礙症，他的發言總是充滿了《聖經》中的「火與硫磺」的訊息）非常粗魯地進入了團體室、踱步、環顧四周，然後走向咖啡壺。沃倫先前正好起身去倒杯咖啡。山姆的發言被羅納德的動作給打斷。

帶領者：歡迎，羅納德。

羅納德：說得好像你真的在乎我一樣。

帶領者：哇。你覺得我不在乎你嗎？

羅納德：（他咕噥了一聲，試圖繞過沃倫去拿他自己的咖啡）

沃　倫：不好意思（並沒有諷刺意味）。（沃倫坐回座位）

羅納德：（拿到了他的咖啡）

帶領者：（對羅納德說）山姆剛剛正在分享近況。

山　姆：（再次發言。這時沃倫和羅納德都試圖打斷他的發言）

帶領者：等一下。山姆還沒說完。我們等下可以聽聽沃倫和羅納德要說什麼。

當山姆和沃倫談論責任的議題時，羅納德在椅子上搖來搖去，舉起手，試圖插話。此時，普萊兒（一位患有思覺失調症的非裔美籍音樂家，不願意服用任何精神科藥物，除了一種他開給自己的藥——主要是大麻——而且他可能已經好幾個月沒有洗澡或換過衣服了）走了進來，坐下來，然後將眼睛往上翻。帶領者問普萊兒是否有醫療緊急狀況，他回答說沒有。

羅納德：（由於團體持續被打斷而感到挫折）好，傑米（帶領者）（停頓了一下）。我得出去一下下。（接著拿著《聖經》回來）

當輪到羅納德說話時，他開始大聲地講道，帶著憤怒的表情，同時怒瞪著沃倫。羅納德一如往常地，他的發言中都是基督教聖經的節錄，以及他自己對這些話語的詮釋：《哥林多前書》10 章第 23 節：「凡事都可行，但不都有益處。」

羅納德：沃倫，我可以告訴你，這跟大麻許可證無關。這與你和全能天父的關係有關，而且你應該向祂禱告以尋求引導和真理。

這種充滿情緒，未經徵得同意的回饋激起了團體室裡的焦慮氛圍。當沃倫試圖為自己辯護時，而羅納德繼續挑戰他，山姆和普萊兒則是完全沉默地坐在那裡。忽然間，山姆輕聲的說：「哦，不。」

帶領者：我必須要喊一下暫停。羅納德並未徵得同意，就給予沃倫回饋。羅納德，你介意在繼續說下去之前，問問沃倫是否想要回饋呢？

羅納德：（停頓了一下）好的。但是傑米，你知道我在說什麼。我們之前就已經討論過了。（然後轉向沃倫，再次跳過徵詢同意的部分）你知道「撒旦」是什麼意思嗎？「撒旦」的意思是「控訴者」，不過沃倫，我不會指控你任何事情。

山　姆：（對帶領者說）我要走了。

帶領者：（詢問山姆還好嗎）

山　姆：我還好。只是我沒有辦法跟這個充滿敵意的老兄溝通，我要走了。

羅納德：（當山姆正要走出門時）敵意？我會讓你知道什麼是敵意。

山　姆：（打開門，接著走回來）你還有話要對我說嗎？我們可以在這裡把話說開。

兩人開始相互威脅。帶領者起身關上門，要求羅納德坐下。帶領者被夾在山姆和羅納德中間，兩人互相推擠並不斷相互威脅。帶領者將山姆由團體中帶出來，並跟著他出來，關起門，要求山姆冷靜下來，請他稍後再單獨回到團體中。帶領者再次進入團體室，坐下來，並看著羅納德。

羅納德：傑米，我沒威脅他。只是，有些人真的不應該開空頭支票。

帶領者：很抱歉，羅納德，但你確實說了一些有威脅性的話。（普萊兒和沃倫默默地坐看著一切，但沃倫瞥了一眼帶領者，眼神似乎說著他不敢相信羅納德竟否認有威脅山姆）你很難尊重我們團體最重要的規則，而我想你必須要離開今天的團體。

羅納德：你可能也會要我一輩子都不要回來吧。

帶領者：羅納德，我不是要你一輩子都不能回來，只是今天需要暫停一次，而且你要在參加下一次團體前，先來見我。

羅納德：傑米，你知道我沒有威脅任何人，而且你知道聖靈都會參與這一切。（他邊說邊起身，在房間裡踱步）

帶領者：（嚴肅地說）羅納德，我聽到你使用了威脅性的言語，首先是很生氣的進來，對我說我不在乎你，把沃倫推開去拿你的咖啡，接著抨擊山姆說你對他有敵意，然後又站起來動粗。這些舉動都算是威脅，如同我們在團體之前討論過的。這會使團體變得不安全，而我有維持團體安全的責任。

羅納德：（面帶微笑地坐下）恭喜，傑米！我要謙虛地告訴你，我為你感到驕傲，你有膽量、有骨氣，我尊重你。

帶領者：我很感謝你的誇獎，但是我仍然要請你離開。我們之後需要再繼續這個談話。

羅納德：你知道聖靈會盡力預防這種情況發生。

帶領者：總之我會盡力而為。

羅納德：（離開團體室）

沃　倫：我很討厭羅納德來參加團體。

保羅（一位六十多歲、高大、蓄鬍的遊民，白人男性，患有思覺失調症、愛滋病，且有酗酒問題）進入了團體。團體成員告訴他，剛剛差點爆發衝突，且山姆和羅納德已經離開此次的團體。保羅說他喜歡山姆，並認為他是一個溫和友善的人。

沃　倫：保羅，你真該看看傑米剛才的表現。他確實給了羅納德一點教訓。傑米，我再也不會質疑你是否有膽量。而且我再也不會「炒你魷魚」了。（沃倫每隔一陣子就會「炒傑米魷魚」，傑米也是他的個人治療師，只要他感覺受到侮辱就會這麼做，像是當傑米會談時遲到了一分鐘）

沃倫隨後將他今日的問題告訴了保羅：他想要一張醫用大麻許可證，不然就威脅要自殺或抽快克。

保　羅：嘿，老兄，你不知道大麻會讓你妄想，而且可能更想自殺嗎？

沃　倫：你在說什麼？大麻是唯一能讓我放鬆的藥物。

帶領者：這是一個不同的人對於大麻會有不同經驗的好例

子。保羅，你是想告訴沃倫你很關心他嗎？

保　羅：是的，我喜歡他。我喜歡看到他。如果他自殺了，我會難過的。

沃　倫：謝謝，朋友。我也喜歡你。

帶領者：（注意到團體結束的時間快到了）普萊兒，你今天沒有說太多話。我們團體發生了這些事情之後，你還好嗎？

普萊爾：我沒有感覺。不管怎樣，山姆的性格中，有什麼是我和羅納德所沒有的？山姆並不溫和，他是那種會表現得很溫和，然後聯合其他二十個人一起攻擊你的人。（他模仿山姆的聲音說話）事實上，我可以向你證明山姆甚至根本不存在。山姆只是一個卡通人物。（暫停）那是個玩笑，但沒人笑。（自己苦笑起來）

帶領者：嗯，或許大家有把你的話當真喔。（結束團體）

這個團體經歷了什麼？

儘管成員之間相互威脅的情況並不常見（在兩年中僅發生過幾次，且要求成員暫時離開團體），但這是自助中心的團體過程非常典型的例子。當一位個帶領者在一群極度脆弱的個體中產生失誤時，這會是寶貴的一課。

這次團體像往常一樣開始，其中一名成員「分享」他最近嘗試獲得醫用大麻許可證的經驗。沃倫提出了幾個會引發焦慮的議題，包括藥物使用、自殺、童年虐待、對服務提供者的依賴和回應能力，以及對一個人的生活和選擇負責的問題。當山姆在回應時，似乎是想透過要沃倫多點責任感，來處理自己對這些議題的焦慮感受，而帶領者在此時犯了第一個錯誤：他沒有確實執行團體的回饋規則。未事先徵詢同意的回饋，經常是衝突及隨後焦慮的開端，因為這些回饋很常被認為為帶有批判性。透過帶領者將山姆的回應重新詮釋為是一種回饋，這樣的危機似乎在某種程度上得到化解，也傳達了團體的規則，即是成員在提供回饋之前必須先徵詢當事人的同意。然而，當另一位成員進入團體，準備好要挑釁時，並沒有花太多時間就重新點燃了團體內緊張的氛圍。

帶領者犯的第二個錯誤，在於沒有立即介入羅納德的攻擊行為。為了試圖對羅納德最初的憤怒反應表現出善意（「好像你很在乎我一樣」，接著推開一團體成員去拿咖啡），這位帶領者錯過了可以處理羅納德攻擊行為的時機，羅納德的攻擊行為原本可能可以在談話的過程中，降低他對團體的破壞，以及減少對其他成員的傷害。像是以下的回應：「團體成員們，我們可能需要先關心一下羅納德，接著才能繼續分享。羅納德，你怎麼了？你似乎覺得不開心。」可能會在羅納德與山姆爆發衝突之前發揮涵容的效果，而讓兩人都能留在這次的團體中。

第三，帶領者錯失了山姆不斷升高的焦慮感。雖然某些患有精神病的成員喜歡以退縮的方式涵容他們的焦慮（像是普萊兒會翻白眼）；其他成員，像是羅納德，則是依靠團體的注意力來涵容焦慮。山姆在被打斷數次後，已經焦慮到極點，必須將自己從團體中抽離，但那是在他幾乎陷入一段肢體衝突之前。

接著，在試圖阻止衝突的同時，帶領者「讓羅納德受到教訓」，且情況失去了控制。矛盾的是，帶領者意外失去冷靜，反而成為一種有效的介入，最終使羅納德獲得了他在這次團體裡一直在尋求的涵容。羅納德的微笑究竟是一種順服，還是期待已久的滿足，還是兩者兼有？可惜的是，羅納德如果只是被暫停參與團體，那麼他現在就成了團體中的代罪羔羊。羅納德是團體中在管理焦慮和衝動上資源最少的成員，也是除了普萊兒以外，精神症狀最明顯的成員，但他卻一直努力使團體重新聚焦在心理健康和物質使用的議題上。

儘管每一位來參加團體的成員都是用藥者，但這次團體中唯一提到藥物的地方是在團體開始時，沃倫威脅說如果他不能得到醫用大麻許可證，他就要自殺，接著是當羅納德讀聖經經文的時候，最後，是保羅對大麻與妄想症之間的關係所做的提醒。保羅的提醒其實頗具諷刺意味，因為此次團體的討論就是由妄想和反應所驅動的。這次的團體會談有幫到誰嗎？很難說。重要的是，這次的團體會談，是一個已經進行兩年半的團體所進行的數百次聚會中的一次。成員大部分都彼此認識。團體中很少會有意外。這位帶領者犯了一些錯誤，這些失誤讓團體失衡，也使得團體非常混亂。但所有成員仍繼續參加團體，並且進行了許多其他的討論。這次的團體，僅是在已經被毀壞的社群中，團體生活的一部分，而這個團體正努力地學習如何面對他們在物質和生活上的問題。

開放式減少傷害團體介入方式概述

接納任何人、任何狀況及任何時間的開放式結構

開放式團體是團體治療中門檻最低的形式。任何人都可以根據其需求或意願，決定參加或不參加團體。因此，成員能夠如同他們在使用物質般地「調整自己治療的劑量」。這樣的模式肯定

了個案是自己的專家，並且知道自己需要什麼。由於在這種模式中個案擁有主導權，反而能降低成員的阻抗。它也呼應了自我決定理論（Self-determination theory）的精神（Ryan & Deci, 2000）。最後一點，是它支持了成員的的自我效能感，這是改變動機的關鍵因素（Miller & Rollnick, 2002）。誠如許多減害團體治療師所尊崇的藥物政策聯盟（Drug Policy Alliance）創辦人納德曼（Ethan Nadelmann）的呼籲：「我們不應該對民眾攝入體內或拒絕攝入體內的任何東西進行懲罰性的制裁。」就像柏格在她的減害團體開場所說的那樣：「你可以很嗨的時候來，或是在很低落的時候來，或是帶著任何心情來。」

接納

向人們提倡接受物質使用是一種適應性行為，其主要挑戰，是成癮的疾病模式在文化上佔有優勢，而疾病模式堅持認為戒癮是對物質濫用唯一合理的因應之道。人們對於「戒癮」（clean）和「清醒」（sober）兩個概念的執著，帶給了減害模式不小的挑戰。人們無法自在且坦然地與治療師討論自己用藥的細節。不少人也曾經驗過因為用藥而被拒絕治療，或是他們內化了身為物質使用者的污名（他們經常被稱為「毒蟲」）。帶領者必須透過不斷強調人們使用物質必有其原因、鼓勵成員討論其使用的理由，以及對於每個人選擇的因應方式表達同理和尊重，以建立團體中接納的文化。帶領者也必須協助成員重新詮釋，與「持續用藥就代表失敗」的傳統觀點抗衡。

將成員視爲專家

在減害團體中，成員會講述自己的故事。每位成員與物質的關係也都不盡相同。藉由不從成癮的疾病模式等任何特定的觀點來定義問題，減害團體因此創造了鼓勵每位成員探索自己經驗的情境。當成員開始欣賞自己在選擇中所體現的智慧時，減害團體也發揮了支持成員們自我決定和自我效能感的功能。就像清醒支持團體中的成員常說的：「我們每個人都知道自己需要什麼，包括是否要繼續待在這裡。沒有人能告訴我們，我們需要什麼。」

讓成員暢所欲言

為了強調團體成員是專家，減害團體的帶領者不應該事先設定團體流程。換句話說，帶領者該決定什麼是重要的。團體成員可以預先決定他們感興趣的主題，以便帶領者或是被指定的成員可以事先準備與這些主題相關的資訊。或者，也可以在團體成員分享近況的過程中，自然浮現有興趣的主題。

不進行藥物篩檢

邀請持續用藥者來參加團體，接著篩檢他們的尿液中是否有物質殘留，是一件毫無意義的事情。我們有責任創造一種足夠歡迎接納的團體文化，讓成員最終能自在地告訴我們他們正在使用什麼、多常使用，以及使用多少。這比檢驗監控人們的尿液，更能有效的建立治療關係。我們發現在團體中，成員很快就會告訴我們他們在使用什麼。他們對我們可能可以提供的服務感到好奇，或是想要挑戰我們，但我們不需要太快就提供給他們。我們必須先瞭解他們是否準備好獲得新的資訊，從而讓我們自己和成員有機會能評估改變的動機。

思考期：跨越改變的內在矛盾

改變的思考期（contemplation stage of change）是非常關鍵的階段（Prochaska et al., 1992），這個階段主要受到內在的矛盾所支配，此階段的重要任務是讓潛意識的衝突意識化，才能因此做出決定及實踐。米勒（Miller）和羅尼克（Rollnick）（2002）提倡以「決策平衡」（一種成本效益分析的概念）將這種矛盾揭露出來，且協助成員處理它，並做出決定。改變的利弊以及保持相同行為的優缺點，被攤開來比較。在決策平衡的工作中，重要的是每個選項相對的權重（weight）或重要性（importance），而非選項的多寡。

治療師對每個成員不預設治療結果

治療師在決策平衡中必須保持中立。個案對每個議題的感受都提供治療師很多可以探究的內容。在團體中進行決策平衡的好處在於，團體本身將表現出多重層次的內在矛盾。每當似乎決定去做（*do*）某事時，訓練有素的團體就會說：「那美妙的性愛怎麼樣呢？」，有些成員就會繼續講述他們自己與藥物和性有關的故事，以增加團體進行的困境和挑戰，抵抗想要改變的決心。治療師只需要詢問成員，是否已經充分探究了自己內在矛盾的各種面向。決策平衡如實呈現邁向個人與藥物關係改變的複雜性。

尊重成員的阻抗

人們有不改變的權利。他們可能會因為不改變而需要承擔後果，但是，引用 1970 年代一齣關於病人死亡權利的電視劇名，就是《這究竟是誰的人生？》（Whose life is it?, Clark, 1978）。「與抗拒纏鬥」是動機式晤談法的四項原則之一（Miller & Rollnick, 2002），指的就是當想法受到阻抗時，我們就會退縮的情況。

減少衝突

儘管減害團體歡迎並強調成員們之間的差異，但是在減害工作的場域，或是對我們服務的個案族群而言，衝突並沒有幫助（Little, 2002）。儘管減害團體的成員通常相當具有攻擊性，尤其是當他們用藥後，但具攻擊性的強烈情感似乎更容易嚇到成員。漢茲安（1985, 2002）和其研究團隊（1990）在他們大量的研究工作中發現，情感控制是物質使用者最主要的缺陷。如果減害團體的帶領者能夠以涵容和轉移潛在的衝突介入，那麼就可以為成員創造一個能夠有效合作的空間。這也意謂著，鼓勵面質絕對不是減害團體工作的元素。

擔任減害團體帶領者的條件

擔任減害團體的帶領者要面臨非常多的挑戰。相信每位成員都想變得更健康，以及團體如果運作得當，就有足夠的智慧和答案來協助每位成員，這是非常重要的。最困難的是，在面對幾乎威脅性命的舉動時，得壓抑自己進行處置的衝動（Unger, 1978）。由於藥物和用藥的行為具潛在的致命性，這會引起非常強大的反移情感受。帶領者可能會很想立下一些規則，禁止某些行為，並且將破壞規則的成員排除在團體之外。然而，或許可以這麼說，仍在使用藥物的成員非常叛逆，如果他們對遵守這些規則沒有興趣，就會乾脆改成私下使用藥物。此外，這麼做只會讓帶領者最終陷入不得不

「抓住」違反規則的成員，並強制使其承擔後果的窘境。

並非所有治療師都適合減害方法。減害工作從治療師身上去除了為個案設定預期治療效果的角色。治療師在減害團體中的工作，是維持中立，以及協助成員來對其內在矛盾的各種面向進行討論。有時候帶領者保持沉默，有時候則協助引出成員的弦外之音。有時候帶領者也協助成員將問題行為重新詮釋，讓他們了解這些行為是適應而來的，以增強成員的自尊和自我效能感。或者，帶領者也會在適當的時機，以中立的態度來教育成員，以幫助成員有足夠的資訊並做出安全的決定，並且去除藥物的汙名化。減害團體的帶領者必須跟成員一起探究改變後的可能性，但也必須容忍在改變的漫漫長路上，許多不改變的行為。身為一位帶領者，必須要能絕對地接納——包括每個人與每段故事。

若能真正遵守減害原則——由個案的立足點出發，治療全程尊重成員的選擇和自主性，以及接受減少藥物相關傷害的方法有很多——就能夠幫助臨床工作者由「戒除」和「不戒除」的二元對立中掙脫出來。二分法導致了傳統康復計畫中戲劇化的言語和介入，在傳統方案中已事先預設了正確結果（戒癮），而治療的條件，則是用藥者必須先停用所有的成癮物質才能進入治療。相比之下，在減害療法中，如果治療師執著於任何預設的特定結果，像是戒癮，那他們就仍未擺脫戒除與不戒除這種二分法典範。事實上，如果治療師抱持著任何特定的預設結果，例如：安全性行為、使用乾淨清潔的針具、減少吸食大麻、戒癮，或是任何其他無數種減害的改變，治療師很可能會面臨成員抗拒的風險，原因很簡單：因為個案擁有自己的計畫流程和目標！減害模式對成癮治療發展最重要的貢獻，不在於增加戒癮或戒癮替代方案成功介入及成效的文獻，而是從這個以有色眼光來看待藥物、用藥、以及用藥者的二元論當中，開啟了典範轉移的契機。

帶領者的支持

要讓低門檻、成員異質性高、醫療條件上脆弱、社會心理狀態複雜、具有雙重診斷的減害團體能夠有效運作，要維護具有治療性和秩序性（但不具控制性）的環境，這重擔是落在帶領者的身上，而非成員身上。其中一項風險是，帶領者可能會想要「過度控制」團體。因此督導非常重要。理想情況下，團體督導應該要隨時可以聯繫上。帶領者才能夠而且應該立即跟督導討論，任何可能在團體中導致敵對反應的團體事件。在團體開始前及結束後，協同帶領者處理團體成員和事件所激起的任何情感，也是至關重要的。我們非常重視團體督導以及工作人員的自我照顧。

結論

本章所描述的團體中，大多數成員對於團體的多樣性和包容性都表示深切感謝，並且也一同保護了這樣的團體文化。團體成員經常表達「全多虧了上帝恩典」的感激之情，慶幸他們沒有受到團體或帶領者的懲罰——在任何被汙名化的次文化成員身上，這可能是普遍的經驗。在清醒支持團體和選擇計畫中，減害團體的文化多年來不斷進化，其中伴隨了在選擇計畫中所發生過的一樁不幸悲劇。

田德隆的兩個團體，展現了減少傷害團體最重要的團體規則（黃金規則）：成員以及帶領者在提供回饋之前，必須徵得當事人的許可。這是本章所要強調的前提：向當事人徵詢回饋的許可，有助於維護減害團體成員所需要的安全與和諧，這些成員可能正在經歷藥物使用模式和改變動機之間的極端對立。藥物治療界的工作者對減害表達了許多顧慮。常見的批評包括：減害「允許」藥物使用；減害實務工作者在致力減低如愛滋病毒傳播等全球問題傷害的工作中，忽視了個人的成癮問題；減害降低了被我們放棄的人群的期待；以及甚至認為減害是藥物合法化的一種掩護。當藥物治療專業人士聽聞減害團體中，很少有井然有序、任務導向的對話時，更加深了這些擔憂。

多年來，每當清醒支持團體的帶領者詢問已經停止用藥的成員，為何要加入這樣的團體時，他們的答覆往往是：「這個團體讓我謙虛地看到過去的自己身處在何種境地。我來這裡學習不對別人說教」、「我來參加這個團體，是因為在這裡，我們可以談論任何我們想談的事情。不一定總是要談論與藥物或康復有關的話題」或「這是我的治療團體」。

【第十一章】連結的力量：與用藥者的親友共事

有藥物與酗酒問題的人，經常會被朋友、家人與社群所疏離。在發展減害治療的模式中，我們付出大量的注意力在用藥者本身與被孤立的狀況上。但這麼多年來，我們逐漸明白有許多用藥者的家人與朋友們，在愛與幫助他們時陷入了掙扎。在美國，除了疾病模式與十二步驟中的「親屬」外，這些用藥者的親友沒有其他支持性的選擇。

然而，在其他國家成立了與美國精神健康聯盟（National Alliance for Mental Illness）這類的支持團體，藉由鼓勵、實際協助，以及政治行動來影響法律與治療系統：加拿大溫哥華所運作的「由悲傷到行動」（From Grief To Action, 2003）（此團體提供了用藥者親友支持網絡），以及澳洲的家庭支持網絡（Family Support Network），都是極具支持性與資訊提供的開創性資源。這些基於對摯愛逝世的悲痛以及對治療系統的無用感到憤怒而發展出來的團體，改變了我們對於用藥者家屬刻板印象。比起憂勞成疾，他們選擇支持彼此做出基於個人價值的決定，且幫助彼此控制必然而生難受的情緒。他們所做的一切，促使我們注意起這個被忽略的族群。

在早期的工作中，我們直接與有藥物問題者最親近的人討論，提供他們建立個別減害計畫的建議，作為他們長期幫助父母、親友的支柱。從那時起，我們就付出可觀的精力在將減害心理治療的原則應用在與這些人的共事上。

雖然我們還未為兒童與青少年族群發展介入方法，但仍有些資源可以幫助父母了解青少年間用藥的真實情況。就像第六章所提到的，人們在藥物教育方面的努力，正邁向「瘋狂地利用教育來阻止任何藥物使用」的錯誤軌道，而非著重於防止藥物濫用。當擔心的父母正思考著能更順利接近孩子的方法時，可以從中獲得相當大的幫助（Rosenbaum, 2007; Skager, 2005）。另外，在學校、工作場所與家中實施藥物測試的議題需要被重新審視。所有證據都表示，對青少年而言，隨機的藥物檢測並不會減少對藥物的使用（Kern et al. , 2006）[1]。

物質濫用者的朋友和家人，經常像物質濫用的摯親一樣，被提醒著相同的生活守則：「停下來（立刻）；思考一下；別自己做決定；照著計畫走。」雖然愈來愈多的心理治療師以運用發展模式在關係問題的治療上，但有許多人仍依循疾病模式與十二步驟復元的相互依賴觀點。即使臨床工作者將減害知情（harm reduction-informed）的方法應用在用藥者身上，這些個案的家屬與朋友也常因傳統的自助團體而離開，例如戒酒無名會家屬團體（Al-Anon）及共依存者無名會（Co-Dependents Anonymous）。他們常為團體中「嚴厲的愛」（tough love）、「有愛的疏離」（loving detachment）的方法感到困惑及沮喪，因為這可能與其對於朋友、家人、社區與愛的價值觀不同。

然而，國際性的轉變正在崛起：家屬們正嘗試著彼此扶持，他們不僅奮力與成癮的摯親保持連結，同時也在努力實踐自我照顧。

本章中，我會提出並說明一種治療方式，這種治療方式不僅奠基於減害原則，也奠基於復元歷程中的「社區」及「連結」一般

1　原註：本章的其餘本份轉載自佩特．德寧（2010）近期發表的一篇文章，本篇文章詳述介紹了我們與家人及朋友的工作。經 Wiley-Blackwell 許可轉載。

性原則，同時會提到冷漠和疏離的危險性。作為酗酒者及其他藥物問題者的摯親好友飽受折磨，會經歷到深刻的無助、挫折、憤怒與害怕。今天因為對方熱切承諾「不會再有下次」所感到的樂觀，會在明天被打破承諾的失望所取代。這些家人與朋友，總是在忠誠、愛、支持和極限這些非凡的問題間掙扎著：「怎麼樣算是幫太多忙？」、「你還要忍受多久？」、「還要幫他收拾善後多久？」這些問題最後會變成：「我應該放棄期待他會改變嗎？」

戒酒無名會家屬團體、酗酒者青少年子女支持團體（Alateen）、戒藥無名會家屬團體（Nar-Anon）或是酗酒者成年子女協會（ACOA）等家屬支持團體提供支持與指導。透過團體成員他們需要停止「縱容」的想法，並開始實踐「嚴厲的愛」。這個建議並不適用於許多人，且被認為過度嚴苛或限制。我們社會已廣泛接受「成癮是一種疾病」的概念，且唯一的治療方式，是靠著十二步驟的支持以立即和完全戒治所有會令性情改變的物質。人們相信，人當然想繼續用藥，否則他身上的所有問題早就說服他放棄古柯鹼、海洛因、酒精或是其他物質了。他對於成癮的否認肯定是如此強烈到「跌落谷底」才能促使他清醒。個案身邊的摯親被告訴停止為他們紓困、停止替他們收拾殘局，並讓他們面對自己選擇的後果。最後，這些摯親會告訴我們，個案們會「跌落谷底」，克服後才有可能清醒，而只有清醒，才能帶來新的人生。

基於相信這樣的主張，配偶與朋友們會督促他們的親友前來接受治療。但戒除為基礎的治療模式在美國受到更為流行與接受外，個案並沒有好轉。「參加復元團體」就能在二十八天內痊癒的念頭，是電視實境秀的產物，而非現實的真相。解決物質濫用的問題，需要耗費好幾年的時間，且往往在這條路上會伴隨許多挫折。

如果你想像任何人會在一個月內產生戲劇性轉變，最終只會失望。而這樣的想像，會讓自己陷入希望、絕望以及憤怒的無限循環中。

我們所要面對的問題是，「嚴厲的愛」通常毫無作用，且讓所有參與成員都感覺很糟。有物質濫用問題者的情況很複雜。藥物使用是複雜的，因為用藥者與藥物的關係已經發展了很多年。多數人用藥都有其原因，其與藥物的本質相去甚遠。每位用藥者都有獨特的歷史、心理、生理以及動機，及社會和社會文化形塑用藥者與藥物的關係（Zinberg, 1984）。期待一個人輕鬆改變複雜的行為是不切實際的。任何將人侷限於「全有全無」選擇的治療，都忽略了現實上人們是如何進行改變的。人們的改變是與日俱增的，會隨著時間推移實踐新的行為及新的生活因應方式（DiClemente & Scott, 1977）。持續改變的關鍵因素是理解與支持。當我們期待能有立即的改變，且拒絕陪伴對方經歷這段過程，同時就破壞了我們一直在嘗試達到的目標。放逐並非良藥。

科學尚未對這些支持團體的效益進行研究，就像是其母團體戒酒無名會般，它們堅守匿名概念，不願讓外人探究其團體成員。本章所建議的方法，也未曾以隨機對照試驗進行研究，主因是如此高度個別化的治療，並不容易以量化方式研究。希望有人對這種治療感到興趣，並研究其結果。

「相互依賴」運動

大眾文學中的書籍與文章浮濫地強調，愛上濫用藥物與酒精者的辛苦。這些關於自助的出版品聲名遠播（例如：梅樂蒂・碧緹〔Melodie Beattie〕[2]、約翰・布拉索〔John Bradshaw〕[3]。）。這些作品絕大多數的態度是，與成癮者親近的人也病了，同時陷入不健康且無助的歷程中。

根據許多自助書籍的作者表示，「相互依賴」是一種成癮同存的疾病。相互依賴是將成癮者家屬或朋友將認同及自尊，建立在成癮者的福祉上，因此這些家屬及朋友們會變得高度警戒及控制慾。自助書籍有關相互依賴特質的列表，一種特質就長達十頁。低自尊、表達憤怒困難，以及被動等都是此類失調的症狀。這個列表涵蓋的內容相當廣泛，尤其是女性很容易從其中找到與自己相符的特徵，進而被診斷有「相互依賴」。這些書籍指出，被歸類為相互依賴的感受與行為的循環，對於藥物濫用者及其摯愛皆不健康。這個循環曾被在許多書中描述過，最著名的是在原版《每一天練習照顧自己》（*Codependent No More*）一書中的描述（Beattie, 1987）。作者碧緹認為，任何讓幫助者產生憤怒與受害情緒之救助行為，最終都會造成被迫害的感受。她與其他人的建議是（提供幫助時）保持冷漠與節制。雖然很多人在與有嚴重物質障礙症者相處時，的確會建立這類型的控制循環，但這些書籍讓人相信，這樣的循環都是不健康的，且會延遲成癮者「跌落谷底」的過程。實質上，相互依賴的標準定義包含兩個面向：失敗的自我照顧，以及保護或縱容藥物使用者（Beattie, 1990），縱使前者很重要，且是造成親友受苦的根源，後者則表示你阻擾了用藥者受傷，若你阻擾用藥者受傷，這就成了相互依賴。你做的任何保護用藥者免於成癮傷害的事，都會被

---

2 編註：梅樂蒂・碧緹（Melody Beattie），美國作家，主要撰寫有關相互依存關係的自助書。

3 編註：約翰・布拉索（John Bradshaw）是知名美國教育家、勵志演說家及作家，並曾主持過許電視節目。

視為病態。自我犧牲、嘗試處理摯親的成癮狀況，以避免他失去工作或是發生其他可能進一步對家庭造成的傷害，是不被允許的。痛苦被視作成癮後合理且必然的結果。沒有任何專業人士會反對將親友間，充滿衝突、祕密、嘗試控制，及嘗試隱藏的互動揭露出來。但理解這些互動背後的動機很重要，並且對於「不是所有的因應策略都是病態的」這種可能性保持開放態度。另一種觀點是，當人們在面對失能時，會嘗試維持依附關係、家庭關係，以及群體。因為人對於病態性狀況的反應不那麼完美，就將他妖魔化，會造成一整個家庭系統病態化。這樣的狀況反而會導致漫長且昂貴的介入需求（Gordon & Barrett, 1993）。[4]

減害原則

朋友與家屬會互相分享著他們的內在矛盾，這些矛盾在於他們不知道如何能妥善地與正在物質濫用中掙扎的摯親相處。以更廣義的觀點來看，這些問題會變成：一個人被指責為相互依賴的情況下，要如何做到利他無私呢？為什麼我們要將犧牲矮化為精神病理學中的一部分呢？父母不應該為孩子犧牲嗎？照顧生病的家人或朋友，難道不是我們每個人的責任嗎？另一方面，我們要如何處理嚴

4　原註：佩特．德寧與珍妮．利特的補充評論：戈登及巴雷特（Gordon & Barrett）也指出被標籤為相互依賴的行為，是被多數族群邊緣化及／或控制的人的典型行為。這樣的行為在許多文化中，也是女性典型的條件，其中也包括了美國文化。在養育孩子的歷程中，犧牲不僅僅是母親的責任，也承載著世世代代身為母親角色，養育孩子最大的責任。把母親試圖將自己的摯愛從與藥物相關的傷害中拯救出來，標籤為一種病態的行為，就是在試圖區分值得與不值得拯救的接受者。道德價值觀在這裡再次出現。藥物濫用者在本質上被認為是糟糕的，而那些幫助他們免於遭受傷害的人，則是在做著魔鬼的工作。

重酗酒與藥物問題者的家人及朋友真正遭受的傷害與痛苦呢？

在減害心理治療中，與家庭共事必定包含灰色地帶，比如不知情、苦於定義何為最佳處置、劃定界線、作出妥協。比起視相互依賴為與成癮問題共有的疾病，減害治療則是透過與成癮相同的生物—心理—社會視角來看待這些行為。親友在面對濫用酒精與其他藥物問題的摯親時，可能會發展出問題行為，或是無效的因應策略。因此，可以運用與藥物成癮者相同的歷程進行有效的介入：分析衝突、尊重矛盾，從實際期待中淬煉出解決方式、同情、對改變歷程的耐心。

減害家庭處遇

有一條細微而曖昧的界線，區辨健全的照顧和不利的幫助。我選擇從每位個體探索這條界線，而非先入為主的評斷這些親友的應對方式。仰賴自我決定理論是此種治療取向的基石（Ryan & Deci, 2000）。改變的力量，奠基於一個人感受到自己有能力實現改變，而與外在動機相比，內在的改變動機是最強而有力的。減害原則捍衛人們決定的權利，即使這些決定會導致傷害亦然（Denning, 2000）。家人與朋友必須為了他們和成癮的摯親，面對這個現實。然而，理解並不代表不會劃定界線。你為一個兩歲的孩子劃定界線，而同樣的你也為一位成人劃定界線，但你是在行為上劃定界線。界線能夠阻止孩子跑進車陣中、觸碰炙熱的火爐，或是吃下有毒物質。成人則需要不太一樣的界線。「你不能吼我！」和「我不能讓你把我們所有的錢拿去買藥！」這些是人可能需要劃定的某些界線。在臨床上，將人從其行為中分離會更為有效：我們並非自己所有行為的總和，即使有時真的很難分辨！跑進車陣中、觸碰炙熱的火爐，或吃下有毒物質，並不代表這個孩子很愚蠢；將所有的錢拿去買藥物，也不代表他是個愚蠢的大人。它們可能只是疏忽的結果、好奇，或是屈服於需求而已。

減害家庭支持團體

減害家庭支持團體已進行了將近五年，團體中有三到六名正式成員，其中有些人從一開始就參與了這個團體。我成立這個團體的原因，是有許多陷入嚴重酗酒與藥物問題者的家屬，對於諮詢及建議有著大量的需求。團體每隔周晚間進行一個半小時的聚會，且沒有時間長短的限制，但據了解，人們一般會至少參加幾個月。通常會以個人或家庭為單位提供短期的幫助。

團體具有多重目的：

- 運用減害治療原則幫助藥物使用者，以及他們周遭的人
- 協助摯愛做出對自己健康有益的決定
- 提升朋友及家人支持其摯愛致力實踐減少傷害的能力
- 如同為戒酒無名會及戒藥無名會提供替代方案一樣，也為戒酒無名會家屬團體提供其他選擇。
- 抵抗相互依賴運動的文化

這個團體是一個支持團體，而非治療團體，因此我期待，關於與摯親的相處時，什麼事能或不能做，團體成員與我能提供大量的慰藉與建議。結果是，團體成員們很快地聚焦於各自的內在動力

與脈絡，他們知道衝突與選擇會影響著他們怎麼決定去幫助成癮親友。總之，這個支持團體很快地也成為治療團體。關於如何與成癮摯親相處在策略及界線上的討論，和團體成員們各自的脈絡與掙扎有緊密的關係。

團體中的每個人都有著相似的情緒衝突與「雲霄飛車」式的經驗：內疚、擔憂、羞恥、憤恨、責任、困惑，以及不斷交替的希望和絕望。他們的經驗在許多方面反映了其成癮摯親的內在世界：承諾、希望、打破承諾、憤怒，以及絕望的循環，與努力克服成癮者間並非那麼不同。不抱希望，並不等同於絕望。其中一位成員談論著她所經驗到的雲霄飛車式的感受，當她的姊妹接受治療且停止喝酒時，她充滿了希望，但當她的姊妹反覆復發時，她隨即感到絕望與憤怒。我詢問她，若是她不再懷抱希望會是什麼樣子？她對此感到疑惑：「妳是說放棄希望嗎？」我說不是，並不是放棄或絕望，只是先不要抱著希望。此時對她來說是個轉折點；這是種投入的方式、有時候積極給予幫助、關懷，以及與結果切割的方式（這正是減害治療師與其用藥個案共事的方式）。隨著新成員的加入，這一個部分成為了團體中重覆出現的主題。不抱希望意謂著，不讓人在認為其摯親狀況「良好」時（不再使用藥物、開始工作等等），便開心慶祝或是感到放心。這樣的開心慶祝，是由於誤信問題已經解決。瞭解「今天可能會是不錯的一天（且對此心存感謝），但明天可能會回到老問題上」是較為實際的。停止這種誤信也許感覺不太好，但它有效地減少希望與絕望的循環，這樣的循環折磨著成癮者的親友，也是物質濫用者產生罪惡感的原因。

家屬不管幫助或是拒絕幫助成癮者，都在行為上經驗到極大的罪惡感。當他們同情的反應明顯地被其摯親用來操弄或「控制」

他們，他們也經驗到了羞愧。當一名團體成員在講述某起事件時，她自己毫無察覺，但其他成員卻能看出她受到兒子的操弄，她抓起外套並蓋在自己的頭上，表示她知道自己正任由她兒子予取予求。她為自己「愚蠢、受騙、沒想到這樣的情況又發生了」感到極度羞愧。我的反應則是，藉由允許她沒有做對的事，來正常化她的經驗。

其他團體成員的反應使她對自己的經驗產生了普同感；他們也都能看見團體的文化：當其他人在分享某些自己也覺得受騙的經驗時，會抓住她的外套。隨之而來的笑聲是羞恥最佳的緩解劑，並形成了一種我們都在努力搞清楚該怎麼做之共通的人性情感。做得不對、犯錯，以及希望自己有勇氣另闢蹊徑，這並不是一種潛在的病理或疾病，而是生而為人都會如此。

團體的維續指導原則如下：除了你自己設立的規則外，這裡沒有規則。這是與用藥者的減害原則最為相似之處。就像用藥者有權決定其藥物的使用，成癮者的親友可以決定他們想做什麼、可以做什麼、不會做什麼、設立什麼樣的界線，以及會導致什麼樣的結果。而就像我們減害治療師挑戰用藥個案去對好奇自身決定使用藥物的原因，我們也挑戰這些親友，讓他們檢驗自己的動機及衝動。身為治療師，幫助人們探究、指出不健康的選擇、挑戰他們面對自我，以及當人們對人生做出選擇時不主動插手（但隨時能幫忙），是我的職責（Denning et al., 2004）。

一位團體成員感到苦惱，因為她的哥哥變得無家可歸，且將她所給的錢拿去買藥物，又說他把錢弄丟了。他總是說他遭到搶劫身無分文，且需要錢買衣服。這位成員對哥哥感到生氣，並且想要拒絕其下一次的請求，但她知道根據過去的行為，她很有可能不會這麼做。他們成長於極度暴力的家庭中，而她哥哥經常保護她，讓她免於一些身體上的虐待。儘管多年來她感覺被哥哥利用了，她仍然覺得尚未償還完欠他的人情。比起將這位成員貼上「相互依賴」的標籤，並強迫她停止給予哥哥金援，團體付出了大量的時間來同理她對哥哥的憤怒，以及她的兩難困境——她雖然生氣，卻無法拋棄曾在可怕情況下救過她的哥哥。我在許多團體的過程中，都詢問過她最害怕的是什麼。她最後明確地說出，讓她不斷在半夜醒來的是，她哥哥倒在街頭、酒醉與受凍的樣子。

我建議她也許能從真實的恐懼中找到解決的方法。她笑著回答：「帶他去充滿陽光的加州嗎？」我回答：「為什麼不行呢？」一開始，團體成員們目瞪口呆，但經過諸多討論後，她認為這有可能就是解決方法。而她也照著做了：她告訴她哥哥，只要他搬來她住的城市，她會支付哥哥在旅館的住宿費。沒有任何附帶條件。她也告訴哥哥，他需要自己有現金以及其他可能需要的東西，但在任何時候，只要他需要，她就會幫忙支付房租。她哥哥採納了她的意見，而且還沒有嘗試改變他的物質使用。但這位成員現在沒有了睡眠問題，且因為找到許多人都不會接受的解方而感到驕傲。她做了一連串平衡她的無私與憤怒的決定。

團體成員們與各式各樣的兩難困境及解決方法奮鬥。該給多少、該幫多少，以及在他們想要的時候，該如何說不。其中一位成員決定與結婚多年的妻子離婚，因為他開始意識到自己的生命危在旦夕。另一位成員則選擇維持婚姻，因為他的老婆每月有三周能善盡母職（使用甲基安非他命的間隔期間），當他發現她開始發作的早期徵兆時，就會安排親戚照顧孩子。他對於這樣的妥協感到滿足，因為這讓他一方面可以維繫家庭，同時也保護了孩子。一位父親拒絕讓女兒進他家，因為她總是偷他東西。但為了繼續與她維繫情感，他每周都在外與她共進晚餐。

減害家庭團體為那些努力化解內在衝突的民眾，提供所需的支持及同理心。內在衝突的浮現，強而有力地說明了依附的複雜本質，以及在生活與人連結的重要性。身為治療師的我們會盡最大的努力去尊重及珍視這些連結，而不將它們視為一種病態。

案例說明

我經常會接到家屬與朋友們對摯親酗酒與用藥感到擔憂的電話。有些人確定摯親已經成癮且陷入困境中。其他人則是擔心及懷疑，卻沒有辦法明確指出擔憂所在，而其摯親因拒絕溝通而無法受到幫助。有些人還在尋找戒酒無名會家屬團體或是自助書籍以外的替代方案。儘管經歷過無數個治療歷程，他們的摯親仍在繼續受苦，他們不僅對自己的配偶、兄弟、朋友，而且也對治療專業本身產生了懷疑。在這裡我將以兩段家庭諮詢的案例，進一步闡明如何將減少傷害原則應用在與物質濫用者的朋友及家人共事上。

布蘭達（Brenda）與她的朋友們

布蘭達讓她的朋友們感到筋疲力盡。她一直以來都喜歡流連於派對中，而她的朋友們也是。週末她們都待在夜店裡，而且即時恢復精神開始一週的工作，沒有留下什麼後遺症。在二十七歲時，她們並不擔憂這樣的生活型態所帶來的長期影響。然而在過去一年裡，布蘭達開始失控。她經常爛醉如泥，且同時使用古柯鹼及搖頭丸（雖然她不輕易承認她有使用古柯鹼）。朋友們嘗試與她溝通，受到她的抗拒，且她在糜爛的周末狂飲後避開她們。布蘭達的其中一名朋友要求進行諮詢，並與其他兩名朋友一同前來會談。泰德與鮑伯從大學時就認識布蘭達了，而勞菈則是她的手帕交。大學畢業後，她們成為了室友，直到各自的情感關係讓彼此有了不同的生活。最近勞菈想著，若是讓布蘭達搬過來和她一起住，不曉得情況是否會有所幫助。他們都為布蘭達感到擔心，因為過去的一年裡，布蘭達在面對挫折時，反應非常糟糕。她在上一份工作中遭到解雇，且除了兼職工作外，她很難找到其他工作。她的貓得了癌症，而她不得不將牠安樂死；她希望結婚的對象，說他還尚未準備好進入婚姻。朋友們認為這些事件是導致布蘭達在酗酒和藥物使用上不穩定行為的原因。但布蘭達不願意談論。

我們審視了幾個他們幫助布蘭達的選項，其中包括了讓布蘭達搬去與勞菈一起住。他們決定採取一種符合彼此略為「打臉」風格的直接做法：他們與布蘭達一起出去喝一杯，並與布蘭達談論他們所注意到且擔心的，並詢問她是否認為應該嘗試心理治療。布蘭達並未全然反對，但拒絕承認她逐漸增加的藥物使用狀況。令人驚訝的是，她接受了勞菈的邀請，搬進勞菈的住處免費住幾個月，並訴說她在分手之後感到非常孤單。在經過幾周的預約與爽約之後，布蘭達與我們的一位工作者開始個人諮商。而經歷了六個月每週一次的會談後，她揭露了其他沒與朋友分享的重要壓力源。剛開始，她對於物質使用的狀況談論得很少，但在她感到放鬆，且了解治療師並不會強迫她談論特定議題後，她開始敞開心胸，並承認最近參加派對的方式讓她感到不快樂。布蘭達投入於處理其他壓力源，並開始對制定「派對計畫」感興趣，好不讓自己感到難堪。她完全停止使用古柯鹼，將使用搖頭丸的次數限制至一個月一次，並藉由參加適度管理自助團體聚會（Moderation Management self-help meetings），來學習如何適度調整自己的飲酒情況。她的朋友們持續以電話連繫我，告訴我說他們對於她的狀況好轉，感到放心許多，並肯定布蘭達所做的改變。

這種方式與網絡治療模式有些許相似（Galanter, 2002）：形成友誼團體以支持一位有藥物問題的女性，但這其中有許多重要的差異。布蘭達的朋友並未要求她改變，且提供無條件的支持；布蘭達的心理治療與朋友們的諮詢是分開的，且布蘭達的個別治療師從未以朋友那裡所得到的任何訊息，來面質布蘭達。這讓他們保有一段獨立於他人的擔憂與希望之外的信任關係，且我相信，這是她願意繼續治療的原因。六個月之後，布蘭達在控制酗酒與藥物使用問題上有顯著的成效，且現在能夠專注於治療其他生活上的重要議題。

愛麗絲（Alice）與她的家人

住在異地的格雷格（Greg）及約翰（John），很擔心約翰住在當地的母親。在上次拜訪母親時，他們注意到她在晚餐的飲酒量比平常還多。雖然他們只看到她多喝兩杯，但懷疑她單獨在廚房時偷喝更多，因為有好幾次她起來都喝醉了。這位母親，愛麗絲在好幾年前失去丈夫，看起來似乎已經走出失落。她持續工作，但較少探望朋友，也不再像以往一樣定期打電話給約翰及格雷格。當約翰打給她時，她聽起很急躁，不願多說兩句。

約翰與格雷格透過電話諮詢。在對話中透漏更多擔憂的細節。愛麗絲一直是他們生命中重要的一環，她接納格雷格是約翰的伴侶，並邀請他參與每次家庭活動及周末聚會。然而，過去一年來，愛麗絲甚少問及格雷格的近況，並似乎對她兒子約翰的工作或社交生活不感興趣。愛麗絲的幾位朋友注意到她飲酒量增加，也告訴約翰，她開始缺席每個傍晚都會參加的俱樂部聚會。他們強烈建議，愛麗絲明顯地喝太多，有必要強迫她參加二十八天的復元計畫。約翰打來希望我安排這樣的介入。我花了一個多小時向約翰與格雷格說明這些形式的介入可能適得其反，讓他們的母親感到被背叛，並認為他們聯合起來對付她，進而令她遠離他們的關心（首先，要做到不傷害）。另外，我指出當他們計畫要實施一系列的「迷你介入」時，這些激烈的介入措施可能要暫放一旁，對話應該設計為具有趣味性和支持性的，而非具有面質性。讓我總是感到驚訝的是，那些沒有對話過的家庭成員都會採取極端介入的方法。因此，我相信這就是從我們文化中所傳遞的強力訊息：具有物質濫用問題的人拒絕看見問題，而且他們必須被迫面對現實。

評估愛麗絲的生活中是否有其他嚴重的問題很重要。我詢問了愛麗絲的年齡、整體健康狀況，以及任何已知的醫療情況。因為她已經七十多歲了，可能會服用多種藥物或有些身體狀況，即使是混用少量的酒精，依舊會增加風險。約翰不確定，但認為她除了有在服藥控制的高膽固醇外，她的健康整體上來說是不錯的。我告訴他們，對她健康的顧慮，可能需要成為他們決定採取任何行動的因素之一。但短期來看，沒有任何訊息顯示需要立即採取行動。

我接著幫助約翰與格雷格精心安排一段與約翰母親的對話，因為她總是透過電話與他們兩個一起交談。我建議他們能從告訴愛麗絲他們想念她，並希望重啟以往的電話交談。他們也可詢問母親是否有遇到什麼狀況，也許可以幫助她。

我鼓勵他們由母親的立足點開始幫助她。太多善意的家屬及朋友，因為對摯親透露的事情過度譴責及擔憂，最後彼此切斷溝通。

這代表同理的錯置，並且通常會導致個案的防備。就像在治療關係中，給予個案適切的關心程度，以建立真實的對話中很重要。在對方還只是模糊地意識到可能有問題時，多數人傾向立刻指出自身最恐懼的極端案例。他們與愛麗絲最初的電話交談中提到，愛麗絲了解自己這段時間有些倦怠，且不知道原因，就是覺得自己無法像平常一樣健談。他們反覆地與愛麗絲強調，想要維繫與她之間的感情，並打算更常與她電話連絡。經過幾次通話，愛麗絲並沒有自我揭露，我建議他們去拜訪愛麗絲，親自見證愛麗絲的生活及酗酒狀況，並在他們懷疑她喝醉時，把握機會注意她的精神狀態。在這次拜訪，愛麗絲似乎很防衛，並拒絕與約翰或格雷格談論她飲酒的情況，但她的確向他們保證，她有定期去看她的家庭醫生。告訴他們別擔心。

下一步，是讓同樣擔心且強烈希望愛麗絲接受治療介入的朋友們一起參與。我們與約翰與格雷格，以及來到我辦公室尋求諮詢的兩位朋友，召開了電話會議。他們一起討論他們注意到的，以及擔心的部分。我詢問他們，如果這個談話所談論的對象是自己，他們會希望如何被對待。這有助於讓他們更同理問題複雜的本質，而非徒增擔憂（對改變感到矛盾是正常的）。我們共同決定，這些朋友會嘗試讓愛麗絲參與安靜的社交聚會，並在其中表達她們很少見到她的擔憂。愛麗絲再次表現出防衛，但答應她們下一次聚會的要求。我特別交代她們，不要在聚會時避免喝酒，因為這是她們平常會做的事。愛麗絲只有一次在她們來訪時喝醉，但與她們外出時沒有這種情況。

我們認為，是時候向愛麗絲具體說明我們對她酗酒狀況的擔心。她的朋友們決定與她分享她們就算年紀大了，也無法「控制飲酒量」的經驗，並讓她知道她本身似乎也有同樣的困難。令人驚訝的是，愛麗絲對這個分享回應良好，接著她們一起自嘲著變老的狀況。愛麗絲也透露了，自己一個人時狀況多糟。這輕易地帶進了一段悲傷的短暫對話，接著她們分享了對愛麗絲亡夫的回憶。

在這個時候，約翰及格雷格正希望能說服愛麗絲與專業人員談話。我指出，她尚未給他們任何理由，以認為她想要或需要這麼做。他們必須決定是否要就他們所擔心的事情，增加與愛麗絲之間的溝通。我們討論了這樣做的利弊。他們決定現在先專注在下一次的拜訪，並持續電話連絡。他們告訴我，她在電話中有時候會分心，尤其是在晚上八點後打給她。在他們下一次的拜訪中，愛麗絲與她的朋友們全都聚集在愛麗絲家中，約翰注意到父親的忌日將至。他分享了失落的感受，也溫柔的幫母親抒發情緒。她的一段陳述中說道：「這似乎真的不會變得更輕鬆，而我原本覺得應該會。」所有人都對此產生了共鳴。接著，我建議約翰處理他自己、而非愛麗絲的問題。他可以讓他的母親知道，他擔心她擔心得不得了，並且可以詢問她，是否能為他做些什麼，好讓他放心。約翰在拜訪母親後，隨即打了電話給她，並在其中明確地說出了對母親孤獨與酗酒的擔憂。愛麗絲感到震驚，並嘗試讓自己的痛苦不那麼明顯，但她同意與某個人談談，只要這能夠讓約翰感到放鬆一點。約翰向愛麗絲透露，已與我會談一段時間來釋放他的感受，並向愛麗絲建議，我也許是個不錯的人選，因為我已經對他們家庭中所發生的事情有些了解。這樣愛麗絲也不需要從頭開始。愛麗絲同意與我進行諮商，在推遲了一個月之後，約翰為她預約並要求她前來會談。

愛麗絲剛參與會談時有些困惑，並對約翰及格雷格工作太努力感到擔憂，也反應他們來訪時需要經過的路程距離，以及對她狀況的過度反應。我同意她所說的這些都有可能是真的，並詢問她身為成年子女的母親有哪些感受。在談論了一些有關「擔憂角色」的奇怪轉變後，我提議如果她有什麼話想說，我可以成為她的傳聲筒。她說不用，但我促使她感受到，她的悲傷並沒有好轉。我提議可以在這幾週的時間內再與她見面，並要她思考這幾年是否有任何事情是需要找人談談。我間接建議她可以帶著想談的議題來進行談話。

約翰與格雷格對於愛麗絲在諮商後的回應感到高興，她向他們說我「看起來似乎是個可以談談的好人」。過了幾個月為數不多的會談後，愛麗絲終於開始討論她酗酒的情況。她承認飲酒的增加，但也注意到這並不太會讓她感受到「喝太多了」。她揭露自己有點睡眠上的問題，所以我詢問了她可能正在服用的藥物。她通常會服用苯海拉明（Benadryl），因為這有助她入眠安睡。我讓她知道，這種藥物與酒精混和使用，會有不太好的交互作用，且會讓她看起來像是喝醉了。她很驚訝，但同意我「在服藥的晚上只喝一杯酒」的計畫。當她發現自己的睡眠情況依舊不安穩時，她選擇一個禮拜都不喝酒，並且好好休息，以為周末的活動做準備，她週末的活動通常包括了在外晚餐與喝酒。她的朋友們告訴我，她們與她的聯絡增加了，也發現她變得更投入，而且「更像她自己了」。

最初希望愛麗絲能受到介入並強化治療的要求，轉變為一系列更為緩和的諮商。我與愛麗絲的兒子會談了四次、與她的朋友們會談兩次，並與愛麗絲在五個月的過程中會談了六次。同理心與投入參與的結合涵容了所有的顧慮後，這種情況得到了解決。格雷格和約翰很高興能避免了一場也許會讓愛麗絲與他們疏離的面質。愛麗絲控制住酗酒的情況，並獲得了具有支持性的團隊，她能夠在不用害怕受到批評的情況下討論自己的感受。

結論

就像是在與持續用藥者共事時一樣，需要容忍焦慮以及不確定性，與他們的朋友及家屬共事時也是如此。努力另闢蹊徑，且不願意使用傳統十二步驟方法的人們，經常會發現減害原則對於臨床諮商以及家庭支持團體而言有其效果。就如同在布蘭達、愛麗絲，以及他們家人的案例中所呈現的一樣，減害概念允許一個團隊為個人或家庭，打造可行並與其核心價值一致的方法。我們的摯親受到鼓勵並且被教導運用自身優勢，而非將自己的努力視為軟弱，或是當作他們本身的疾病。這種減害知情（harm reduction-informed）的方法，通常不會有簡單且立即的計畫。然而，透過這樣的方法，最後經常讓人感到自己被授權做出決定。摯親就他們的照顧計畫所做的決定，需要先受到尊重，其次才是挑戰，並且只有在他們願意的情況下，才能對這些決定做出不同的設計安排。

連結的力量是一種至關重要的力量，有助於專業人士提供支持，且應該只會在個人與家庭，以及整個社會面臨風險的情況下受到挑戰。

【第十二章】實踐減害心理治療需要做些什麼？

如何成為減害心理治療師呢？如何才能成立減害治療的組織呢？實施減害治療或減害治療機構擁有什麼樣的哲理、態度或觀點呢？組織在改革轉變時，會遇到什麼樣基本的隔閡與障礙呢？以及需要經歷何種歷程才能成功改革組織呢？本章中，我們會聚焦於幾個議題上來回答這些問題。當我們問到「需要做些什麼？」時，首先心態上需要具備的要點：

- 願意實踐「完全中立」
- 願意努力克服倫理的灰色地帶
- 願意容忍、接納並理解問題行為
- 願意接受個案的教導
- 願意放棄權威、評判或專家的角色
- 願意與個案成為夥伴

以及：

- 相信人們了解自己的需求
- 相信人們會說實話
- 相信任何一步都是進展
- 相信關係的力量凌駕於技術之上
- 相信複雜性是好的

- 相信矛盾與抗拒是自然且有用的
- 相信成癮的歷程，其本質是生理—心理—社會的

要實踐這些核心原則，需要自我反省與個人轉變。接下來則是實務和組織架構上的轉變。我們已經實行減害治療三十年，且在心理健康藥物治療、社會服務與醫學專業方面培訓長達二十年。在上述歷程中，我們發現轉變在進行時所遇到的障礙，為了轉變至更以個案中心的治療取向，我們需要處理這些障礙。在本章中，我們將檢視其中的一些障礙，並闡述成為減害治療師所需要的**彈性**；我們也討論了**倫理**及**證據**對於減害治療的貢獻；而且我們也強調了**督導**及**訓練**角色的重要作用。

彈性

即使減害理論的技術多變，且允許許多不同的理論取向使用，有些人還是會發現很難將這個模式應用於本身的實務上。最基本的問題在於難以隨機應變地活用此模式。雖然心理治療師普遍傾向尊重個案的觀點，很多困難來自於治療師被訓練為有某種「立場」，而這有時候會在與用藥者共事時，干擾用藥者所需要的幫助。用藥者，尤其是尋求減害治療的民眾，會因為先前參與治療的經驗或是治療方案的風評，而傾向懷疑治療方案與諮商師。他們需要治療師們極力強調，所做的一切都是為了個案著想，且是與個案息息相關，以及個案所做的或說的都不會違反規則（除了對其他人造成傷害的行為以外）。然而，理論取向基於臨床工作者的選擇。它並非僅是由想法、行為或技術所整合成的一套實務方法。它也是一種世

界觀，每位治療師選擇一種與自己世界觀符合的取向。而一個人的世界觀，則又反映了他個人的歷史、文化、信念，以及個人所經驗的世界什麼有效、什麼無效。如此一來，理論取向終究不是以個案為基礎。

要以個案為中心是相當困難的。這需要一定程度的彈性、流動性，以及難以實踐的非侵擾性，尤其是處於風險中，或是將他人置於風險中的個案。要使用本書的原則，臨床工作者需要發展「知情折衷」（informed eclecticism）（Zucker, 1995）。查克[1]（Zucker）定義「知情折衷」為經過縝密思考，將理論、取向及技術揉合，具有足夠的彈性，讓我們一方面能與不同的個案共事，卻也有足夠一致性，讓我們彼此協調工作，並且給予自我評估的基礎。減害治療正是如此。我們希望本書有達到合理的工作成果，描述許多不同理論模式及處遇方法的融合，使減害治療成為折衷治療模式。

減少傷害觀點下的彈性，甚至進一步要求治療師接納多元的理論，並實踐無數種介入方式。完全以個案為中心（以及個案導向）意謂著，治療師必須願意時時刻刻注意要放棄自身立場，並接受個案的觀點。在消費者導向的說法為「你是對的」這句話代表著，受到個案質疑時，治療師必須願意忘記所有他／她一切所知，並傾聽當事人說明事情是（或不是）如何進行的。減害治療採取兼容並蓄的模式：臨床工作者需要同時具有良好的訓練，且實踐與多重診斷、持續高度用藥的高風險個案共事，以及在個案需要被完全認同時，願意承認自己不夠了解。

以下是曾受特定理論訓練的治療師，在嘗試實踐減害治療時所

1　編註：肯尼士．J．查克（Kenneth J. Zucker），美國／加拿大著名心理醫師與性學家。

面臨到的兩難情況。

過程與內容間的拉扯

有些心理治療師聚焦於治療過程遠勝於內容，且傾向被動探討個案所提及的擔憂和主題，而非主動探究當事人日常生活的細節。令人驚訝的是，鮮少有治療師進行正式的評估，包括詳細的病史，也不將診斷視為是引導治療的必要條件。但是「魔鬼藏在細節裡」，與藥物使用問題和行為工作時，直接提問和注意細節至關重要。另一方面，許多治療方案與治療師在開始任何治療前，會優先進行初步評估。我們有許多經驗是將脆弱的或處於混亂狀態的個案置於四十五分鐘的評估會談（個案必須準時前來），接著會讓專業人員討論此次的會談，才會告知個案他或她是否能參與方案或治療。減少傷害治療同時兼顧兩者：由個案所開啟的對話開始所有的接觸、以個案的步調進行每一次的治療，並熱衷於收集個案日常生活的細節。

主動式 vs. 回應式

治療師也許會對一定程度的主動感到不舒服，像是主動「調查」藥物使用的狀況和其他行為、技巧訓練、教育或是在減害心理治療中，有時候需要的決策平衡工作。技巧訓練需要治療師給予鼓吹及建議，而一些治療師可能會擔心，這對個案具有侵擾性或者是將個案嬰兒化。其他臨床工作者則相信，「自覺」是造成行為改變的原因，因此傾向不提供特定的建議，而是偏好提出詮釋。還有一些人在治療中對於提出新的主題猶豫不決，因此傾向等待「有個起頭」。被動等待在減害治療的早期階段並不總是明智的。治療師需要確定的訊息，來評估個案的損害程度，並與個案討論減少傷害的行為。此時，治療並不能等待個案「找到時間開始」。針對主動程度的治療顧慮是合理的。治療師需要評估個案對刺激的需求與耐受性。在治療室中，某位個案可能需要治療師全然的傾聽與理解，任何治療師所說的或是做的，都會被認為是一種侵擾與耗能。另一位個案若是沒有感受到治療師的主動參與，則可能感到恐懼。在後者這樣的案例中，治療師會因為個案的需要而盡可能地多說一點，使治療變得非常具有互動性。而傷害會凌駕於所有治療顧慮之上，需要立即的處理。

聚焦深度 vs. 聚焦行為

過去幾年裡，在治療領域中加入了「深度」一詞。比起強調當下的行為及症狀，許多治療師（不僅僅是心理動力取向，還包括不同「人本主義」形式的心理治療）更聚焦於長期的「深度」或是「自覺」的工作上。這潛在假定是，若能解決情緒問題，那麼藥物濫用的「症狀」將會消失。這是不必要的兩極化立場：事實上，用藥也許是心理問題的一種癥狀，一旦它變得嚴重（依賴），便會發展出功能自主性，成為一種「中樞活動」（Fingarette, 1988），這需要一般心理治療以外的特定知識與介入方法。

主要聚焦於過程及自覺，會導致治療在風格及理論上的問題。心理動力取向的治療師傾向不與病人發展明顯的目標與治療策略。而許多臨床工作者在與藥物濫用的個案工作時，會將設立目標的責任推卸至其他治療上，以維護在主要治療關係中應有的中立性。上述分立的結果，事實上，並未維護治療的中立，而是以一種麻煩又累人的方式，強迫個案必須兼顧不同的期望與關係。在一種整合性更高的取向上，即使某些介入是在其他助人工作者所負責的範疇內，主要的治療師仍會位居中心參與制定治療目標與策略。

治療的中立性

心理動力治療領域詳細檢視了治療師的中立性概念。而眾所週知的是，要保持中立是不太可能——治療師本人的文化、偏誤和反應一直都存在。但這並不表示治療師需要採取特定立場、表達意見、要求個案做或說什麼，或是堅持個案改變用藥行為。然而，當治療師不在用藥上採取特定的立場時，會被認為態度模糊，或是缺乏證據下的負向評斷。個案心中這樣的假設，可能是由投射（個案自我評斷的投射）而來，或是根據個案的人生經驗，所作出的合理假設，認為治療師一定對個案的用藥狀況感到恐懼。當然，若治療師確實認為用藥令人厭惡，就需要立即將個案轉介給其他治療師，而非試著採取中立的態度，因為治療師會將這些價值觀以許多細微曖昧的方式傳達給個案。另一方面，如果治療師在藥物使用上不抱持著負面的立場，包括對失控的用藥習慣等，積極地與個案溝通則相當重要。

對於某些個案來說，在一般治療框架之外的積極參與相當重要。電話聯絡就是個例子。大部分臨床工作者僅將電話聯絡留作會談間的緊急聯絡。然而，對於某些人來說，在一天或一個禮拜中特別難熬的時段進行電話聯絡，是非常有效的。舉例來說，在工作天快結束時，留出時間和那些難以避免「雞尾酒時間」的人聯絡，可能會很有用。尤其是在社區型的治療中，減害治療師可能會與偏執在餐廳用餐的個案共進午餐或喝咖啡；也肯定會與害怕進入收容中心的個案在人行道上散步或談話，或是對身體虛弱的個案進行家庭訪問與確認他們的福利狀況。準確來說就是願意「在個案所在處進行接觸」，在建立信任及預防傷害上有著很大的幫助。

彈性——在理論、互動風格、主動程度、選擇的介入方式上，以及願意在傳統治療框架外與個案接觸——都是減害治療的基礎。文化能力（我們在第五章曾討論過）、倫理、證據以及督導，則提供了減害實務上其他的基本原則。

倫理

2001 年南方某位工作坊參與者曾說：「這是我所見過，最符合基督教實踐的做法！」縱使我們與個案並非在實踐基督教教義，但它提供了一個參考框架，這個框架提到了真正以個案為中心的精神以及倫理。我們衷心地贊同這個觀點：減害理論是我們所知道最具有倫理的實務方式。

減害的概念有時候會在倫理的基礎上遭受攻擊。實踐減害概念的實務工作者，會被批評為「縱容者」，意指我們在主動協助或允許民眾持續危險及毀滅性的行為。這些批評的立場認為，我們應該阻止個案的行為，也以為我們治療或諮商師真的有能力控制個案的生活與選擇！減害治療奠基於許多臨床模式和技巧，來幫助我們影響個案的行為，但是只有在非控制性的治療關係情境下，這些技巧才能發揮效用。

身為重度用藥者的治療師，我們面臨到許多倫理上的兩難。我們要如何治療行為有潛在生命威脅的個案，同時又不讓他感到治療是難以忍受或具有侵擾性的呢？我們要如何避免用命令的方式，來表達我們的顧慮，以及渴望出手幫助的意願呢？當個案有親屬需要撫養時，我們的責任是什麼？發現實際或疑似虐待的情況時，我們有責任通報，這時候的界線在哪裡？許多父母在照顧小孩的時候會酗酒。使用大麻與古柯鹼有何不同？儘管以上及其他的兩難情況都能以減害治療的原則處理，但是答案不會千篇一律！

許多臨床工作者對於實際的倫理課程只有遙遠的記憶。我們被教導專業的倫理守則，且若是我們不熟悉這些專業倫理，想當然爾就無法順利地通過執照考試。但我們很少被教導這些倫理守則所奠基的理論基礎。在發展任何新的治療模式時，檢驗其倫理基礎很重要。減害治療，一部分是因為它是最近興起的模式，另一部分則是它偏離了成癮照護的標準，而使其具有爭議性，因此必須特別重視其倫理的部分。

倫理模式

沃達克（Wodak, 2007）在其闡述藥物政策倫理的文章中，從定義「倫理」開始說明：「倫理涉及了是非概念的系統化、辯證及建議」。他表示「規範倫理（例如：嘗試辨認規範正確與錯誤行為的道德標準，包含需要維持的良好習慣、需要遵守的職責，或是我們對自己及他人行為的結果等），在藥物政策的演變上尤其重要」。

羅格斯（2006）總結目前生物倫理上的趨勢，指出目前的趨勢已由聚焦於臨床工作者轉移至個案身上。個案有自主性、個人選擇，並有權利拒絕他者所建議的治療，選擇未受到建議的治療，且將其他方面的福祉置於健康之上。當我們權衡治療中的好處及傷害時，會出現一個問題：該由誰來權衡好壞呢？羅格斯解釋了不同層次的倫理：後設倫理、規範倫理、倫理守則，以及詭辯。後設倫理是決定規範倫理的框架。換句話說，我們如何知道哪些原則是「正確」的；我們如何知道我們是否有「對的」答案？某些倫理系統是以宗教框架為基礎，以神的意志或神的法律為基礎。其他系統則基於非宗教的框架，這些框架涵蓋了普世的（自然法則）或相對主義的（個人文化、個人偏好，或實際的社會契約）的答案。減害原則是基於非宗教的架構所產生，這個框架賦予了社會契約特權，即人類有權作出自己的決定，且人類應該照顧那些無法照顧自己的人。詭辯指的是透過引用先前個案們的「範例」，來解決目前案例的爭議，這類似於在法律中設置先例。倫理守則紮根於可能有特定定義的合法權利及規則的道德系統。舉個合法權利的例子：個案應該總是需要同意接受治療。

那目前關於減害在道德上的爭議情況是什麼呢？

減少傷害中的倫理立場

主導著我們工作的，是行善與不傷害原則；換句話說，我們一直堅持做好的事情，並確保我們所做的事不會帶來傷害。作為助人工作者，我們的職責是以當事人為優先、家庭其次，社群第三。身為國民，我們也努力地讓工作能造福社會。這通常很難平衡。我們也贊同，藥物使用可以被視為是一種娛樂活動，以及除非造成對他人的傷害，否則不應受到法律制裁的信念。

沃達克（2007）為減害提出了令人信服的倫理論點：「設定並達成實際可行的次等目標，比起設定難以達成的烏托邦式目標，還來得有效率。換句話說，『有 80% 總比完全沒有來得好』。減害的精髓在『勿讓完美阻礙美好』（never let the best be the enemy of the good）這句關於公共衛生的格言中得到極佳詮釋」。

在減少傷害倫理基礎的爭論中，羅格斯（2005）提出了個人自主性及選擇的義務論（以責任為基礎）系統：忠誠（對個案忠誠，甚至當個案的選擇不會產生最好的結果，而處於兩難時）與真實（知情同意）。他概述了減害的目標，將它們稱為「被壓垮的意志」及「社會責任」。所謂**被壓垮的意志**指的是，相信僅僅是「成癮」就會降低個人自主性（成癮行為是自願或非自願的？）及能力（「成癮」會使人缺乏能力做出某些決定；見 Caplan, 2008），因此，未成癮的人們有權施加他們的意志來幫助成癮者。「社會責任」則相信人應該要以家庭成員及社會為自己的主要義務。羅格斯認同此論點的並對此反覆思索後，才決定個人的基本權利更為重要。總結來說，儘管這些決定可能對自身或他人造成危害，羅格斯並不同意上述這些立場，而是爭論主張藥物使用者有權利自主決定。

不傷害

在一篇關於位在加拿大溫哥華的毒品安全注射中心 INSITE 的道德地位之論文中，朱利安．昂格（Julian Unger, 2009）提出了一個強而有力的道德論點：設置安全注射中心在道德上是正確的，且事實上是必須的。（此類型的機構設置，是由專業衛生人員及後勤人員擔任員工，提供注射用藥者乾淨且無菌的地方，讓他們可以不受干擾、安全地進行注射，且不需受到執法機關的干涉。無菌的注射器具是此項服務所提供的一部分。）昂格的論點是根據薩茲[2]（Szasz）的一篇論文，此篇論文假設，和許多未定為違法的行為相比，用藥並不更為有害。因此，只要我們沒有違反傷害原則（傷

2 譯註：湯瑪士．薩茲（Thomas Szasz），著名美國精神科醫師及心理分析師。

害他人），我們就有權用藥，而我們也有權用藥進行自我藥療或娛樂，這些都應該與言論自由一樣受到保障。然而這種權利，必須伴隨著責任與認識，即「在某處是對的，到了別處可能會因為對人有破壞性或干擾的影響，而造成冒犯……因此，自我藥療的權利，必須包括承擔用藥後的行為對他人所造成的影響之絕對責任。」

昂格接著指出，藥物濫用的惡果並非來自藥物的固有特性，而是來自其非法性：「讓這些物質流入黑市，使用者就只能在資訊不完整的情況下使用藥物。這些不完整的訊息所衍生的議題正是導致溫哥華社區生活品質下降的原因。」昂格建議對藥物進行管理，以改善藥物的純度及安全性。

自我實踐：節制

卡梅倫·達夫[3]（Cameron Duff, 2004）顧慮「傷害最小化」無法觸及到大多數用藥者，因為大部分的減害計畫著重於疾病預防，然而大部分的用藥者並非注射型用藥者，所以不會暴露在感染愛滋病或肝炎的重大風險中，也不會注意到減害計畫。藥物治療與減害計畫都只針對用藥的**問題**。但是他認為，大多數用藥者的問題並未達到需要治療或乾淨針具的程度。因此，他們以「自己的方式」來決定怎麼使用最好。

達夫建議我們將米歇爾·傅柯[4]（Michel Foucault）有關「自我實踐」、節制以及愉悅等概念，融入對藥物使用的思考中。他認為「對大多非法物質的使用者而言，除非能設想到用藥取樂的議題，

3　卡梅倫·達夫（Cameron Duff），著名澳洲學者，用藥行為研究專家。

4　譯註：米歇爾·傅柯（Michel Foucault），法國著名哲學家、思想史學家、社會理論家、語言學家、文學評論家及性學家。

否則對傷害最小化依舊是無關緊要。」根據達夫所說，傅柯很重視希臘「存在的藝術」，他認為這是種道德實踐。希臘人看重「自我形塑」（即他們發展個別性與主體性的方式）的價值。他們不認為取樂有罪，反而接納它並發展實踐原則，包括了節制。希臘人了解沉溺娛樂會對健康、家人與事業造成無數傷害。他們基於兩個原則發展了節制的文化：

1. 自我的倫理實踐包含了高尚品格的發展，進而增加家庭的聲譽；避免沉溺娛樂可以預防傷害降臨至個人或家庭。
2. 實踐節制能強化愉悅感。藉由不過度使用或過度頻繁參與愉悅活動（例如：性愛、飲酒、品嘗美味佳餚等），防止增加耐受性，使得個人參與這類活動時，愉悅感會更為強烈，欣賞的能力也會更強。

希臘人不設立法律，而是培養一種他們高度重視的節制文化，並將此留給每個人決定其個人界線與倫理實踐。達夫建議藥物政策應該要考量到節制這一點，且促進一種對藥物使用負責的文化。

在美國，當我們提到合法藥物酒精時，有這樣一種文化：大多數的飲酒團體憎惡「醉漢」或是酒量很差的人，但欣然接受那些能欣賞好酒、威士忌或啤酒滋味的飲酒者，他們可以達到、但不超過最佳的酒醉程度，在這樣的酒醉情況下，他們社交談話能力受到增強，且不會受酒精的干擾而中斷。同樣的，許多藥物文化鼓勵節制或是合適使用程度，並抨擊像是對古柯鹼、大麻以及海洛因等不負責任的物質使用。有兩份報告指控減害主義者迴避採取道德立場來減少傷害。弗萊（Fry）與其他同事（2005）批評減害主義者在藥物及藥物使用上聲稱「價值觀中立」，偏好著重在以務實及實證的介入方式來減少與藥物相關的傷害，卻逃避藥物是好是壞、應不應該使用等問題。他們認為減害主義者相對缺乏「倫理參與」，努力迴避用藥的棘手爭論。他們建議減害主義者應該要「參與倫理」，為減少傷害採取道德的立場，以強化減害的動機。或許我們需要對希臘文化進行更為全面的研究。

中立性

克萊尼格（Kleinig, 2008）在他針對減害倫理的文章中，挑戰減害主義者所主張的「價值中立」的概念，即我們的介入方式僅是達到目的的務實方法（降低與藥物有關的傷害）。他認為中立是絕對不可能的，如果我們重視的是結果，那我們就已經在方法中灌輸了價值觀。事實上，他主張評估什麼有害，這本身就已經充滿了價值判斷！減害主義者似乎更重視預防藥物相關的傷害，而不是用藥本身所造成的傷害。克萊尼格認為我們實際上的意思是，為了保護健康，我們暫停了有關用藥的道德判斷。與弗萊和其同事相似的是，克萊尼格建議在美國這樣對個人行為有諸多道德立場的國家裡，減害實務工作者必須採取道德立場，而非僅僅是務實、科學的立場。

我們的倫理及道德立場

我們相信在反毒戰爭中所造成的危害，遠比起用藥造成的傷害來得多。當然，藥物本身會造成傷害也是真的。我們與用藥而造成傷害的人們共事。他們與其摯親們正在受苦。他們的社區正為了失去其中一份子而難過。正在經歷藥物問題的人們有權尋求協助，而且就如同他們對自己的人生一樣，對其治療目標有最後的決定權。我們的倫理及道德責任，在於運用最好的方式反轉導致濫用的心理痛苦、利用治療性藥物提供大腦所需要的支持、教育與藥物相關的知識，以及協助個案在他們決定使用的藥物上的獲益多於受害。對於許多選擇**不使用**藥物的個案來說，這是**他們**自己的決定，而不是被強加的限制。

減害主義者必須停止迴避在藥物使用上採取道德立場。從我們的觀點來說，藥物使用與酒醉，是幾千年來人性及人類社會中不可或缺的一部分。人們享受改變意識時所帶來的單純好處。在歷史上，當社會所認可的藥物使用與其文化脈絡脫節，傷害就會發生。例如，工業革命期間，致命的酒精依賴比例急劇上升。年輕人們生活在一個沒有家人可依靠的新世界中，使用酒精來安慰自己、卻淪為其破壞性影響下的犧牲品。在倫敦的東部，到處都是工廠、救濟院，以及讓人震驚的貧困情況，這都是因為十八世紀時琴酒流行所致。在常用藥物被生產出強效版本時，傷害也會隨之增加。咀嚼古柯葉所帶來的影響與潛在傷害，與吸食粉末或強效古柯鹼的潛在破壞性相比，印證「劑量成毒藥」這句古老格言（出自帕拉賽爾蘇斯〔Paracelsus〕，一位十六世紀的瑞士醫師）。

藥物作用變強並不會使藥物本身變糟。使用這些藥物並不會自動導致傷害，而是增加傷害自己、他人與社會的風險。道德上反對使用藥物以及戒除至上的教育注定會失敗。人們會使用藥物（因為我們向來如此），而社會需要協助我們，提供我們安全、精確的教育方式，並引導我們如何將傷害最小化。法律與道德上的禁止，會比用藥本身導致更多受害者。值得重申的是「減害的精髓在『勿讓完美阻礙美好』這句關於公共衛生的格言中得到極佳詮釋」

（Wodak, 2007, p.60）。

倫理與非自願治療

減害治療與受到強制或強迫的治療，並不是妥善的搭配。大部分民眾是被強制參與藥物濫用的治療，有些人受到法庭、兒童保護機構或上司們的強迫；有些則是來自家庭或上演「介入」的摯友，他們一同告訴用藥者，他的行為正在傷害他們自己或他人，並對其施加壓力，讓用藥者參與藥物治療，且通常會做好隨時開車將用藥者帶走的準備。我們與許多受法院強制命令參與治療的人、因為物質使用失業的人，以及遭受家人介入的人們共事。這些強制的類型本質上是不同的，而我們想將它們區分開來。

刑事司法及兒童保護系統的強制反映了反毒戰爭，以及我們的社會決定邊緣化及處罰這些未受到歐美文化所認可的用藥者（像是酒精、尼古丁與咖啡因）。如同前言中所提，美國的監獄人口在過去二十五年裡暴增，且至少有 50% 的人是因為非暴力的藥物「犯罪」，而待在刑事司法系統裡。從而，物質濫用治療以及刑事司法系統有著密不可分的關聯。毒品法庭的增加與「治療而非入獄」立法，使得因藥物犯罪而受到判決的民眾得以自行選擇，或在羈押時接受治療，而非入獄。但從我們的觀點來看，這只是加重問題而已。當我們參訪毒品法庭或「治療法庭」時，我們發現法官們展現出強硬（身穿黑袍高坐其位），且擺出一副宛如家長的態度，試圖將受審的罪犯們推向「為了他們好」的治療方向。當我們與兒童保護服務機構共事時，我們發現，機構在態度上展現出頑強的抗拒，去學習或接受不是所有的藥物使用都對用藥者或是其家人具有傷害性。事實上，許多具有心理創傷史的人在沒有用藥時的狀況下，比用藥時更糟糕——更憂鬱、更憤怒、反應更激烈。將所有的使用歸類為不好的使用，是一種籠統的假設，這會阻礙對使用者和他人傷害的準確評估。

卡普蘭（Caplan, 2008）以康復醫療為例，說明有些人可能會因為極度的痛苦（例如：中風患者、燒燙傷患者），而拒絕英勇救命式的介入，但他們後來會改變自己的想法。他認為醫師強迫病人或家屬接受治療是正確的事，這樣做才有機會去讓病人適應自己的身心障礙，此後病人會感謝沒有在當時如己所願了結生命。這種比較相當虛假，因為在這種情況下，一個人並沒有能力直接離開以拒絕治療。另一方面，在減害治療中，我們敏銳地注意到我們的個案會「藉由離場表達不滿」，且如果我們相信治療會有幫助，就必須調整治療，以鼓勵個案願意參與。卡普蘭也忽略了一點：即使是嚴重、無法控制成癮的人，也能夠做出理性的抉擇。選擇戒除藥物，是當人無法理性思考時常做出的決定。而利用清潔針具交換、學習如何更安全的注射，以及利用外科診所，也證明了人處於成癮困境中，有能力做出明智選擇。我們有支持自我效能的倫理義務，即使當下沒有看到真正相關的證據。

我們認為家人的強迫介入，與社會或「醫療」的強迫是不同的。家人、朋友，以及老師、同事與上司，他們與用藥者具有緊密的關聯性，並常在個人或專業上受到用藥者行為的影響。家人與朋友有權利及責任來保護自身安全，且有責任依照用藥者的年齡以及與用藥者的關係，運用不同程度的影響力去支持其安全與福祉。同樣受到用藥者成員行為影響的社群，也有其既得權利。有些人可能會認為刑事司法系統只是用來保護「社會」免於某些人的傷害行為。這樣的邏輯有兩個錯誤：用藥已被犯罪化，然而這大部分是

「沒有受害者的犯罪」；藥物的法律不平等地被應用在我們社會中的某些成員身上，主要是有色人種。我們要相信與白人族群相較，黑人及棕色人種族群中用藥的兒子、女兒、阿姨、舅舅與父母等，受到刑事司法系統肅清的機率不成比例，是因為我們比較在乎後者嗎？也許是，也許不是。

非自願性治療情境下，以個案爲中心的實踐方式

減害治療採取盡可能完全為個案所驅動的模式。前面的章節中，我們討論了自我決定理論，並注意到外在驅動的動機與成效貧乏、較差的福祉有關（Ryan & Deci, 2000）。我們將自我決定理論視為倫理實踐的基礎。然而我們已設法找到與非自願性個案共事的方式：

1. 除非個案需要，否則我們不參與強制性治療。我們不做尿液分析。除非個案允許，以及在徹底與個案討論後，我們認為某些揭露對個案是有幫助的，否則我們不會向強迫個案治療的人透露治療細節。我們不告訴個案必須做什麼。
2. 除了提供治療外，確立我們獨立於強制規定以外，接著開始與改變階段工作（Prochaska et al., 1992）。在改變階段模式中，我們與正處在某個改變歷程中的個案工作，不管他們是否是被強迫且甚至已經做出了一些行為上的改變。我們並不同意戒酒無名會所說的：「身體來了，心會跟上」。在我們的經驗中，一個人也許到場了，但他的心還留在原處。此外，對改變的抗拒會因為被告知該怎麼做而增強。
3. 在治療當中，我們挑戰個案所採用的命令式語言：「我不能

再這樣了，我要停止這一切。」即使感覺如此，這些都不是真的。個案不必真的停止一切。即使他們看似無法忍受，他可能還是會選擇承受這些結果。當我們聽到「我不行」或是「我需要」時，我們會問「為什麼」或「為什麼不」，當我們接著聽到「因為我會死」、「因為我的妻子會離開我」或是「因為我會失去工作」時，我們便會挑戰那些後果意謂著個案「必須」改變的觀念。我們會指出，不只是用藥者會選擇不改變來回應過去的恐懼，多數人在面對恐懼時也會有所抗拒，並至少會持續一段時間。在這樣的討論之後，及個案能自主地決定將遵守強制規定，像是要變得「完全戒斷、保持清醒及持續復原」，以讓自己的孩子從兒童保護機構回來，我們會運用本書中所討論的工具來盡最大的努力，幫助個案通過各個階段以完成要求。畢竟，減害與現實人生息息相關。

實證

過去的二十年裡，減害作為公共衛生的取向，以及一系列特定的治療策略，已在美國獲得了更多的接受度，但仍然引起極大的爭議。然而，有趣的是，減害的許多原則，完全符合新興的實證方法之基本要素：理解藥物問題的**嚴重程度具有連續性**（在治療中適當的調節）；**個案的動機**與參與的核心重要性（治療的立場為「從個案的立足點出發」）；物質使用中**情境的角色**與處理周遭生活情況的重要性。

循證實踐（以實證為基礎的實踐方法）風靡一時，再也沒有人敢在缺乏足夠證據支持的情況下許可或提出新計畫。歷史悠久的治療傳統，像是團體心理治療，總是由經驗豐富和具有智慧的「長者」帶領，現在有了研究委員會作為他們專業組織的一部分。過去多年來我們認為，整體來說，減害心理治療並非以實證為基礎的治療。反而是它的許多內容——動機式晤談法、精神及成癮醫學、特定的認知行為技術，像是放鬆、拒絕飲酒、控制飲酒的策略等，以及，沒錯，就是心理動力原則——奠基於有據可查的實證之上。而減害整體的治療過程，是以發展一種尊重、以個案為中心的治療關係為基礎，並堅持最重要且經研究證實的成功治療要素：治療關係本身。

仔細閱讀當前對實證取向治療領域的看法，我們了解到不應該太快假定我們並非是以實證為基礎的。妮爾．杭特（Nell Hunt, 2010）有關減害證據的報告中，他回顧了數百個減害介入成效的研究。這些報告都顯示出，減害介入在八個類別上，皆具有降低藥物相關傷害的有效性，包括：針具及其他注射計畫；美沙冬與其他替代療法；海洛因處方；去刑罰化；資訊、教育與溝通；安全注射及其他藥物使用空間；藥物測試及聯合警報系統；以及動機式晤談法。我們還沒有做的，是執行操作性研究，而這通常也是民眾為了確信某件事是具有科學根據，所期望看到的。

對經驗主義的批評

經驗主義並不是看待世界唯一的方式。貝瓦爾與貝瓦爾[5]

5　編註：拉斐爾（Rapaheal）與桃樂絲．貝瓦爾（Dorothy Becvar）這對夫婦為美國著名家族治療師與作家，以貝瓦爾與貝瓦爾（Becvar & Becvar）名義共同著述許多家族治療相關文章與書籍。

（Becvar & Becvar, 1994）在他們的文章〈生態系統的故事：故事們的故事〉（The Ecosystemic Story: A Story about Stories）中認為，我們出生於某個社會中，就會被該社會所同化。我們學習社會的典範，或社會所敘說的故事。像是心理健康這樣的職業，是建立在我們社會敘述的故事之上的，這種故事假設了一種西方的意識型態，即重視獨立、個人責任、努力工作、對科學的信念，以及「假設存在著一個我們可以了解、預測及控制的外在現實」。許多治療方法，尤其是家族治療，認為情境會影響病理症狀，當情境受到探討時，家庭中特定病人（identified patient）的症狀就能得到合理的解釋（由此看來，減害治療師讓藥物使用有了合理的解釋）。然而，從生態系統的角度來看，採取了更進一步的延伸：諮商師或者研究者成為故事的一部分。所有的現實於是都受到了我們的信念及價值觀的滲入。問題因為情境而被定義為問題。作者們將之稱為「二階控制論」。

以二階控制論的觀點來看待心理健康領域，會產生像是個案抗拒、缺乏動機，以及否認過時等概念。根據貝瓦爾與貝瓦爾所說，這些概念預先假設了治療師的立場，當它不符合個案的觀點時，會讓個案看起來在抗拒、缺乏動機，或是有其他困難。此外，治療師選擇回應、談論或注意的每件事，都反映了自己的故事。同樣地，每種以實證為基礎的取向，僅僅是反映了那些書寫故事者的範式。即使是我們的診斷系統，也僅是那些創造出特定方式，來思考民眾如何感覺和行為的故事而已。

斯萊夫（Slife）、威金斯（Wiggens）及葛拉漢（Graham）（2005）主張，他們所謂以經驗為支持的治療方式，已經成為了一種壟斷。受到以觀察為主的認識論價值觀所驅動（努力去模仿所謂的「硬」科學），以量化研究為基礎之證據支持的治療，已造成質性研究受到實質上的排除。此外，治療的所有學派，像是存在主義、個人中心、家族治療，以及心理動力治療等，都因為被認為缺乏證據而受到忽略。作者們認為像是團體治療的基礎——「團體凝聚力」這樣的現象，甚至不適合受到觀察。這些觀察可以被經驗及描述，但卻是有過那些經歷的人以主觀經驗所描述的。另一項無法測量的，是意義。然而意義（我們假設！）卻在很大的程度上主導了我們的價值觀與決定。

實證方法不僅影響了資金（包括保險報銷），它們現在也被編纂進法律中，令治療師必須提供個案那些經過證實有效的介入方式。最受歡迎的即是認知行為治療，因為它們與過程導向相比，更重視目標與結果導向；因此，他們的結果更容易被測量和量化。

實證方法中較開明的觀點

斯萊夫及其同事提出方法論的多元化，作為另一種替代方式，這種方式更類似於自然科學，像是物理學，它承認觀察者與被觀察者之間的關係，也因此放寬了對可量化結果的控制。最後，他們認為：「能最好展現研究目標的價值，就是用來構築研究方法與研究目標的價值。研究者會為研究目標所驅動，而非方法」。

目標驅動的研究正是羅傑斯與魯夫利（2004）在紐約布朗克斯的紐約減害教育機構（NYHRE），發展使用者驅動的目標成果時所創建的結果。他們首先透過詳細的調查過程以及焦點團體，來發展一套測量方法，從中決定哪些對紐約布朗克斯的紐約減害教育機構的個案來說很重要且優先。研究參與者選出十個結果測量指標，其中包括降低藥物使用、住所穩定、營養狀況，以及關係的品質，並將其優先排序。研究者接著按照這些測量方法，研究個案的歷程進展。他們發現依據這些個案所設定的目標進行追蹤時，持續用藥的研究對象在歷程中有著很大的進步。

在一本關於實證方法的優秀書籍之介紹中，諾克羅斯（Norcross）、博伊特勒[6]（Beutler）及利萬特[7]（Levant）（2006）指出，實證方法起著「公眾意見」的作用，這一概念指的是，人們普遍所抱持對於何謂真實以及良善的觀念——進而產生一種特定的「提供者文化」，以及提供者文化戰爭，所謂「戰爭」指的是，人們的想像以及實際所知之間的差距。依賴實證方法來概括何謂真實以及良善，模糊並限制可被視為證據的事物，且獨厚了科學方法。

所謂的證據是什麼呢？我們如在個案最大利益下充分運用知識來幫助他們呢？卡羅爾（Carroll）與倫薩維爾[8]（Rounsaville）（2006）在他們探討對於物質使用障礙症的行為療法章節中，指出以實證為基礎的方法對於研究的過度窄化，且因太過聚焦於特定的次族群，而無法普遍推論至更廣泛的族群及治療環境。他們提出了物質濫用基礎歷程的鑑定、闡述一小部分的改變原則，以及一套易於傳達給臨床工作者及個案的可掌握技巧等建議。

諾克羅斯等人（2006）提出了三種形式的證據，討論如下：

以經驗作爲證據

對於那些推崇科學方法的人，這無疑是一種黃金標準。最受歡迎的方法論是對特定、通常具操作化的治療方案進行隨機對照的研

6　編註：賴瑞・博伊特勒（Larry E, Beutler），美國臨床心理醫師。

7　編註：羅納德・F・利萬特（Ronald F. Levant），美國心理醫師。

8　編註：布魯斯・J・倫薩維爾（Bruce J. Rounsaville），美國精神科醫師，成癮治療專家。

究。雖然研究一種特定的介入方式的有效性是有幫助的，但利用這些研究去引導實務操作，卻會產生大量的問題。首先，被研究的人口有極高的同質性，很少包含複雜的個案，且對於參與者的限制也難以符合現實世界的狀況。此外，治療是由受過高度訓練及督導的臨床工作者所提供，多數在藥物治療計畫中的諮商員並沒有那種程度的訓練，以及想當然爾在他們的諮商實務上，也沒有受到那種程度的督導。

實務爲證

隨著時間的推移，臨床工作者會傾向改進他們的技巧，且他們累積了大量看似主觀，實則可觀察的資料。專家或經驗豐富的臨床工作者們難以將其決策過程傳達給他人，專家們掌握著大量的**內容資料**（例如：憂鬱症與失智症的鑑別診斷），這反過來又與**經驗資料**結合（例如：憂鬱的人很可能不會按照你的建議多做運動；有些偏執個案偏好用你的姓稱呼你）。將這些例子稱為**資料**，是為了不對臨床工作者多年來所獲得的成功視而不見！以實務為證的黃金標準可能是「個案有好點嗎？有，做得好！」我們或許很難確切地知道怎麼與他人傳達這些知識，好讓他們運用同樣的技巧，我們或許也很難知道，我們個案生活中的其他因素是如何影響結果的，但我們知道個案有好轉，而不是惡化，其中一部分的原因來自於我們的工作。我們正藉由在減害治療中心提供一套兩年一期的臨床密集訓練課程，結合教學（內容）培訓以及數名經驗豐富治療師的密集臨床督導之方式，來嘗試處理上述所提到的困難。

個案價值

個案想要什麼？他們是如何經驗治療環境、治療師、個案管理師及收容所工作者的呢？他們的經驗或他們的願望，有多大程度引導著治療實務的進行呢？許多心理健康系統個案導向，只因為他們諮詢委員會中有同儕員或個案，就聲稱是「個案導向」。這些健康照護系統，也同樣經常拒絕提供大部分個案期望的：一個能夠定期談話的人——個別治療！

減害治療作為一種以實證為基礎的方法

減害心理治療最初是由個案價值中發展出來的（個案在傳統治療中治療失敗且拒絕參與治療、個案受到諮商員羞辱及霸凌、治療計畫不允許太多人進入治療中、沒有個別化取向）。當時考量減少傷害是否有效的主要證據為針具交換（如 Goosby, 2001）。儘管依舊存在著「成癮」，個案們持續使用減害的服務，並將之視為一種維持健康的重要方式。

基於多年來訓練和督導數十位治療師及社工師，以及三十年來的臨床經驗，我們以實務為證，發展一種治療方式。我們經驗到「什麼有效」就是種證據：人們投入且留在治療中，與其他人相比有所好轉。減少傷害治療運用反移情作為實務證據的來源。我們研究及利用治療師對個案的思考、感受、衝動與反應，來設計謹慎而有計畫性的介入。在僅僅數年之後，我們就發現並整合了以研究和證據為基礎的實務與治療方法。除了人本取向的動機式晤談法外，大多是認知或行為取向的治療。最終我們發現，紮根於我們的心理動力取向治療，同樣也以實證為基礎。有趣的是，多數臨床工作者都假設心理動力取向治療不僅不是實證取向（沒有與之相關的研究），也沒有效用。心理動力取向的治療通常會被行為導向的臨床工作者當作笑話（比如說：「我已經聊我母親聊十年了，但我還是喝太多！」）。這些誤解的觀點，來自缺乏對心理動力治療原理的相關教育。

幾位心理分析取向的實務者將自身身作為證據。史巴尼茲（Spotnitz）（2004）於 1930 年代開始了他作為研究者的職涯，並發展對思覺失調症患者有效的精神分析方法，精神分析方法在這之前被認為是無法治療思覺失調症患者的。他相信，一個人應該隨時運用某種方法論來「為個案制定計畫」，以便解釋成效，並從中學習：「每位個案的情況都不同，此外，不論個案所患有的障礙症本質為何，治療所採用的介入類型，都取決於個案個別的反應」。斯波特尼茨提到：「懷疑是科學探究的核心。科學是基於兩個組別間統計數據的比較——它不是針對個別主體的科學……另一方面，治療發生於人們所講述的個別故事，以及他們講述故事的不同方式上。如果你不能夠相信你正在治療的內容，就不能治療個案」。

根據謝德勒[9]（Shedler）（2010）所說，已有證據顯示心理動力治療不僅有效，且不同於許多認知行為介入，治療結束後其效果會持續存在。他認為非心理動力的治療可能有效的理由，有部分原因是他們運用了心理動力的核心原則及技巧。他的文章中提到由布拉吉斯[10]（Blagys）及希爾森羅斯[11]（Hilsenroth）（2000）所概述的心理動力治療的七項特點：

---

9 編註：強納森．謝德勒（Jonathan Shedler），美國心理醫師與作家。

10 編註：馬修．D．布拉吉斯（Matthew D. Blagys），美國精神科醫師。

11 編註：馬克．J．希爾森羅斯（Mark J. Hilsenroth），美國心理醫師。

- 聚焦於情感及情緒的表達
- 探索嘗試避免痛苦的想法和感受
- 辨別重複出現的主題和模式
- 討論過去經驗（聚焦於發展上）
- 聚焦於人際關係
- 聚焦於治療關係
- 探索幻想生活

研究者會運用一個稱為「效果量」的構念，來比較不同治療的療效。效果量指的是療效的強度，且是依據標準差來加以衡量（1＝高於控制組平均數一個標準差。中等的效果量介於 0.6～0.8 的範圍內）。謝德勒回顧了數種與精神障礙症治療類型相關的研究中之效果量，發現即使是短期心理動力取向的治療所帶來的效益，都等同或超過認知行為治療（CBT）（見表 12-1）。但這也導致有人假設，持續性的效果可能是潛在的心理機制受到活化的結果，這些機制被認為能調解症狀（尤其是邊緣性人格障礙症）、具有反映功

表 12-1　治療療效的比較

方法	治療結束的效果量	後續追蹤的效果量
一般心理治療	0.75	
CBT 與行為治療	0.62	
抗憂鬱藥物	0.31	
心理動力治療（短期）	0.97	1.5
人格障礙的心理動力治療	1.46	
人格障礙的 CBT	1.00	
心理動力治療（長期）	0.8-1.03	0.94-1.25

能，以及建立依附關係。

更多證據顯示，認知行為治療中，實際改變的機制並不是那些理論所假設的（例如：認知扭曲）。事實上，在所有的治療方法研究中，都是治療師會堅持於特定的心理學準則，這套準則在兩種類型的治療中都預測到了成功的結果。然而在認知層面上，過多的堅持會預測出較差的結果。假設在認知行為治療中，某些有效的成分也許包含了尚未被承認的心理動力因素，會較為安全。

我們的經驗與謝德勒的結論是一致的，即心理動力治療的本質，就在於探索自我那些尚未被完全理解的層面，且它的目標不僅僅在於緩解症狀，還包括促進建立心理能力及資源。這些因素可能是導致效果量隨著時間推移依舊持續存在及增加的原因。這類型的治療方式必然會導致持續變化的心理歷程。

減害實證方法的限制

與實證取向的服務提供者一樣，減害治療實務者在實踐與被認同上遇到了障礙，這些障礙恰巧就與研究顯示有效的原則有關。也就是說，減害中最具爭議的一些面向，似乎圍繞著這些實證原則的實際含義：從個案的立足點出發，包含「允許」持續「破壞性」的行為；個案在合作關係中，選擇他們自己的目標；以及著重於逐步達成的目標和改變，這些目標和改變可能不包括改變用藥。如果這就是「科學」所謂的良方，那麼為何人們仍然對減害療法感到荒謬呢？我們想像是，更多在用藥上道德品質的爭議，導致了人們不願意實踐真正妥善的治療方法。

有時候減害實務者也會經驗到，實證方法「運動」是非包容性的，因為即使在原則上有相當多的重疊，以實證為基礎的治療者在使用治療規則時，可能會過於僵化，而忽略許多實證治療被證實只對特定且同質性高的族群有效的事實，而在一開始就排除減害治療實務人員的個案（Foote, 2010）。

在傳統治療計畫中進行實證方法所遇到的障礙，包括以下幾點：

- 工作人員通常缺乏訓練，對專業人員抱持懷疑的態度，且幾乎不需要有太多的專業發展
- 以信念為基礎的模式無法辯駁（你的真實對上我的事實）
- 實證方法的施行，經常與模式本身不一致（例如：利用動機式晤談來「說服某人改變」）
- 對於成癮與個案的整體哲理及觀點，與許多實證方法的實務原則不一致（例如：個案的選擇、非面質）
- 心理衛生專業人員在研究中所使用的治療方案，並不會推廣給現實世界中會使用這些方案的諮商師

依賴實證方法來施行減害治療時所會面臨到的障礙，包含以下幾點：

- 實證治療已經成為了「標準」，且經常被保險公司及照護系統要求使用
- 過度重視實證治療，會阻礙針對弱勢族群最新治療的發展
- 個案有多重問題需要同時處理，而照本宣科的治療則不具這種彈性

諾克羅斯等人（2006）總結，我們必須創建一個證據階層制度，不讓技術凌駕於於關係之上。臨床工作者需要抗拒那些告訴我們僅能使用來自經驗研究的臨床方法之限制。

減害治療中心個案的質性研究

李[12]（Lee）與澤萊（Zerai）[13]（2010）將減害治療中心的工作作為其論文計畫的一部分，並進行了質性研究。他們訪談了十七位個案與六位員工；結果顯示了幾種歷程及內容的結果，這些結果都支持治療有效。所有個案列出尋求減害治療中心服務的一個主要原因，是在其他更為傳統的治療中所遭遇的負向經驗。有七個主題在受訪者中是一致的：去邊緣化、持續參與計畫、生活品質、社會功能、物質使用上的改變、清晰明確的未來目標和計畫，以及重新定義成功。李與澤萊（2010）認為：「這些結果——不同於傳統上對酗酒及藥物成功治療成效的評估，像是戒除、終止及再犯——如果在目前的物質濫用治療脈絡下，減害治療取向是合法的，就需要重新概念化成效。考慮到傳統物質濫用治療計畫的完成率低，且這些計畫無法讓個案參與治療，這些發現尤其重要。」

去邊緣化指的是，個案們在減害治療中經驗到「不評斷、安全、尊重、有尊嚴、不感到羞愧、人性化、去汙名化、培育個體與培力，以及促進開放性的對話」。所有個案都談到，由於這些影響，讓他們能持續且熱切地參與治療。他們表示自己的意見都受到重視，且被培力來選擇自己的目標與行為。有趣的是，「個案不僅

12　編註：海瑟．蘇菲亞．李（Heather Sophia Lee），美國臨床社會工作者與民族誌學家。

13　編註：阿薩塔．澤萊（Assata Zerai），美國社會學家，主要研究領域在於兒童健康、衛生推廣活動、安全水源、公共衛生等。

持續穩定的參與治療，他們也在一些議題上經歷了改變的階段，而不僅僅是在物質使用問題上。」生活品質的改變，包括了心理健康的改善、增加了社交參與，以及可預測性及穩定性。其他改變則涵蓋了情感容忍度、韌性，以及在人際關係上有更好的處理能力。個案們也表示有更好的自我覺察能力，且感覺到他們在工作上有所改善。關於物質使用的改變上，他們則表示，他們在使用物質上獲得了更多的覺察能力及意識，大幅降低使用率以及急劇減少藥物所帶來的相關傷害。大約有一半的個案戒除了他們主要使用的藥物，即便這並非進入治療時所定的目標。許多個案注意到，與之前的治療經驗相較，在減害治療中心處理自己的藥物問題時比較沒有壓力。他們覺得更有控制感、學習到如何管理自己的衝動，並知道工作人員總是會給予支持，為那些在處理壓力和情緒方面上有困難的人鋪路。最後，個案們表示他們重新燃起了對未來的興趣。大部分的個案都規畫著未來的學業、工作、休閒時光和人際關係。

雖然此研究需要更多的個案重複進行，以測試主題的一致性，但是聽見個案在他們治療上的體會，以及他們覺察不同治療品質對他們有何差別時，的確讓我們受到了鼓舞。

臨床督導及訓練

治療師們傾向發展出一套與個案共事時的例行程序。當我們經驗愈多，我們就愈能夠以「自動駕駛」的模式工作。當另一人涉入我們與個案的互動，尤其當這個人因為保持距離，能更客觀判斷時，會讓我們像多了雙眼睛和耳朵，更加敏銳地評估我們的個案及工作。雖然督導的內容和期望，會因為督導者是否是為個案管理師、家庭輔導員、個別治療師，或物質濫用諮商師而有所不同，但還是有許多相似之處。在提供督導時，有許多關鍵議題（例如：如何處理殺人或自殺個案、評估及通報孩童、年長者受虐、雙重關係等），這些議題雖然可能會被涵蓋於臨床政策和程序手冊中，但也必須在督導中討論，以及藉由臨床案例來教育工作人員。

工作人員與具有雙重診斷的個案工作時，常會面臨危急的情況，而僅有學校畢業的訓練，是難以處理其反應和感受的。臨床工作者可能會迷失在細節中、可能傾向立刻開始介入，或是可能為了建立信任關係，而在收集細節上耗費太多精力。督導的意義在於擴展個案的觀點、支持治療師、幫助治療師處理強烈的感受和反應，以及持續教育治療師。

關係性督導

在減害治療中心，我們實行關係性督導。這涉及了教學、合作、引導、指導和評估受督者表現的精密結合。就像在治療關係中一樣，也會出現對保密性的顧慮，且必須受到處理。受到弗勞利奧戴[14]（Frawley-O'Dea）和薩奈特（Sarnat）[15]（2001）的治療師／督導者的工作很大的啟發，我們發展了一種臨床督導的方式。他們在關係性督導的模式中，使用了心理動力的框架，認為督導者本人會影響督導的發展，與治療師會影響治療關係，以及治療的歷程一樣。督導的範圍實際上包括三個人：督導不僅會影響督導者自己與受督者的關係，個案也會成為這個三角的一部分，治療師對個案的反移情，也會在治療師與督導者之間產生共鳴。關係性督導就是這

14　編註：瑪莉．蓋爾．弗勞利奧戴（Mary Gail Frawley-O'Dea），美國心理醫師。

15　編註：喬安．薩奈特（Joan Sarnat），美國心理醫師。

樣發生的。

弗勞利奧戴和薩奈特提供了三個層面的督導模式，談及了督導權威性的本質、督導會談的內容，以及督導者在關係中的主要風格。他們強調「相互性和協商是關係性督導的關鍵因素」，意謂著督導者固有的權力，必須要透過讓受督者有發展自己技巧的權利來共享。當督導者將權力抓得太緊，尤其是在督導困難個案的時候，常會限制了他們受督者的發展。

督導者的風格範圍，可以由指導性到支持性，或是從完全聚焦工作內容到使用受督者的生活經驗來理解在工作中的狀況。使用受督者個人經驗作為督導過程的材料，會陷入兩難當中：有多少訊息和個人揭露是具有啟發性的？督導在多大的程度上變成準心理治療？因為某些個人經驗轉化對專業成長是必要的，因此我們將其納入考量。我們需要找到方法讓個人議題進到督導過程，同時我們也強調，督導者中個人生命經驗的探索是工作服務的一部分，且不能用取代受督者的個別治療。

一位督導者，無論從臨床上、關係上或支持的立場上來看，都還是「主管」，且必須履行確保遵守照顧標準和行政的職責。這些職責包括圖表審查、資源審查、表現評估、訓練和升遷。雖然這些任務可能會牴觸或影響到信任關係、支持和教學，但它們與受督者的專業發展一樣重要。

臨床督導作為一種改變的媒介

督導是從個案、經過治療師到督導者，然後再回頭進行的反覆迴響的歷程。治療師會由部分奠基於自己的反移情而收集到的訊息，結合對個案的能力、改變的階段、目標及願望等的評估，來計畫介入方式。同樣地，督導者在督導過程中也對受督者產生反移情反應。這些反移情，包括了受督者對督導者的需求，舉例來說，指導對個案的介入、與個案工作面臨困難時，需要情緒上的支持，或需要建立特定的技巧，在與個案的工作能夠有所進展。本質上，督導者在個案的治療過程中，扮演著平行的角色。我們可以把個案、治療師及督導者（以及督導者的督導等）視為一系列同心圓的關係，每個人都互相影響著彼此。個案的責任是將自己帶入治療中。治療師用心傾聽，並試著根據個案的需求和期待，採取負責的行動。接著治療師將自己的工作坦誠且勤奮地向督導報告，督導者用心傾聽，以深入理解治療師所說、與個案有關的訊息，以及治療師與個案在治療中分享了什麼。督導者的職責，是運用自己對受督者的反移情，結合對於治療師及個案的需求、技巧和能力之評估，來幫助治療師形成下一套介入方式。透過督導者的眼睛、耳朵及感官更深度和清晰地理解個案。這段平行的過程因而具有其雙向性。

減害督導

減害持續與現狀背道而馳。即使過了將近二十年，仍沒有實證研究支持我們，使我們免於被指控正在「縱容」個案毀掉他們自己或他人。我們正處於相對未知的領域中——我們是最先公開捨棄將要求個戒癮作為治療條件或目標的這套照護標準的人。目前並沒有任何臨床計畫方案，是關於如何與同時具有酒精依賴、C 型肝炎和廣泛性焦慮障礙症的個案進行治療工作的。許多諮商師及醫師，會由建議或要求戒酒開始。而我們則可能確實會建議某人停止飲酒，但同時也捨棄我們在不穩定或不可控的個案生活中，所擔任的指導者角色。這會使治療師們非常焦慮。減害治療師們與物質濫用個案共有某些汙名化的經驗。當我們要轉介個案到其他計畫方案時，可能要面對他人對我們的拒絕。其他助人工作者對於我們「讓」個案飲酒或使用藥物，感到憤怒及恐懼。我們會在研討會和工作坊中據理力爭。

簡言之，與傳統心理治療或藥物治療的督導者相較，減害治療的督導者需要提供更多的涵容與支持。在個案與治療師、治療師與督導者，以及督導者與督導者之間宛如同心圓般的關係，增添了觀點上的層次，也增加了訓練及技巧的水準（但願如此！）。這些層次不管是在決策，還是在涵容由極端複雜的個案所引發的焦慮及困惑上，都是相當必要的。

總之，一個人不應該在沒有適任者進行督導的狀況下施行減害治療，而適任的督導者在與具有雙重診斷的持續藥物使用者工作的所有面向上，都必須受過良好的訓練。在減害治療中心，我們提供每個治療師每周三至五小時的臨床督導和訓練，無人遺漏，且這也對減害治療的有效性至關重要。參訪我們的網站：www.harmreductiontherapy.org，以獲取我們中心內治療師訓練方案的資訊，以及我們對其他機構和工作者的訓練哲學（見附錄C）。

機構內對非臨床工作者的減害督導

減害治療中心也為非臨床機構的工作人員提供大量的督導與諮詢。當治療師提供督導給不是臨床工作者的工作人員時，會產生特定的議題。督導者與受督者之間的權力動力可能會很強烈，且特別是為同儕員督導時，督導與治療之間的界線會變得模糊。佩里・弗朗斯科維克（Perri Franskoviak），是減害治療中心的資深臨床工作者，已經為個案管理師和同儕員提供了長達十年的督導。關於她的工作，她認為：「進行減害工作的其中一項中心原則，是我們在個案的所在處與他們接觸，而這就是開始和支持改變歷程的起點。然而，為了使助人工作者能做到這一點，他們則必須反過來對他們工作結構感到滿足。這意謂著，作為一個改變的媒介，他們必須在機構的關係階層中，感受到自己是有價值及受到支持的。以減害原則為主的臨床督導關係，正是能使前述情況發生的一個機制……雖然心理動力模式的督導與以減害原則的督導模式很相近，但這並非事實的全貌，尤其當進行督導的減害機構位於長期受到忽視、搖搖欲墜地處在中產階級化的邊緣、人口密集都會區，其中接受治療的個案具有雙重或三重診斷，包含精神疾病、物質濫用、愛滋病感染、居無定所而且支持系統破碎不堪。

通常會出現的反移情主題有：

- 感覺無能為力：會引起不耐煩的感受，或可能導致助人者與個案聯手抗拒改變。
- 感覺受到操弄：會導致助人者不把自己當作助人者，或可能以施虐的方式，對個案還以顏色。
- 感覺無法勝任，毫無頭緒：對於確定感的強烈需求，會導致僵化、家長式作風。
- 感覺難以忍受：這會造成工作人員遠離自己助人者的角色，或輕視個案。

在前述討論中顯而易見的是，一間雇有同儕或非臨床工作人員的機構，必須願意特別注意他們的督導及訓練。許多像這樣的工作人員才剛剛改善生活狀態、克服無家可歸或失控的用藥問題。而現在成為肩負職責和責任的工作人員，這樣的壓力會導致個人的痛苦，以及令人無法接受的工作表現。從工作者現在的立足點開始使用減害策略、擬定用於理解改變階段的改善計畫，以及細數朝向成功所有步驟，是在工作人員與工作者學習時，維持其自尊的必要工作。

很多的督導者在如何實行督導上很少受到特定的訓練，且他們所接受的訓練，很少關注他們所需要的獨特技巧，以適應他們由前線臨床工作者到主管之間的角色變化。為了處理這段差距，伊迪絲．斯普林格發展了一系列對非臨床工作人員的督導指南。這些實際的建議奠基於減害原則，並強調客觀的自我評估和尊重工作人員的重要性。這些指南可以在附錄 B 中找到。

訓練對實務改變的影響

考慮到我們實務中固有的困難，我們如何將現存的機構，轉變為以減害為主且具有能力的服務機構呢？在這種情況下，金錢實際上甚至不是最大的障礙，因為減害心理治療並不屬實證方法的一種，而是搭配了一系列實證治療方法、介入及臨床技巧等的一套核心原則及價值，因此在創建一個適用於所有人的方法上，僅有很少的邏輯性。除此之外，由於減害的臨床實務也延伸運用至非治療的設置中，像是個案管理、安置以及社區收容中心，因此每間機構所需要的工作人員與技巧非常不同。

聯邦政府正投注數十億美元，用於努力增加「實證治療（或方法實踐）」在心理健康與物質濫用機構和系統中的使用。然而僅在近期以來，這類作法採用、傳播及實行的相關興趣和研究，才開始日漸增多（McHugh & Barlow, 2010）。傳統上，當機構或臨床工作者想要學習時，他們不是透過閱讀，就是參加此領域專家所舉辦的訓練。而目前的研究明顯顯示出，即使採用了新方法，但付出那麼少的努力，是不會導致實務或能力上出現真正的改變。事實上，有些人將臨床培訓稱為「亂槍打鳥」：也就是四處亂灑資訊，再求老天保佑能夠靈光生效（Fixsen, 2010）。很明顯的，對於傳授訊息或改變實務情況來說，這並不是實際可行或有效的方式。費克辛[16]（Fixsen）進一步指出，研究已經確切地顯示出，什麼無效，也對於施行什麼樣的實務，能使新的實證方法受到採用，提出了具體的指引方向。

什麼無效？

- 傳播訊息
- 單次訓練
- 法律、命令、究責
- 資金和其他財務上的獎勵
- 組織上的改變

什麼有效？

費克辛所研究的模式，涉及了三個方面的努力，包含領導能力、組織支持，以及員工能力。在實施團隊的領導下，這項工作的努力經過了成效的評估，以確保其創新能真正為消費者帶來利益。這樣的努力施行需要花費四年的時間完成，且成果令人印象深刻。費克辛指出，在善加運用實行團隊的情況下，一所機構可以期待在

16　編註：狄恩．L．費克辛（Dean L. Fixsen），美國實施科學家。

三年內有 80% 的成功率（在實踐新方法上），而沒有這麼集中投入的機構，經過十七年後，僅能在方法上期待 14% 的改變！人力及經濟資源上的浪費相當明顯。就算不是大多數，也有許多的系統、機構及臨床工作者對於妥善施行所需的可觀開銷而躊躇不前，指出資金限制和人員配置的方式造成此類模式在施行上的困難。然而，即使投入較小的努力，也能產生令人印象深刻的結果。費克辛提及，即使是最佳的訓練類型，其效果量也僅有 0.39，然而，加上了訓練後的教練輔導，其效果量竟躍升至 1.53。如果不是在系統中，僅是這樣適度的投資就能轉變個體的實踐。

多年來，我們在減害治療中心的訓練方式，包括了工作坊形式的訓練、持續性的諮詢、教練，以及督導。我們很少同意進行單次的訓練。我們所擁有的幾十個成功的計畫，許多現在都還持續進行著，並導致了深刻的改變及減少了傷害。在我們的網站上可以找到與我們訓練模式相關的說明：www.harm-reductiontherapy.org。

結論

彈性、倫理、實證與督導：這些是穩固減害治療實踐的特徵。雖然我們的治療模式並不是唯一重視這些原則及實踐的取向，但我們對於這些原則的獨特應用卻是很不同的。從接受所有的個案開始，無論他們是否有能力遵守標準的期望，或是他們最初是否想要改變；接著轉向完全接納人類特質所擁有的矛盾和抵抗，減害心理治療向臨床工作者展現了挑戰及承諾：如果我們帶著理解與所有人共事，理解即便是與嚴重失能者共事，他們也在盡力而為；如果我們理解針對最佳施行方式進行嚴謹研究與應用的重要性；以及如果我們訓練及支持自己與我們的員工，那麼我們的個案就會感覺到自己被賦予力量，能夠做出改善生活的變化。

【附錄A】鑑別診斷

對於個案所可能使用的藥物組合，以及這些藥物是如何影響現有或造成新的精神症狀，經常讓臨床工作者們煩不勝煩。雖然我們不可能詳細地說明這些交互作用，但這些準則能幫助治療師開始區分哪些是可能的交互作用，而哪些可以被排除，並提供他們一個大致的方向，以繼續與個案對話及進行評估。

根據藥物類型所進行的鑑別診斷

許多藥物可能會導致使用者出現與精神疾患相似的行為，有些行為或症狀發生在急性中毒期間，而其他則會出現在戒斷的歷程中。

興奮劑

急性中毒可能會出現不同的激躁狀態或偏執性精神症狀。此外，長期使用興奮劑會產生難以與狂躁或思覺失調症區分的症狀。一般劑量的尼古丁並不會引起任何類似心理疾患的症狀，但可能會導致潛在的精神激越（agitation）。戒斷則會依據物質的使用量及時間長度，產生與激動性憂鬱症相似的症狀，且伴隨著嚴重的自殺意念。與重度憂鬱不同的是，使用興奮劑，自殺意念經常會在四十八小時內解除，但嚴重的憂鬱症狀可能在停止使用藥物後，持續六個月之久。尼古丁的戒斷症狀可能會造成顯著的精神激越、焦慮以及失眠，但通常並不符合任何重大精神疾患的描述。

鎮靜劑

酒精

急性中毒可能會導致暴力行為、判斷力受損嚴重，以及不良的運動技能（motor skill）。如果個案在其憂鬱情況下使用鎮靜劑，會增加其自殺的可能性。酒精也可能造成極端的症狀，但通常僅在非常高的劑量下會如此。嚴重的戒斷症狀可能伴隨顯著的焦慮、反彈性失眠、癲癇發作、出現精神症狀以及死亡。通常會需要至少十至十四天來區分功能性與戒斷性之間的精神症狀。憂鬱症狀則需要兩至三星期才能消退。

苯二氮平類

苯二氮平類（Benzodiazepines）能引起與酒精相近的症狀，但通常在中毒時不會造成暴力行為。比較常見的是造成消除抑制（disinhibition），意謂著用藥者會表現出沒有用藥時不會出現的行為。戒斷症狀相似且可能會危及生命。

幻覺劑

急性中毒時與短期精神病症狀類似，以及在知覺及思考上，會出現類似於其他精神病的改變。多數人仍然能意識到這些改變與藥物有關，但如果無法回歸現實，則可能會造成恐慌症發作。這些藥物的戒斷症狀依然未知。

鴉片劑

急性中毒所造成的症狀，會從無精打采到昏昏欲睡，嚴重時可能到類似於器質性腦部症候群的症狀。如果出現明顯的憂鬱症狀，通常代表著有精神疾患問題，因為很矛盾的是，即使長期使用鴉片劑藥物，也不會導致憂鬱症。重度憂鬱疾患是相當普遍的共病，且能夠成功以藥物治療，甚至在鴉片依賴者身上也是如此（Nunes et al., 1998）

戒斷鴉片類藥物會造成與流感特徵相似的症狀，通常會有明顯的焦慮，可藉由醫療解毒或時間緩解。整體上，沒有任何精神病症候群與這個過程類似。然而，其最常見的是器質性症候群的鑑別診斷。跌倒及頭部遭受重擊，可能會導致腦部受創。在注意力、專注力、記憶、以及情感能力上有明顯的問題；鴉片劑通常不會造成這些認知上的問題，無論是在中毒或戒斷階段皆是如此。

其他物質（溶劑、吸入劑）

這些藥物通常會直接導致器質性腦部症候群。鑑別診斷必須包含實驗檢測、藥理特性挑戰，以及時間。藉此我們可以了解精神狀態上的深刻變化（注意力問題、意識程度上的改變、動作不協調等）。

根據精神障礙症所進行的鑑別診斷

另一種能理清思緒的方式，是優先考量精神病症候群。鑑別診斷的主要症候群是情感疾患、焦慮疾患、精神疾患，以及器質性腦部症候群。

憂鬱症

憂鬱症在物質使用者中非常常見。在戒斷過程中，會因興奮劑或鎮靜劑而引起憂鬱，且通常在兩至三週內消除。有些憂鬱則可能持續幾個月。對於有自殺傾向的個案，應該考慮採用標準的精神治療（藥物和治療），而在戒斷時，有明顯憂鬱發作的任何人也應如此。

狂躁

使用興奮劑可能會引起狂躁（Mania），且可能會惡化雙極性情感疾患或器質性狂躁。除了病史外，缺乏妥善的方式能對其進行區分。如果可能的話，應該在沒有服藥時對該個案進行評估。

焦慮

焦慮（Anxiety）可能會因藥物與酒精而增加或減少。恐慌發作可能是源於急性古柯鹼注射，或鴉片劑戒斷症狀。這不同於恐慌症，恐慌症在物質濫用者身上很少見。大致上來說，酒精對社交恐懼症的人有暫時性的幫助，但對於患有恐慌症的人來說沒有。

精神病

興奮劑濫用者常常被誤診為患有思覺失調症。毒物檢測結果是必要的，而當個案沒有服用藥物時，縱向評估也相當必要。然而，即使對興奮劑的藥物檢驗結果是陽性，也不可能知道是否是興奮劑造成思覺失調症。另一方面，陰性的藥物檢驗結果則有助於辨明思覺失調是精神疾患或其他器質病症的一部分。思覺失調症患者對大部分藥物有著高度的敏感，微量的藥物都會讓他們出現物質所導致的症狀。使用鴉片劑和酒精，可能會暫時地降低精神病（Psychosis）症狀，而戒斷症狀則會讓他們的症狀惡化。古柯鹼已被證明能夠降低思覺失調症的負性症狀（社交退縮、失樂症、認知退化等），而導致更多的正性症狀（幻覺、妄想、精神激越等），尤其是在精神病發作期間更是如此（Dixon, Haas, & Weiden, 1990）。

物質引發疾患（器質性腦部症候群）

物質引發疾患（substance-induced disorder）可能起因於使用任何類型的藥物，或因為使用藥物而明顯惡化。例如，韋尼克氏症候群（Wernicke's syndrome）[1]的失智症是由酒精所引起的，而愛滋病所引發的腦部病變（AIDS-induced encephalopathy），則會因為使用興奮劑而加劇。年長者個案使用鎮靜劑，會有症狀加劇的風險，尤其是譫妄。所有類型的失智，都會因為藥物使用而惡化。苯二氮平類會導致譫妄或極端精神激越，酒精也會造成相同的結果。如果發現任何疑似上述的情況，就需要進行徹底的神經系統檢查。很多人都得到了有效的治療，若未能盡快治療，有些人則會留下長期的腦部傷害。

1 編註：韋尼克氏症候群（Wernicke's syndrome）是德國醫師卡爾・韋尼克（Carl Wernicke）所發現的病症，這是一種因為酗酒、缺乏維生素 B1 所引發的神經系統疾病。

【附錄B】減害督導

以下資料經同意而摘錄自伊迪絲・斯普林格（2004）未出版的一篇論文。伊迪絲總是以誠實的態度看待減少傷害與減害主義者，其中包括了作為一位督導，她願意檢視自己。這些準則呈現了初次嘗試將減害的原則，應用在督導實務上的情況。很多督導者沒有太多關於實行督導的訓練。在他們所受的訓練中，很少關注到從前線臨床工作者轉變為督導時，所必須扮演的不同角色。我們希望這些準則能幫助讀者在督導中，發展出運用減害原則的特定技巧、避開典型的問題，並相信減害知情的督導最適合在減害環境下工作 。

這些是對於實行減害督導或管理的督導者之準則及建議。雖然這些準則適用於所有的督導實務，但在許多減害組織中，督導者很少有在督導角色上的經驗，而受督者也很少有被督導的經驗。因此，即使這些準則相當明確，說明這些準則也很重要。減少傷害的督導奠基於督導的關係性模式，督導者與受督者共同合作，以為個案提供照顧。每個人都有各自的角色，各自的一套任務，兩者同樣重要。

自我評估

藉由誠實地問自己：「身為一位員工及督導，我有那些優勢？」這個問題開始評估自己。避免過度謙遜或過於誇大。發展你自己的「觀察自我」（observing ego）——評估內在客觀自己的表現的部分。

問問自己：「哪些地方是我所需要改善的？」，身為一位督導者（與一位員工），唯一成長及發展的方法，是持續自我學習上耕耘。減少傷害的督導方式需要我們隨著受督者一起成長。

問問自己要如何將減害原則應用到督導的任務上。無論在與參與者工作，或是與受督者工作，減少傷害在哪些方面是相同的？又在哪些方面是不同的？總而言之，唯一的不同是，工作人員需要比個案負擔更多的責任，且應該對行為有較高的標準。其他的部分都是一樣的。

不要以受督者所做的事來評斷自己身為督導這件事。以你所做的事情，來評斷自己的表現。你只需要負責追蹤歷程；最終，就像在減害療法中一樣，在減害督導上，你無法操控結果。你可以指派任務、教導、確認、支持，讓受督者對自己的工作負責，在他們犯下嚴重的錯誤時，採取適當的行動，但是，你不能逼迫他們按照你的要求去做他們的工作。所以放棄你的幻想！這樣你會比較沒有壓力和職業倦怠。

你個人是否喜歡你的受督者，或是他們是否喜歡你，這並不重要。重要的是，你和受督者都理解，你的工作是在幫助他們做他們的工作。**受督者**，才是需要受到關注的焦點，而不是你。

處理你與受督者之間的關係

給予每一個人她／他的尊嚴。尊重所有的工作人員，不論是同事、你的督導者（們），或是你的受督者。

- 切勿在他人面前糾正受督者。
- 在人們面前稱讚他人。
- 以相同的方式與每位員工說話（語調、態度、立場）。
- 與你的受督者平起平坐，你們各自都有特定的角色及需要完成的任務。
- 過程比結果更為重要——如果一個人試著努力，且完成了他的份內工作，即使結果並不完美，仍需要讚賞他的努力。

不要表現出負面情緒，例如生氣。你可以告訴受督者，他們的行為讓你感到生氣，但在告訴他們的時候，不要**表現出**生氣。等到你能維持平穩中立的情緒語調時再與他們談話。

敞開心胸接受督者的回饋。受到批評時，不要防衛自己。相反地，要探索這些批評，傾聽受督者所說的話，在當下對他們所說的表示同意或是道歉，或是，如果你並不確定你同意他們的話，也不需要馬上回答，告訴他你會考慮他們所提及的事情，接著**思考**這些事。這些批評是否有依據呢？你是否有不尊重他人呢？你是否做錯了呢？如果你有犯錯，需要向受督者道歉並改變你的行為。感謝受督者提起勇氣指正。如果，在自我省思後，你覺得你並沒有錯，則要向受督者說明，並解釋你的看法。持續探索並瞭解受督者的觀點。永遠不要有報復心態。

建立界線，不要介入受督者的私人生活。不要對他們諮商。如果他們需要個人協助，則需要轉介給你所屬機構外的單位。避免與受督者有社交互動與發展友誼關係；避免扮演贊助者或父母、阿姨或叔叔的角色。除非是緊急情況，否則不鼓勵在家與受督者通電話。在度假休息時，不接電話。

對所有受督者一視同仁，不偏愛任何人。根據受督者的表現和技巧指派任務，而非個人的偏好。例如，在上班時間，如果你能接受他人佔用你的個人時間，或當他們完成了工作，而能夠提早下班，則需要對所有人皆是如此。如果無法做到，那就不要對任何人有這樣的彈性。在這點上是很容易出差錯！你可能無法記得或追蹤每一個你所給予的例外，但你的受督者們會。

放棄嘗試控制人。你不能。相反地，試著以鼓勵、稱讚及酬賞的方式，促使他們做正確的事。當你必須懲罰或糾正某人時，先從稱讚他開始。在批評前先告訴他們，他們做得好的地方，以此讓他們不會覺得自己不好。

督導的一般性原則

謹記，也確認工作人員記得，我們是為個案而工作；他們支付我們薪資。幫助參與者改善他們生活，並非是我們所提供的服務，而是我們對待他們的方式：無條件的愛、尊嚴、尊重、良善、同理，以及理解與不評斷。然而，我們同時也設立界線，讓個案對自己的行為負責。以你想要工作人員對待個案的方式，來對待你的工作人員。

讓受督者負起責任。當他們處於危機時，提供他們支持；當他們做好某件事時，給予他們稱讚；以尊重及良善的方式對待他們，且對他們自己在機構中的使命所扮演的角色負起責任予以敬重。工作場域中的勝任感，在自我形象及自信上有著正向的影響，且是非常具有賦能感的。讓人負起責任，即是賦能他們的一部分。

確認你對受督者的期待是實際的。人們都有強項及弱點，試著給他們能多發揮其強項的任務，這會讓他們有機會能表現得優異出色。讓受督者持有與你相同的工作倫理標準，讓你對自己的工作有更實際的期待！

不要忽視小問題。如果你處理了小問題，就能避免之後要處理更大的問題。當你注意到問題時，要立即糾正受督者。要確認他們了解他們的任務職責。如果問題沒有解決，就要進行一段漸進式的懲戒歷程，像是：口頭警告，接著是書面警告，再接下來是實際結果，如停職或行為協議。設立容易成功的微小改善目標。教導受督者技巧，並提供適當的支持。

在減害計畫中，我們常常督導工作經驗較少或完全沒有工作經驗的人。許多減害機構的工作人員，是我們服務社區的一份子。他們可能沒有與你相同的「工作倫理」，且可能無法充分落實將工作與私人生活分開。解釋界線的概念，告訴受督者：「當你來工作的時候，請把你的私人信念、行為及喜好放進你後面的口袋裡，或留在家裡。」。有了工作及薪資，就有了責任，也需要調整自己的行為，以適應個案的需要、工作場域的文化和機構的目標。當人接受了一份工作，他或她就必須有所放棄以換取工作所帶來的好處。這是一種取捨。

還沒有準備好願意取捨的人，代表還沒準備好要開始工作。當一位老師，帶這受督者「一步步慢慢來」。將新的任務分解成許多小任務，讓受督者能夠學習及實踐。換言之，在督導工作人員時，要記得改變的階段。清楚定義每一步驟，以達到想要的結果。為每一個步驟及最後的結果，建立雙方都同意的目標時間表。身為一位督導，這是你的責任。

最後，與抗拒纏鬥！不要正面對抗。如果受督者不聽從指令或引導，那就向後退，研究問題，再回來探討它。要記得，這只是一份工作，即使我們有任何人犯錯也不會怎麼樣；我們不是神經外科醫生！有疑慮，就澄清它！

要記住，不傷害，盡可能的幫助他人，每天至少大笑一次。

【附錄C】補充資料

以下資料可於減少傷害治療中心網站：www.harmreductiontherapy.org 上下載。

減害成癮醫療中的最佳實踐（Best practices in harm reduction addiction medicine, By Barry Zevin, MD, HRTC Medical Director）

房屋福利及居住型環境中的減害治療，包括與勝利者方案（Victory Program）諮詢計畫中，對政策和程序的抽樣修訂，此為在麻州波士頓提供住民治療，以及支持住所服務的一個非營利組織。

減害治療中心模式：提供減害治療訓練與減害導向的組織發展。

減害治療資源：治療師、治療團體，以及線上資源。

【附錄 D】推薦閱讀

如果你對這套因應酒精與藥物的方法感到振奮的話，以下是一些我們最喜愛的專業讀物：

- Anderson, K. (2010). *How to chang e your drinking: A harm reduction guide to alcohol.*（如何改變你的飲酒方式：一個減少酒精傷害的指南）Scott Valley, CA: CreateSpace.
- From grief to action（由悲傷到行動）（2003）。*The coping kit: Dealing with drug addiction in your family (version 3).*（因應工具包：處理你家庭中的藥物成癮問題〔第三版〕），Vancouver: Author. 可由 www.fromgrieftoaction.org 或 www.fgta.org 網頁取得
- *Harm Reduction Journal*（減害期刊）。可由 www.harmreductionjournal.com 網頁取得。
- *Journal of Groups in Addiction & Recovery*（成癮與康復團體期刊）。New York: Routledge.
- *International Journal of Drug Policy.*（藥物政策國際期刊，國際減少毒品傷害協會正式期刊）。Boston. Elsevier.
- Kern, J., Gunja, F., Cox, A., Rosenbaum, M., Appel, J., & Verma, A. (2006). *Making sense of student drug testing: Why educators are saying no.*（了解學生藥物檢測的意義：為何教育工作者都說不）New York: American Civil Liberties Union, Drug Law Reform Project and the Drug Policy Alliance.
- Marlatt, G. A. (Ed.). (2012). *Harm reduction: Pragmatic strategies for managing*

high-risk behaviors, Second Edition.（減少傷害：管理高風險行為的實用策略〔第二版〕）New York: Guilford Press.

- Miller, W. R., & Rollnick, S. (2002). *Motivational interviewing: Preparing people for change (2nd ed.).*（動機式晤談：讓人們為改變做好準備〔第二版〕）New York: Guilford Press.
- Miller, W. R., & Carroll, K. M. (Eds.). (2006). *Rethinking substance abuse: What science shows, and what we should do about it.*（重新思考物質濫用：科學證明了甚麼？我們應該怎麼做？）(pp.201-219) New York: Guilford Press.
- Siegel, D. (2010).《第七感：自我蛻變的新科學》（*mindsight: the new science of personal transformation*）New York: Bantam Books. 繁體中文版由時報文化出版。
- Tatarsky, A. (2002). *Harm reduction psychotherapy: a new treatment for drug and alcohol.*（減害心理治療：治療藥物與酒精問題的新方法）Northvale, NJ: Jason Aronson.
- Wurmser, L. (1978). *The hidden dimension: psychodynamics in compulsive drug use.*（隱藏的領域：強迫性藥物使用的心理動力學）Northvale, NJ: Jason Aronson.

以下是我們最喜歡的普及版／自助書籍與回憶錄：

- Bufe, C. (1991). *alcoholics anonymous: Cult or cure?*（戒酒無名會：崇拜或治癒？）Tucson, AZ: See Sharp Press.
- Davenport-Hines, R. (2002).《搜尋忘卻的記憶：全球毒品 500 年》（*The pursuit of oblivion: A global history of narcotics*），Norton. 簡體中文版由中國譯林出版社出版。

- David, R. (1986). *Becoming alcoholic: Alcoholics Anonymous and the reality of alcoholism.*（成為酒癮者：戒酒無名會與酒精成癮的現實）Carbondale: Southern Illinois University Press.
- Fingarette, H. (1988). *Heavy drinking: The myth of alcoholism as a disease.*（重度酒癮：酗酒是一種疾病的迷思）Berkeley: University of California Press.
- Gray, M. (1998). *Drug crazy: How we got into this mess and how we can get out.*（毒品狂熱：我們是如何陷入困境中的？我們又該如何擺脫？）New York: Routledge.
- Horvath, A. T. (2004). *Sex, Drugs, Gambling, and Chocolate: A Workbook for Overcoming Addictions (2nd ed.).*（性、毒品、賭博和巧克力：克服成癮的工具書〔第二版〕）Atascadero, CA: Impact.
- Kaminner, W. (1992) *I'm dysfunctional you're dysfunctional: The recovery movement and other self-help fashions.*（我不正常，你也不正常：康復運動及其他自助方式）Reading, MA: Addison-Wesley.
- Kuhn, C., Swartswelder, S., & Wilkie, W. (Eds.). (1988). *Buzzed: The straight facts about the most used and abused drugs from alcohol to ecstasy.*（從酒精到搖頭丸，說出最常使用及濫用藥物的事實）New York: Norton.
- Marlowe, M. (1991). *How to stop time: Heroin from A to Z.*（如何停止時間：海洛因由 A 到 Z）New York: Basic Books.
- Musto, D. F. (1987). *The American disease: Origins of narcotic control.*（美國疾病：麻醉藥品管制的起源）New York: Oxford University Press.
- Palmer, C. & Horowitz, M. (Eds.). (2000) *Sisters of extreme: Women writing on the drug experience.*（極端姊妹：女性在藥物使用上的經驗）Park

Street Press.

- Peele, S. (1989). *The diseasing of America: During treatment out of control.*（美國疾病：藥物治療的失控）Lanham, MD: Lexington Books.
- Peele, S., Bufe, C., & Brodsky, A. (2000). *Resisting 12-Step Coercion: How to Fight Forced Participation in Aa, Na, or 12-Step treatment.*（抵抗十二步驟的強制性：如何對抗在AA、NA，或十二步驟治療中的強制參與）Tucson, AZ: See Sharpe Press.
- Rosenbaum, M. (2002). *Safety first: A reality based approach to teens, drugs and drug education.*（安全至上：一套針對青少年、藥物與藥物教育的現實基礎方法）New York: Drug Policy Alliance.
- Rotgers, F., Kern, M., & Hoeltzel, R. (2002). *Responsible drinking: A moderation management approach for problem drinkers.*（負責的飲酒：問題飲酒者的適度管理方法）Oakland, CA: New Harbinger.
- Schur, E. (1976). *The awareness trap: Self absorption instead of social change.*（意識的陷阱：自我吸收而非社會改變）New York: McGraw-Hill.
- Shavelson, L. (2001). *Hooked: Five addicts challenge our misguided drug rehab system.*（欲罷不能：五種成癮挑戰我們被誤導的戒藥系統）New York: Drug Policy Alliance.
- Skager, R., & Rosenbaum, M. (n.d.). *Getting real about teens and drugs: A practical guide) [brochure].*（了解青少年與藥物：實務指南）New York: Drug Policy Alliance.
- Sorge, R., & Kershnar, S. (1998). *Getting off right: A safety manual for injection drug users.*（下對地方：給注射藥物使用者的安全手冊）New York: Harm Reduction Coalition.
- Walton, S. (2002). *Out of it: A cultural history of intoxication.*（藥物成癮的

文化歷史）New York: Three Rivers Press.

- Zimmer, L., & Morgan, J. (1997). *Marijuana myths, marijuana facts: A review of scientific evidence.*（大麻的迷思與事實：回顧科學證據）New York: Drug Policy Alliance.

【附錄 E】中英專有名詞對照表

一劃

乙酰氨基酚 acetaminophen（止痛藥兼成癮性藥物）

乙醯膽鹼 acetylcholine

二劃

十二步驟 12-steps meeting（成癮戒除方案）

丁基原啡因 buprenorphine（治療用藥物）

二相反應 biphasic response

三劃

文化相對論 cultural relativism

文化能力 cultural competence

文化素養 cultural competence

文化敏感度 cultural sensitivity

文化尊重 cultural humility

文化謙遜 cultural humility

弓形蟲病 toxoplasmosis

大麻 marijuana

三環類抗憂鬱劑 tricyclic antidepressants（治療用藥物）

四劃

中央航道 the Middle Passage

反移情 countertransference

中毒 intoxication

反毒戰爭 War on Drugs
內省導向治療 insight-oriented therapy
互補性回應 complementary response
四氫大麻酚 tetrahydrocannabinol（THC）（大麻成分）
迷幻劑 halluciogens（成癮性藥物）

五劃

卡瓦胡椒 Kava（成癮性藥物）
正念 Mindfulness
安非他命白粉 Powder（成癮性藥物）
古柯鹼 cocaine（成癮性藥物）
卡特草 qat（成癮性藥物）
民族文化素養 ethnocultural competence
甲基安非他命 methamphetamine（成癮性藥物）
死藤水 ayahuasca（成癮性藥物）
皮質類固醇 corticosteroids（治療用藥物）
去腎上腺素 norepinephrine

六劃

多巴胺 dopamine
自我藥療 self-medication
自我同一感 self-syntonic
自我決定理論 self-determination theory（SDT）
自我效能 self-efficacy
自我強度 ego strength
自我照護 self-care
共依附 codenpendency
吉姆克勞法 Jim Crow Laws
血清素 serotonin

自然改變 nature chage

自發性復原 spontaneous recovery

多專業評估概況 Multidisciplinary Assessment Profile（MAP）

伊博格鹼 ibogaine（成癮性藥物）

同理同調 empathic attunement

成熟蛻變 mature out

百憂解 Prozac（成癮性藥物）

行動化 act out

七劃

杏仁核 amygdala

快克 crack cocaine（成癮性藥物）

快克寶寶 crack baby

住屋優先 Housing First（減害運動項目）

抗逆轉錄病毒藥物 antiretroviral medications（治療用藥物）

均等懸浮的注意力 equally hovering attention

戒酒無名會 Alcoholics Anonymous（戒除成癮單位）

希納農組織 Synannon（戒除成癮單位）

決策平衡 decisional balance

身體治療 somatic therapy

身體經驗療法 Somatic Experiencing

改變談話 Change Talk

戒藥無名會 Narcotics Anonymous（戒除成癮單位）

八劃

花生四烯乙醇胺 anandamide

阻抗 resistance

依附 attachment

延長性戒斷症候群 protracted withdrawal symptoms

支持的環境 holding enviroment
昆斯伯里規則 Queensberry rules（拳擊規則）
知情折衷 informed eclecticism
述情障礙 alexithymia
刺激性精神障礙 stimulant psychosis
低落性情感症 dysthymic disorder

九劃

苯二氮平類 benzodiazepines（治療用藥物）
苯海拉明 Benadryl（治療用藥物）
美力廉 Mellaril（治療用藥物）
美沙冬 Methadone（治療用藥物）
哈里森麻醉品法 Harrison Act
胎兒權利 fetal rights
急性後戒斷症候群 post acute withdrawal syndrome（paws），亦作 protracted withdrawal
耐悶片 Navane（成癮性藥物）
美國懷孕婦女權益促進會 National Advocates for Pregnant Women
美國精神健康聯盟 National Alliance for Mental Illness
神經傳導物質 neurotransmitters
思覺失調症 schizophrenia
突觸 synapses

十劃

納洛冬 naloxone（治療用藥物）
烏羽玉 peyote（成癮性藥物）
疾病模式 disease model
純淨食品法案 Pure Food Act
消耗性症候群 wasting syndrome

消除抑制 disinhibition

γ 胺基丁酸 Amino Butyric Acid, GABA（治療用藥物）

海洛因 heroin（成癮性藥物）

韋尼克氏症候群 Wernicke's syndrome

十一劃

強迫性適應 compulsive accommodation

移情 transference

麥司卡林 mescaline（成癮性藥物）

動眼減敏及重新處理治療 Eye Movement Desensitization and Reprocessing（EMDR）

動機式晤談 motivational interviewing（MI）

速百騰 subutex（治療用藥物）

麻黃鹼 ephedrine（成癮性藥物）

速必 speed（成癮性藥物）

十二劃

黑人法典 Black Codes

單胺氧化酵素抑制劑 monoamine Oxidase inhibitors（MAOIs）（治療用藥物）

減害戒除與節制 Harm Reduction Abstinence And Moderation Support（減害運動組織）

發展網格 developmental Grid

減壓 stress reduction

創傷後壓力症候群 post-traumatic stress disorder（PTSD）

順勢療法 homeopathic remedies

焦慮 anxiety

舒倍生 Suboxone（治療用藥物）

十三劃

腦內啡 endorphine

罪犯租賃制度 convict leasing

達而豐 Darvon（止痛藥）

預防性治療 prophylactic treatment?

解毒 detoxication

腦研究的十年 decade of the brain

預後介入 prognostic intervention

酩酊恍惚？Smashed'n Stoned（成癮戒除方案）

電脈衝 electrical impulse

愛滋失智症 HIV Dementia

搖頭丸 ecstasy（成癮性藥物）

煩寧 Valium（成癮性藥物）

跨理論模式 transtheoretical model of change（TTM）

十四劃

瘋人草 locoweed（成癮性藥物）

羥二氫可待因酮 oxycodone（止痛藥兼成癮性藥物）

維可汀 Vicodin（止痛藥）

態度障礙 attitudinal barriers

精神病學晤談 the psychiatric interview

精神藥物 psychoactive drug（治療用藥物）

十五劃

緩和性治療 palliative treatment

認知行為模式 Cognitive Behavioral Models

穀氨酸 glutamate

適應模式 adaptive model

憂鬱症 depression

十六劃

融合經驗 merger experiences

憤怒管理 anger management

歷程督導 process supervision

錯誤願望症候群 false hope syndrome

興奮劑 Stimulants（成癮性藥物）

精神激越 agitation

十八劃

雙重診斷 dual diagnosis

鎮靜劑 sedative（治療用藥物／成癮性藥物）

十九劃

鏡映 mirroring

邊緣系統 limbic system

二十劃

狂躁 mania

二十一劃

辯證行為治療 Dialectical Behavior Therapy（DBT）

二十二劃

蘇利文人際關係模型 Sullivan's interpersonal model

二十三劃

鑑別診斷 differential diagnosis

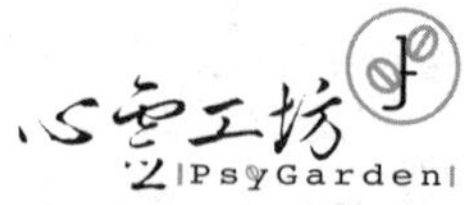

Psychotherapy 053

減害心理治療：務實的成癮治療方法（第二版）

社團法人台灣露德協會——合作出版

Practicing Harm Reduction Psychotherapy:
An Alternative Approach to Addictions (2nd Edition)

作者—佩特・德寧博士（Patt Denning, PhD）、珍妮・利特（Jeannie Little, LCSW）
譯者—楊菁薷、傅雅群　審閱—徐森杰博士

出版者—心靈工坊文化事業股份有限公司
發行人—王浩威　總編輯—王桂花
責任編輯—黃心宜　特約編輯—王聰霖
內文編排—龍虎電腦排版公司
通訊地址—10684台北市大安區信義路四段53巷8號2樓
郵政劃撥—19546215　戶名—心靈工坊文化事業股份有限公司
電話—02）2702-9186　傳真—02）2702-9286
Email—service@psygarden.com.tw　網址—www.psygarden.com.tw

製版・印刷—中茂製版分色印刷事業股份有限公司
總經銷—大和書報圖書股份有限公司
電話—02）8990-2588　傳真—02）2290-1658
通訊地址—248新北市五股工業區五工五路二號
初版一刷—2020年12月　ISBN—978-986-357-199-5　定價—750元

國家圖書館出版品預行編目資料

減害心理治療：務實的成癮治療方法 / 佩特.德寧(Patt Denning),
珍妮.利特(Jeannie Little)作；楊菁薷, 傅雅群譯. -- 初版. --
臺北市：心靈工坊文化事業股份有限公司, 2020.12
面；　公分
譯自：Practicing harm reduction psychotherapy: an alternative approach to addictions, 2nd ed.
ISBN 978-986-357-199-5(平裝)

1. 成癮 2. 戒癮 3. 心理治療

411.8　　109019956